精神障碍的诊断与治疗

主　编　窦建军　朱世辉　刘　涛　吴亚卿
　　　　陈会然　苟汝红

副主编　刘炳书　陈宏美　邹永江　刘永桥
　　　　李　会　宗艳红　刘瑞安　李淑英
　　　　高淑会　赵常民　刘叶红　魏玉莲
　　　　李斗江　崔会欣　刘力军　王　莉
　　　　魏新贞　卢春爱

编　委　尹玉芳　史永双　高宏丽　李玉秋
　　　　黄家驹　韩艳光　刘洪珍　巢永波
　　　　马洪梅　高海江　高武林　杨金玲
　　　　（排名次序不分前后）

中医古籍出版社

图书在版编目（CIP）数据

精神障碍的诊断与治疗/ 窦建军编. －北京：中医古籍出版社，2009.6

ISBN 978－7－80174－737－2

Ⅰ. 精…　Ⅱ. 窦…　Ⅲ. 精神障碍－诊疗　Ⅳ. R749

中国版本图书馆 CIP 数据核字（2009）第 073912 号

精神障碍的诊断与治疗

窦建军　主编

责任编辑　刘　婷
封面设计　韩博玥
出版发行　中医古籍出版社
社　　址　北京东直门内南小街 16 号（100700）
印　　刷　北京义飞福利印刷厂
开　　本　850mm×1168mm　1/32
印　　张　15
字　　数　375 千字
版　　次　2009 年 6 月第 1 版　2009 年 6 月第 1 次印刷
印　　数　0001～2000 册
ISBN　978－7－80174－737－2
定　　价　26.00 元

内容提要

本书列举了精神科 CCMD－2－R、CCMD－3、ICD－10、DSM－Ⅳ四种诊断标准，使四种诊断标准对同一疾病的诊断之异同点，变得更为直观，在精神科疾病的治疗方面，本书吸取和借鉴了相关治疗学方面的知识，并参考最新治疗动态，具有一定的实用价值，适合住院医生及基层精神科医师的继续医学教育，同时可作为精神卫生系学生的相关课外教材。

目 录

第一章　总　论

第一节　精神障碍的概念及判断标准

精神障碍是指在各种致病因素（包括物理、化学、生物、心理、社会等）影响下所导致的精神活动的失调或异常情况的总称。人的精神活动主要是指整个心理现象，包括两个方面，一方面是包括三个心理过程，即认识过程、情感过程和意志过程。其中，认识过程又包括感性认识过程（即感知觉）和理性认识过程（即思维）以及保证认识过程得以顺利进行的注意、记忆等方面内容。另一方面就是人格。当然也包括上述各方面，特别是以认识过程各方面组合所体现出的智能。精神障碍就是指以上任意一方面或多方面异常的总称。

在精神病学临床工作中，判断正常与否的标准有三个方面，即统计学标准、社会标准和个人标准。

（一）关于判断精神障碍的统计学标准

统计学标准的含义是指以概率来划分正常与异常的标准，通俗地讲就是以群体大多数人的指标作为正常指标的标准。医学上多数判断正常与否的标准采用的是统计学标准，例如血压、心率、呼吸、肝功能、肾功能等。以心率为例，群体中大多数人的窦性心率为60～100次/分，因而当某个个体的心率高于100次/分时便称之为“窦性心动过速”，而低于60次/分则称之为“窦性心动过缓”。判断精神障碍的指标是同样的道理，如果某个体的思维方式、情感反应或行为模式等明显不同于群体所表现出的模式则应被视为异常。统计学标准中的正常概率一般定在95%，有的指标定在99%。

（二）关于判断精神障碍的社会标准

由于心理活动受到社会文化因素的影响，不同文化背景的群体对于同一事件可以产生出不同的认知、情感和行为的反应。社会标准具体至少包括习惯性的标准、文化标准和伦理道德的标准等方面的内容。如某个个体总是爱在群体中突出自己，或总是爱穿非常奇异的服饰，或总是有“标新立异”的想法等，在西方社会可能认为是可以理解的现象，而在东方社会可能会将其作为值得关注的异常情况的开始，这就是文化标准；又如，在子女已经成年，父母仍然将其作为未成年子女对待，在生活中关怀备至，在东方文化群体，特别是在中国社会被视之为可以理解，但在西方社会则可能被视为异常。这既受文化标准的影响，也受习惯性标准的影响；此外，对于独立性行为、同性恋问题的正常与否的判断都涉及到不同的伦理道德标准问题。

（三）关于判断精神障碍的个人标准

个人标准主要是强调个体的体验、个体的过去或者是一贯的思维、情感、行为模式、价值取向等情况与目前状况的比较。前者指的是尽管在一切检查都正常的情况下，如果个体体验到明显的不适或者痛苦，应视之为异常。后者主要是指同样的情况，如果成为一个个体一贯的表现则可能被视之为正常，而对另一个体来说，如果是近期内从另一种状态逐步或突然变为目前的状态则很可能被视之为异常。如某个体一贯少言寡语、不合群、对于亲人的情感反应较为平淡、对于工作缺少热情或不够尽心只能说明该个体的个性特征就是如此，而另一个体在1年或2年内逐步出现上述情况则有可能被视为精神分裂症的早期症状。

另一个应该注意的问题是，异常情况的出现频度是十分重要的，偶然的精神异常可以出现在几乎所有人身上，而频繁出现的异常情况则具有较为重要的意义。此外，单一出现的精神异常并不能够明确地提示某种精神疾病或精神障碍的存在，而与单一的精神异常情况相比，一组精神症状的出现对于提示某种精神疾病或精神障碍更具有临床意义。

还应该注意的问题是，不是所有的精神症状或精神方面的异常都一定必须进行医疗干预，只有在精神方面的异常明显影响到了个体的社会功能或（和）给个体本人带来明显痛苦的时候，医疗或心理学的干预才成为必要或者必然，也只有在这种情况下，该个体才能够被称为“患者”。社会功能包括：工作（学习）能力、社交能力、生活自理的能力以及个体遵守道墓、法规、法律的能力。也就是说前述任何一种能力受到明显损害，就使医疗于预成为必要或者必需。社会功能不仅仅是作为判断精神症状严重程度以及是否进行医疗干预的重要指标，同时也是治疗所有精神障碍的最终目的。

第二节 精神障碍的分类和诊断标准

所谓“分类”，是指将研究对象以相互关系为基础进行排序、编组或成套的过程。实施这一过程的一套规律原则就称为一个“分类系统”。而组成分类系统的诊断标准具有两个基本功能，一是定义精神障碍，二是对具体疾病进行诊断。一套好的诊断分类系统应具备一些要素，如良好的信度、内在稳定性、特异性、校度及实用性等。对精神障碍进行分类是一种理想的、可以减少对重复和大致相似病例的认识负担的方法，利用分类标准将精神疾病进行鉴别诊断有利于临床医师施行最有效的治疗，分类和诊断标准在职业医师和健康工作者之间提供可以交流的统一语言。分类的过程需要创造、定义、界定概念的边界并在此过程中进行提炼，使对疾病的分类更趋完善。目前精神障碍的分类除了对于概念的界定外，更重要的内容是结合对于精神疾病的生物学研究结果、疾病对于精神药物的反应结果来对于精神疾病进行分类及分型，从而使“分类”更具有临床治疗及指导研究的意义。标准化诊断的工具—定式临床检查确定了要问哪些问题，问题的顺序，甚至在一些时候规定了使用哪些词汇提问。大多数定式临床检查通常配有一套相应现象学的定义，于是检查者只需确定患者所描述的症状是否适于手册中的定义，这有助于消除观察者偏倚。训练程序也可以确保检查按照设计意愿使用。

作为中国精神科医师需要了解的重要诊断分类系统包括国际疾病分类（International Classification of Diseases，ICD）、中国精神疾病分类方案与诊断标准（ChineseClassification of and Diagnostic Criteria of MentalDisease，CCMD）以及美国精神障碍诊断和统计手册（diagnostic andStatistical Manual of Mental Disorders，DSM）。

（一）ICD－10

1853 年在巴黎国际统计年会上，两位统计学家展示了一个死亡原因列表，被称为 Bertillon 的死亡原因分类。国际统计学组织每五年对这个列表进行一次修改，1899 年法国政府接管了这项任务，出版了国际死亡原因列表（International List of the Cause of Death），这便是 ICD 的前身。1948 年世界卫生组织（WHO）在巴黎举行的第 6 届国际疾病和死亡原因分类会议，将其更名为《国际疾病分类》第六版，简称 ICD－6，成为第一个全面的疾病分类，首次将精神病列入第五章“精神，心理神经和人格障碍”。但当时它对精神病的分类比较简单，许多精神病种类未能包括在内，所以很少采用。之后大约每十年 ICD 就被修订一次，最近的版本 ICD－10 于 1992 年出版。ICD－10 中涉及精神障碍的内容是第五章“精神和行为障碍”，编码为“F”。它汇聚了52个国家700多名精神病专家的努力。ICD－10为目前一项官方的全面的精神障碍分类系统，并在世界范围内得到广泛应用。

ICD的编制过程与美国精神疾病协会进行了合作，许多出现于DSM－Ⅲ、DSM－Ⅲ－R和DSM－Ⅳ的概念均可在ICD－10中找到。与ICD9相比，ICD－10的编码大得多，ICD－9中涉及精神障碍的内容仅有30个字符的类别（290～319），而ICD－10第五章（F章）中从F00～F99有100个字符的相应类别，其中有些字符目前尚未使用。小数点后的数字进一步提供亚型的细节。ICD－10未再采用ICD以前的版本中对神经症和精神病的严格划分，而是根据主要的临床特征或相似的描述性特征将这些障碍安排成组，便于使用。例如，循环性气质（F34.0）不再置于成人人格障碍内，而是放在F30～F39的心境（情感）障碍内。同理，所有与使用精神活性物质有关的精神和行为障碍无论轻重均归类于F10～F19。在F60～F69中新纳入了一些成人行为障碍，例如，病理性赌博（pathological gambling）、纵火（pathological fire－setting）和盗窃，同时也包括了其他传统的人格障碍。性功能障碍（sexual disturb－ance）被明确地与性身份障碍区分开来，而“同性恋”本身不再构成一个类别。在术语方面，“障碍（disorder）”一词贯穿于ICD－10始终，而尽量避免使用“疾病（disease）”或“患病（illness）”这样的术语所带来的更大问题。在ICD－10中同时避免使用“心因性”和“心身性”这样的术语，因为使用了这样术语会表示生活事件或困难在这种障碍中起了重要作用，而未使用这类术语的情况会使人误以为心理因素不起任何作用。ICD－10的另一大特点是对每种障碍除给予临床描述外，还有独立的诊断要点。而这些临床描述和诊断要点并不代表某一障碍的现代知识理论，而是很多国家的专家顾问对某一组症状达成的共识。ICD－10建议医师遵循一个总的原则进行诊断，可以下多个诊断，即概括临床表现时需要多少诊断就记录多少诊断，最好根据诊断目的区分主要、辅助或附加诊断。如果诊断与诊断要点完全符合，则认为诊断是“确信”（confident）的；如果现有资料不足，更多资料将来才能得到，则认为诊断是“局限性”（provincial）的若不可能再有资料补充，则认为诊断是“尝试性”（tentative）的。

一个与 ICD-10 相伴而生的版本，研究用诊断标准（diagnostic criteria for research，DeR-10）于 1993 年出版。由于与美国精神病学会密切的合作，其中许多定义与 DSM-Ⅲ-R 和 DSM-Ⅳ中的非常相似。它给予 ICD-10 中各种情况的操作性标准，使用了便于科研使用的方法来撰写，适应于多种研究的目的。

（二）CCMD-2-R 和 CCMD-3

我国最早制定的精神疾病分类草案是于 1958 年的南京会议提出的。这一草案将精神疾病分为 14 类，包括了精神病学所研究的主要病种。基本符合我国当时精神科临床工作的需要。1978 年对 1958 年的方案进行了修订。1981 年苏州会议上对以前的方案进行了较大的修订，将精神疾病分为 13 类，并命名为“中华医学会精神疾病分类-1981”。1989 年西安会议将 1981～1985 年先后颁布的诊断标准确认为中国精神疾病诊断标准的第一版（CC-MD-1），同时正式颁布了中国精神疾病分类方案与诊断标准第二版（CCMD-2）。在这一方案中将精神疾病分为 10 个大类。该方案公布之后曾在临床和科研工作中得到广泛使用。在使用的过程中也发现了一些问题和不足。

CCMD-2 修订版（CCMD-2-R）于 1994 年泉州会议通过并公布执行。它进一步向国际分类靠拢，对多数疾病的命名、分类、描述、诊断标准都尽量与 ICD-10 保持一致，同时注意借鉴 DSM－Ⅳ的优点。保留了器质性精神障碍的病因学分类，而不采取认知障碍、意识障碍等症状名称。为适应国内习惯，增加了某些器质性精神障碍、感染中毒性精神障碍、躯体疾患所致精神障碍的分类内容。在精神分裂症与偏执性精神病之后，增加了其他精神病性障碍的内容，以适应我国及发展中国家的临床需要。增加了一些司法精神病学的诊断内容，继续续保留了与文化密切相关的精神障碍、恐缩症（koro）、气功与迷信巫术所致精神障碍的独立位置，未按国外标准将其列入分离性障碍。根据临床观察，增加了“反复发作躁狂症”的诊断。除人格障碍外，不增加“人格突出”的诊断。仍将同性恋列人性变态，对适应障碍（adJustment disorder）不作进一步分型。继续保留神经衰弱在神经症中的位置。

为了解决在应用 CCMD－2－R 过程中出现的一些争议，1996 年，中华精神科学会成立中国精神障碍分类与诊断标准第三版工作组（CCMD－3 工作组），在国家卫生部科学研究基金资助下，于 1996 年至 1998 年期间，组织全国 41 个单位的 114 名医师，对 17 种成人精神障碍和 7 种儿童和青少年期精神障碍进行现场测试，共测试满足 CCMD－2－R 诊断的患者 2311 例，为编写 CCMD－3 提供了数据基础。

CCMD－3 于 2001 年出版，根据测试结果并结合国际上对精神障碍的研究进展对原诊断标准进行修订。如，对阿尔茨海默病制定 6 个月的病程标准，而精神分裂症的病程标准改为 1 个月（单纯型除外），CCMD－3 保留复发性躁狂的诊断，将抑郁性神经症归于心境障碍，癔症（hysteria）从神经症中分离出来，单独分为一类，强迫症（obsession）的病程标准规定为 3 个月，保留气功所致精神障碍的诊断，对同性恋的处理接近 ICD－10。儿童精神障碍的分类也根据心理发展的本质重新进行调整。

（三）DSM－Ⅳ

DSM（diagnostic and statistical manual of mentaldisorders），即：精神障碍诊断和统计手册，是世界上另一颇具影响的精神障碍分类系统。美国精神病学会最早于1952年颁布了DSM－I，与ICD－6相适应。之后对该分类系统不断修订，分别于1968年、1980年和1987年颁布了DSM－Ⅱ、DSM－Ⅲ和DSM－Ⅲ－R。最近的版本DSM－Ⅲ是1994年颁布的。DSM－Ⅳ分类系统对各类精神障碍的命名是美国官方以及医疗保健、保险赔偿等过程中规定使用的标准术语。DSM－Ⅳ试图探讨非理沦性的病因，即试图解释障碍是如何产生的，所以许多定义中包括与该障碍有关的临床特征的描述，如年龄、文化背景及性别相关的流行病学特征，以及病程、合并症、个性倾向等。DSM－Ⅳ在内容的编排顺序上不同于前面提及的两个分类系统，它首先是："通常在婴儿、儿童或少年期首次诊断的障碍"，接下来的三部分分别为："谵妄、痴呆（dementia）、遗忘和其他认知障碍"、"由于躯体情况引起的精神障碍"以及"与物质有关的精神障碍"。将这三部分放在其他障碍之前的目的在于鉴别诊断，例如下重性抑郁障碍诊断时必须排除物质所致抑郁心境。其余部分的编排原则是将具有相似表现的障碍分为一组，以便鉴别诊断。DSM－Ⅳ对每一种精神障碍均提供了特异的诊断标准。每一标准包括了一系列确定某一诊断所需的特征，从而提高了临床医师诊断疾病的信度；在诊断处理方面，对于确定诊断证据尚不充足或患者目前及既往的临床表现不能完全符合诊断标准者，DSM－Ⅳ也分别作了明确规定，即"推迟诊断"或作"临时诊断"，或者下非典型、残留型或一般分类中的非特异型的诊断，对于既往符合某个诊断标准而目前已经恢复的情况可以下"既往诊断"。如果患者同时具备多于一个的轴I诊断的障碍，则按照主次一一列出，一般以最值得注意和治疗的障碍为主要诊断。DSM－Ⅳ允许下多个诊断，但在诊断标准中列出的排除标准有助于形成等级诊断原则和鉴别诊断的思想。DSM－Ⅳ中尚包括严重程度的划分，即轻度、中度、重度、部分缓解和完全缓解。本分类系统还包含一个用于鉴别诊断的“判断树”（decisiontree），医师可根据各类症状和标准达到的是与否最终进行判断。多轴评估是DSM－Ⅳ的另一重要特点，即DSM－Ⅳ具有五个轴，每个病例均在几个轴上逐个评估。

第三节 精神检查

精神检查是检查者通过与患者的交谈与观察来全面了解患者的精神领域各个方面情况的检查方法。精神检查是一项技术性较强的工作，成功与否对于诊断极为重要。方式可采用自由交谈法和询问法。检查者必须在检查前对于将要了解的内容和需要采用的方法了然于心。检查中善于倾听和观察，及时捕捉和适度引导。交谈应在自由畅谈的气氛中进行，避免审问式。谈话内容由浅人深，从日常生活等逐渐过渡到与疾病有关症状，可从姓名、年龄、工作单位、家庭住址、何人陪伴来院等问题谈起，逐步深入。若谈不下去时，也可根据病史中资料作提问。由于病情不同，交谈方式应随机应变。有的患者一见如故，滔滔不绝，此时应注意观察患者表情、动作、言语表达方式、语句的连贯性，以及与环境的关系，必要时插话以转移话题获得所需资料；有的患者说话虽多，但自言自语，连贯性差，结构松散，与环境缺乏联系，虽对提问有短暂的切题应答，但易迅速转移话题，或答不切题，此时除观察外，还要耐心提问，不能急躁；对有敏感、猜疑、敌对情绪的患者，可于开始交谈时作一些适当解析，以消除其疑虑，谈话时不作记录，对所谈内容不要轻率评论，不表示赞同或否定，当谈及关键问题又有怀疑警惕态度时，要鼓励其谈下去，保证不泄露秘密等。

一、合作患者的精神检查

（一）一般情况

精神检查的一般情况包括患者的年龄与外貌是否相符，衣着是否适时（衣着的季节特点、性别特点，有无着奇装异服的情况），人院形式（自动入院、被骗入院、强行入院），患者是否神清，对医务人员及周围人群的态度（友好、主动接触，或置之不理、接触被动，或怀有敌意），生活能否自理以及对自己的精神症状有无自知力等。

（二）认知活动方面

1）感知觉　检查患者有无错觉、幻觉及感知觉综合障碍。

2）思维活动　观察患者谈话速度的快慢、谈话内容的多少、言语的条理性、逻辑性等情况，以了解有无思维联想、思维内容及思维逻辑方面的问题。

3）智能检查　应通过正式的智能测验后得出智商（1Q）的值。而临床上的粗测可以作为初步了解患者智能水平的手段，其内容包括以下几个方面：

（1）常识检查主要了解患者对一般社会、自然及日常生活中的知识。举例如下说出国家领导人或其他主要国家的领导人；

说出重大节日（如春节、端午口、国庆节等）的具体日期；

阴历和阳历有何区别；

井水冬暖夏凉的原因；

美国地处哪一洲；

一年中有几个季节；

列出10种水果、10种动物的名称；

（2）可提出下面一些问题进行判断、理解能力方面的检查。

树上有 10 只鸟，一枪打下 1 只后还剩下几只？

鱼缸中有 5 条金鱼，死掉 1 条以后还剩下几条？

生日蛋糕上有 10 支蜡烛，风吹熄了 3 支，最后应剩下几支？

检测判断、理解能力还可以通过患者对词汇的理解来进行，例如可询问患者“狼狈为奸”、“前功尽弃”、“胡作非为”等比喻什么。

（3）抽象概括能力检查　抽象概括是在分析和综合的基础上进行的，可通过患者对一事物与另一事物共同点及其区别的认识来进行判断。例如，可让患者说出一些事物或概念如树与小鸡、桌子与椅子、钢笔与毛笔、表扬与批评等之间的共同之处，以及一些事物或概念如鸡与鸭、小孩与矮子、牛与马、谦虚与自卑等的不同之处。

（4）计算力检查　计算力的检查主要是对患者进行加、减、乘、除运算及其混合运算的检查，此外还包括一些涉及日常生活的应用题的检查。采用应用题检查的目的在于了解将计算应用于实际生活的能力和对这些问题的理解能力，同时对一些文化程度很低者计算力的检查十分有帮助，因一些文化程度很低者不一定懂 25×3 等于多少，但对于 10 个鸡蛋卖 25 元，若要买 30 个该付多少钱，则能准确无误地快速回答。检测患者计算力时，若口算应答自如，表明计算力良好；若口算差，并不能下计算力差的结论，而应该进一步检测笔算能力，因为口算可受注意力的影响，若口算、笔算均差，才可下计算力差的结论。

（5）记忆力检查　记忆力检查可以分项进行。例如，可通过要求患者正背和倒背数字来检查其瞬时记忆和机械记忆（正常人通常正背数字应达 6 位，而倒背数字应达 4 位）；可通过要求患者复述一个小故事来了解其逻辑记忆；可询问患者近几天的事物（如昨天有谁前来探视，早餐吃的是什么等）来了解其近记忆；而通过患者对早期经历及一些生活中重大事件的回忆来了解其远记忆。

（三）情感活动方面

要检查患者情感方面有无障碍，主要是通过观察患者的外在表现（如表情、言谈、举止）和了解其内心体验。例如观察到患者动作迟缓、语速慢、声调低、表情沮丧，再加上患者自诉情绪不好，便可得出该患者情绪低落的结论。在情感方面的检查中，也应包括对情感障碍的原因的了解．如是由某种外界精神刺激所致，或无缘无故产生，或由幻觉、妄想所致等。

（四）行为方面

主要是观察患者是否有运动兴奋、抑制以及一些怪异行为、冲动行为、自伤及自杀行为。

二、不合作患者的精神检查

由于意识不清、缺乏自知力或其他精神症状的影响，患者不能主动配合，医务人员和患者无法进行有效交谈。此时的精神检查只能通过检查者的观察来进行，观察项目有一般情况（与前述基本一致）、意识状态、言语和书写、表情和情感及行为。

三、意识障碍的判断

若患者存在明显的意识障碍，判断并无困难。但对于轻度意识障碍的判断则有一定困难，因此应特别注意。意识障碍包括清晰度、意识范围、意识内容等方面障碍，因此，如何判断意识障碍很难有一个统一标准。在实际临床厂作中，一般以下列项目作为判断的指标。

（一）言语功能

主要是看患者能否正确运用言语来表达自己的思想，表达的形式有口头和书面两种。当一些器质性病变影响到运动功能时，患者可能出现书写困难，此时观察患者的口头表达是十分重要的，判定口头表达是否正确最基本的是患者回答问题是否切题，其次，也应注意患者是否有思维不连贯的情况。

（二）对言语的理解和反应

主要是根据患者对检查者的言语能否理解，并作出相应的反应，能否按照检查者的指令选择。例如检查者可叫患者睁眼、闭眼、抬起左脚、举起右手，或用右手摸左边耳垂等，若患者执行无误，则表明对言语的理解和反应正确，反之，则表明这一方面有障碍。

（三）定向力

在无记忆力障碍的情况下，定向力障碍（disorientation）是提示意识障碍的重要指标之一。定向力包括时间、地点和人物的定向。在意识障碍的情况下，上述三种定向力随意识障碍的加重而依次受到影响，恢复时则相反。

（四）注意力

注意（attention）是心理活动时对某事物的指向和集中。注意包括被动注意和主动注意。前者是没有预定目的的，无任何意志活动参与，并且不受人自觉调节和支配的注意；而后者则是有目的的，需要做一定意志努力的，并受人自主调节和支配的注意。人在进行任何心理活动时，均需将其活动指向或集中于某事物。在有意识障碍的情况下，注意力会受到影响，主要表现在反应迟钝。最先受到影响的是主动注意，此后被动注意也受到影响。因此，注意力减退（aprosexia）也是临床上判断有无意识障碍的标准之一。

（五）情感反应

对外界有无正常的情感反应也是判断有无意识障碍的标准之一。若某患者因器质性病变而同时出现感觉性失语（sensory aphasia）、运动性失语（motor aphasia）、肢体瘫痪等情况，既不能表达，也不能理解，更不能按指令行动时，患者对外界的情感反应对判断有无意识障碍就显得很重要。检查者可以根据患者的表情、眼神以及其他非言语方面所传递的信息，来判断患者是否与外界有情感的交流，以及是否对外界事物有正确的情感反应，从而作为判断是否有意识障碍的证据之一。

（六）患者的日常活动

程度很轻的意识障碍有时仅影响到患者某方面的活动，而前面所列举的五方面均可正常，此时，细致地观察对于某些意识障碍的早期发现有重要意义。尤其是对于患者某方面的日常活动，特别是较为熟悉的日常活动的障碍应注意观察。

除此之外，患者感觉阈值增高，对外界刺激反应减弱；知觉清晰度降低，对周围环境感知模糊；睡眠节律紊乱［失眠或嗜睡（drowsiness）］瞬时记忆障碍（dysmnesia）及回忆困难等情况，也可作为判断意识障碍的重要依据。

第四节 精神药物治疗的一般原则

（一）使用久经考验的药物

临床医师应对主要类别的精神药物的治疗作用和不良反应十分熟悉，使用熟悉的久经考验的药物无疑是个好策略，这样医师可以得心应手地调整使用剂量和及早识别及处理不良反应。

（二）给予足够的剂量

选择了合适的药物后，医师就应该足量使用。一般需要 2 周左右的时间逐渐加到合适的有效剂量，对每个患者来说其治疗剂量具有个体差异，那么如何判断合适剂量呢；一个是预期疗效的初步显现，二是不良反应的考虑。综合起来就是疗效理想而不良反应最小的某个剂量，对这个剂量的判断是一个临床经验积累的过程，高明的临床医师总是加量到不良反应最小而又有效的一个足够剂量。当超过治疗量仍然未达到治疗效果时，一般不再继续加量。连续使用 4～6 周仍然未达到预期效果时可考虑换药。如果没有充分的理由，就不应换药或加用其他药物。一般来说，如果患者对某一药物没有反应（已经给予了足够的剂量），那么他对有类似药理作用的另一种药物也不大可能有更好的反应。由于加量的主要障碍通常是伴随药物的不良反应，故换用一个有不同类型不良反应的药物是适合的。

（三）给予足够的疗程

大部分精神药物的治疗效应具有滞后现象，抗抑郁药物通常需要 2～3 周出现治疗效应，抗精神病药物则为 2～4 周，苯二氮卓类药物作为抗焦虑时则为即用即起效。有效是继续使用的基础，不同病种具有不同的全程治疗时间，如第一次抑郁发作的全程治疗期限是6~9个月。过早停药是导致病情复发的主要原因之一。

（四）谨慎联合用药

一般不主张联合用药，理由是：①单种药物使用足够剂量和足够疗程常常能够获得疗效；②联合用药时由于药物的相互作用常常产生难以预测的不良反应，不利于临床安全用药。当确需联合用药时，应充分考虑患者的病情严重程度、年龄、体重、是否合并其他疾病等，并在专家的指导下使用。

（五）向患者及其家属说明治疗

患者及其家属常常对精神药物治疗怀有过分的恐惧心理，医师在治疗前进行以下交代非常有必要：①让患者知道出现疗效的可能时间；②首次服药可能出现哪些不良反应；③应让患者知道任何要告知医师的严重不良反应如锂盐的早期不良反应。以便及时处理，防止发展为严重不良反应；④某些药物应防止服用时间过长如苯二氮卓类药物；⑤某些药物要防止过早停药。

（六）关于治疗的依从性

许多患者并不按照医嘱服药。要一个患者依从治疗，必须使他相信服药的必要性．并消除他对药物所产生危险性的无根据恐惧。精神障碍患者的依从性常常很困难，例如很难让精神分裂症患者和重度抑郁症患者相信他们有病，疑病症患者可能更害怕药物的不良反应，焦虑症患者常常忘记他们的服药剂量和次数。因此，医师不能忽略上述问题的存在，有必要花时间与患者讨论所关注的问题，让他们将疑问充分表达出来，细致的说明有利于提高治疗的依从性。

第五节 电抽搐治疗

电抽搐治疗是用适量的电流刺激中枢神经系统，造成中枢神经系统，特别是大脑皮层的电活动同步化，同时引起患者意识短暂丧失以达到治疗精神症状目的的一种治疗方法。在采用传统操作方法进行治疗时，还可导致患者出现全身的抽搐。以往曾将该治疗称为“电休克治疗”（electric shock therapy），而将其改良后，在通电时不产生全身肌肉抽搐的方法称为“改良电抽搐治疗”（modifiedelectricconvulsivetherapy，MECT）。因“休克”一词不恰当，故此后改称为“电抽搐治疗”。

一、治疗方法

（一）治疗室及其必备的设施

治疗室应分为操作室和观察室两部分。操作室里应该有治疗台以及电抽搐治疗机、人工呼吸机、多功能监护仪（含心电、血压、呼吸等方面的监护功能）、抢救车及常规抢救药品等基本设施。观察室应设有观察床，供已结束治疗的患者休息并使治疗者能够对患者进行观察。

（二）患者的准备

（1）详细了解病史，系统进行内科查体、神经系统检查和精神检查，特别是应该注意患者的体重、有无牙齿松动及义齿、脊柱及四肢有无畸形等；常规进行血液常规、生化、肝肾功能、心电图、脑电图、胸片、脊柱摄片等实验室检查，以确定适应症和禁忌症。

（2）向家属交代进行治疗的必要性、疗效、可能出现的不良反应和风险，以取得亲属的知情同意。对于现实自知力完整的患者，应取得患者本人的知情同意。

（3）接受治疗前，一般要求患者空腹12小时，以免患者在接受治疗中发生呕吐，造成呼吸道的阻塞。

（4）在接受治疗前15～30分钟，给患者肌内注射阿托品0.5～1mg或山莨菪碱注射液10ml，以阻滞迷走神经兴奋，减少分泌物，防止在治疗中出现吸入性肺炎、窒息、喉痉挛以及降低心律失常的发生率。

（5）治疗前测血压、体温、心率。

（6）治疗前让患者解小便，使膀胱空虚。

（7）治疗前让患者取下发夹、领带、眼镜、义齿等。

（三）电极的放置

（1）板式电极的放置　板式电极的放置有双侧和单侧放置两种方法。双侧放置是将电疗机的两个电极分别放置在头部两侧外眦和外耳屏连线中点上方垂直距离1cm处；单侧放置是将两个电极均放置在患者的非优势半球一侧，一个电极仍放置在外眦和外耳屏连线中点上方垂直距离1cm处，另一电极放置在百会穴和同侧耳廓连线的中点。

（2）针性电极的放置　一律采用非优势半球单侧放置的方法。一个针极刺人头颞穴，另一个针极刺入百会穴。传统的电抽搐治疗一律采用双侧电极放置的方法，但由于治疗后患者的记忆损害较为明显，有的学者认为系对优势半球的电刺激有关。因此，有的学者提出了单侧电疗的方法，认为这样避免了对优势半球的刺激，减少对患者记忆力的损害。而另一些学者持不同的看法，认为单侧电疗可能对记忆的影响较小，但疗效也较差。关于电极的放置尚未取得一致的意见。国内目前两种方法都在采用。

（四）治疗的电流量

交流治疗机：电流量为 90～110mA，通电时间为 1～3 秒；或电压 70～120V，通电时间为 0.3～0.6 秒。直流电针治疗机：电流量为 30～60mA，通电时间为 1～3 秒；或 80～90V，通电时间为 1～3 秒。

（五）治疗步骤

（1）让患者仰卧于治疗床上，四肢保持自然伸直姿势，解松裤带和领口。

（2）给患者静脉缓慢推注 1% 的硫喷妥钠（sodium pemothol）。在推注时，可以让患者数数，直至患者不能再数下去的时候，表明意识状态已经达到进行治疗的要求。硫喷妥钠对呼吸中枢有明显的抑制作用，并可产生喉痉挛，所以在推药的过程中应该注意患者的呼吸情况。

（3）在静脉注射硫喷妥钠至患者的意识状态达到治疗的要求后，取下硫喷妥钠的注射器，立即换上另一注射器给患者缓慢注射 0.2% 的氯化琥珀酰胆碱。等达到肌肉完全松弛以后，可以停止注射。肌肉松弛的指标是：①肌纤维震颤的出现是表明肌肉松弛的指标，面部、下颌部、胸部等处肌纤维震颤最易观察，到肌肉震颤完全停止时，说明全身肌肉完全松弛；②腱反射明显减弱是肌肉明显松弛的另一指标，所有腱反射消失表明全身肌肉完全松弛；③呼吸幅度变小是肌肉松弛的又一指标，呼吸运动完全停止表明肌肉完全松弛。氯化琥珀酰胆碱的作用迅速，在进入血液 1～3 分钟后即可被血浆胆碱酯酶水解。如果给予的剂量不足，在通电治疗时仍可导致抽搐发作，如果给予的剂量过大，可产生迁延性窒息。因此对氯化琥珀酰胆碱的剂量应严格掌握。一般所用的剂量为 40～60mg。

(4) 当患者肌纤维震颤基本消失、腱反射完全消失以及呼吸运动基本消失时给患者戴上软泡沫小型牙垫，并用呼吸机给患者持续加压给氧，然后便可以通电治疗。改良电疗发作的表现是反射性的额肌与面部肌肉的收缩、足趾的背曲或足趾手指的轻微抽动。

(5) 治疗结束以后，取出牙垫，继续用呼吸机给氧直至患者自主呼吸恢复为止。一般患者自主呼吸恢复的时间为2~6分钟。

(6) 让患者卧床休息15~30分钟，继续观察患者的生命体征，直至患者意识恢复。

(7) 治疗后，在4小时内只能让患者进食流质饮食，以免在吞咽功能没有完全恢复的情况下进食普食，引起窒息。

(8) 传统的电抽搐治疗不使用静脉麻醉剂和肌肉松弛剂。在患者仰卧在治疗床上以后可作以下准备：①在患者的两肩胛间垫上一个沙袋或棉心枕头，使脊柱伸展，以防骨折的发生，但也有的人认为这对于防止骨折没有明显帮助；②在患者的枕部下垫一个小沙袋或棉心枕头，以便于固定患者的头部；③两个助手分别站于患者的两旁，保护患者的肩、肘、髋、膝等关节，以便在发生抽搐时出现关节脱臼和肌肉拉伤；④用75%的乙醇在需放置电极的部位擦拭脱脂；⑤将包以纱布的橡皮牙垫置于患者两侧上下磨牙间，并让患者咬住。施术者以一只手的拇指和示指固定牙垫，其余的手指和手掌紧托患者的下颁，以防牙齿损害、唇舌咬伤和下颌脱位。施术者将装配有电极板的橡皮手套戴好，并将电极板紧紧地固定在头部电极应该放置的部位；⑥的述工作完成以后，就可以通电治疗。如果是双侧放置电极，固定头部、下领和掌握电极、通电应该分别由两人担任；⑦由于没有使用肌肉松弛剂，在通电以后，传统电疗可以使患者出现类似癫痫强直—阵挛发作的现象。和癫痫强直—阵挛发作一样，通电后也可以出现强直期、阵挛期和意识朦胧期及意识的恢复。在强直期，患者意识完全丧失，呼吸停止，全身肌肉处于持续收缩的状态。由于躯干和颈部肌肉的强烈收缩，患者可以出现反张，由于咽喉部的肌肉收缩，患者可以发出尖叫声，由于颌面部的肌肉收缩，出现先张口随后突然闭嘴，此时如果保护不当，可导致患者的口、唇、舌严重咬伤。强直期一般持续10秒左右。在阵挛期，出现全身肌肉的大幅度震颤和抽搐，一般持续30~50秒，在抽搐期，应该注意保护患者的各主要关节，以免因强烈的肌肉收缩而造成关节的脱臼。在抽搐完全停止以后，患者仍处在朦胧状态。此时可观察到患者的结膜充血，有水平眼震和垂直眼震，有的患者可以山现兴奋躁动。在这一时期，应该注意保护患者，以免出现跌伤或其他伤害。这一时期一般持续，10~15分钟，有的患者可以持续更长的时间。患者的自主呼吸一般在1~2分钟以内恢复。为了促进患者的自主呼吸恢复，治疗者可以对患者进行人工呼吸，并用吸痰器吸净患者口鼻处的分泌物。在传统电抽搐治疗中，患者可出现明显的血压升高、心率加快和缺氧。在电量掌握不恰当，使患者意识丧失不完全的情况下，可以使患者产生极度的不适或恐惧感。现在传统电抽搐治疗已被逐步取代。

（六）电抽搐治疗的疗程

关于电疗的疗程，有的学者认为每个疗程应为6~10次，有的认为可作10~20次，还有的认为可以根据病情需要做到20次以上。国内电疗每个疗程一般为8~12次。采取的具体治疗方法是连续进行3~6次，此后可以每周进行两次直至治疗完成。在必要的情况下，可以一天进行两次。

二、适应症

（一）抑郁性疾病

（1）抑郁症　据多位学者报道，电疗对抑郁症的有效率分别为86.7%~94%，优于三环类药物单独使用或合并使用。1985年，Janlcak采用meta分析表明，电疗、二环类抗抑郁剂和安慰剂对抑郁症的疗效分别为72%、65%和25%。鉴于这种情况，在治疗抑郁症的过程中，特别是对伴有严重自杀企图的患者来说，如果没有禁忌症的情况下，电抽搐治疗应该作为首选的治疗方法。相对双相抑郁来说，单相抑郁接受电疗的效果更为理想。

（2）中枢神经系统病变或躯体疾病所致的抑郁综合征　许多观察表明，在没有明显禁忌症的情况下，电疗对于中枢神经系统器质性病变或躯体疾病所导致的抑郁综合征有同样良好的效果。因此在治疗这类问题所导致的抑郁问题时，特别是当出现严重的自杀企图时，也应该将电疗作为重要的治疗措施之一。

（3）预防抑郁症的复发　有资料证明，抑郁症两年内的复发率大约为50%，对于抑郁症复发的预防问题目前有两种方式，一种是给患者长期维持用药，另一种方法是用电疗维持。有观察表明每月对患者进行一次电疗，能够有效地控制患者抑郁症状的复发。而另一些观察发现，每月对患者一次电疗，连续5年，结果在5年中患者的复发仍然可以发生，但症状的程度很轻，这些接受电疗的患者仍然能够从事自己的职业活动。这些研究结果说明电疗对预防抑郁症的复发能够起到一定的作用。临床观察发现如果抑郁症或抑郁综合征的患者具有症状发生突然、自知力完整、病前人格健全、病程短于1年、迟滞症状较为突出等特点，对于电疗的效果较好；相反，患者有以下因素的存在，意味着电疗的疗效可能较差，这些因素是：疑病症状和人格解体症状、较为突出的神经症特点、对自身症状的癔症性态度、智商高于平均水平、病情起伏较为明显、病前人格明显缺陷（癔症人格、明显的适应不良）等。在为抑郁患者选择治疗手段时，以上有利和不利的因素可以作为参考。对于抑郁症的治疗，电疗的次数一般为 8～12 次。此外值得注意的问题是，电疗的近期疗效虽然较为确切，但疗效的维持时间较短。在停止治疗后症状很快会重新出现，因此在对患者进行电疗的同时应该选择一种抗抑郁剂合并治疗，以便在停止电疗后疗效得以延续。

（二）躁狂症

临床观察发现，对躁狂症采用电疗优于药物治疗。美国精神病学协会（APA）的调查表明，接受电疗的患者平均住院天数为（6.5 ± 2.13）周，而单用药物治疗的患者平均住院天数为（15 ± 11.3）周。电疗缩短对躁狂症治疗时间的可能机制是能够使更多的锂盐通过血脑屏障而进人中枢神经系统。特别是在患者具有兴奋、躁动明显，或易激惹的情况，应该首先考虑进行电疗。在对躁狂症的治疗中，特别是控制明显的兴奋躁动过程中，治疗次数应比抑郁症多，一般平均为 17 次左右。在治疗的前 3 天，可根据患者的病情给予每天 1～3 次的治疗。此外，电疗对于躁狂症的治疗效果维持时间仍然较短暂，因此，在采用电疗的同时，和对抑郁症的治疗一样，应该根据患者的具体情况选择一种或多种抗躁狂药物合并治疗。

（三）精神分裂症

根据 APA 的调查，有 59% 抑临床精神科医师认为电疗对精神分裂症无效，仅有 8% 的临床医师认为在对精神分裂症患者的治疗中应该首选电疗。国内临床医师也一般不将电疗列为对精神分裂症的最有效治疗方法。因此，在临床治疗中，一般不把电疗列为对精神分裂症的常规治疗。但对于伴有严重拒食、冲动行为、严重的外逃企图、紧张性木僵以及以阴性症状为主的患者可以在合并抗精神病药物的情况下采用电疗，电疗的次数可根据患者的具体情况来决定。如对于紧张性木僵的治疗一般为12次，对于阴性症状治疗的次数可以更多。另外，据国内张远慧等（1990年）报道，对于症状较为丰富的精神分裂症患者采用电疗合并药物治疗可以缩短患者的住院时间。

（四）癫痫

电疗主要适用于有以下情况的癫痫患者：

（1）以幻觉、妄想、行为障碍以及明显的朦胧状态为主要表现的复杂部分发作患者用药物治疗无效的情况下。

（2）癫痫发作间期出现抑郁、焦虑、易激惹等情况难以控制者。特别是在发作间期伴有明显的抑郁情绪从而导致患者出现严重自杀企图的情况下。

以上情况一般可以通过单次电疗得到缓解。对于癫痫患者采用电疗最值得注意的问题是患者在接受治疗后出现强直一阵挛发作的持续状态。因此对癫痫患者施行电疗应该持慎重的态度，并注意对可能出现的其他危险情况的预防。

（五）锥体外系障碍

采用电疗治疗锥体外系障碍主要见于以下的情况：

（1）帕金森病　Yudofsky（1979年）报道，电疗对于帕金森病有较好的疗效，特别是当帕金森病伴有抑郁的情况下更是如此。抑郁情绪可以使帕金森病加重，帕金森病也可以加重抑郁情绪。在接受电疗后患者的抑郁情绪和运动障碍症状都可以得到改善。但由于疗效持续时间较短，因此应配合相应的药物治疗。

（2）急性肌张力障碍　电疗刘于抗精神病药物所引起的急

性肌张力障碍具有较好的疗效，对多数患者仅需单次或两次治疗就可以使症状完全缓解。因此对于抗精神病药物引起的较为严重的急性肌张力障碍，电疗的效果优于抗胆碱药物。

（3）迟发性运动障碍　临床观察发现，电疗对于长期使用抗精神病药物所导致的迟发性运动障碍也同样可以取得较好的效果。但疗效持续时间较短，一般停止治疗以后，症状会很快再现。

（六）其他疾病

有的躯体疾病和精神疾病，在采用药物治疗或其他治疗效果不够理想的情况下，可以作为电疗的相对适应症。如焦虑性神经症、人格解体神经症、癔症分离型障碍、强迫性神经症、进食障碍、功能性疼痛等。国外有学者报道，非胰岛素依赖型糖尿病患者接受电疗以后对于饮食的限制可以取消，表明有一定的辅助治疗效果。

三、禁忌症

关于电疗的禁忌症，各地掌握的尺度有所不同，有的情况绝对不能进行电疗，而有的情况治疗者可以权衡利弊自己掌握。

（一）绝对禁忌症

（1）颅内高压　包括颅内占位病变、脑血管意外、颅脑损伤、炎症等情况以及其他情况所引起的颅内高压。

（2）严重的肝脏疾患、严重的营养不良或先天性酶缺陷　这些情况均可能造成血清假性胆碱酯酶水平下降或缺乏，从而容易导致琥珀酰胆碱作用的时间延长而发生迁延性呼吸停止。

（3）严重的心血管疾病　包括严重的冠心病、原发性高血压、以及严重的心律失常等。

(4) 严重的肾脏疾病。
(5) 严重的呼吸系统疾病。
(6) 严重的消化性溃疡。
(7) 新近或未愈的骨关节疾病。
(8) 严重的青光眼和先兆性视网膜剥离。

(二) 相对禁忌症

12 岁以下的儿童、60 岁以上的老人以及妇女妊娠期应作为相对禁忌症。对这几类患者一般不考虑施行电疗。但如果患者出现严重的自杀企图、严重的兴奋躁动、严重的冲动伤人行为或严重的木僵等情况。临床医师可以权衡利弊作出是否对患者施行电疗的决定。

四、不良反应和并发症

(一) 记忆障碍

无论是接受传统电抽搐治疗还是接受改良电疗的患者，均可出现较为明显的近记忆损害，损害的程度因人而异。在治疗结束后，多数患者在 6 个月以内恢复。记忆损害的原因可能和对颞叶的刺激有关，传统电疗后的记忆损害可能还和中枢神经系统缺氧有关。

(二) 呼吸系统合并症

由于电疗中使用麻醉剂和肌肉松弛剂、患者呼吸暂停、呼吸道分泌物增多等原因，患者容易出现呼吸困难、迁延性窒息、吸入性肺炎等并发症，应注意防止。

(三) 牙龈损伤、舌咬伤、牙龈出血

在电抽搐治疗的强直期由于颌面部的肌肉收缩，出现先张口

随后突然闭口。此时如保护不当，可致患者牙龈损伤、舌咬伤、牙龈出血。

（四）抽搐发作

在接受电疗以后，极少数患者可以出现自发的抽搐发作。有的仅发作1次，有的可以发作多次。

（五）骨折和骨关节脱臼

这种情况只在传统电疗中发生，特别是肌肉强壮的患者。改良电疗由于在通电前使用了肌肉松弛剂，一般不会引起强烈的肌肉收缩，因此不会出现这种情况。

（六）其他

根据临床观察，接受电疗后有的患者可出现头痛、眩晕、恶心、肌肉疼痛、震颤以及血压升高等问题。

（七）死亡

根据美国的资料显示，电疗的死亡率为0.002%～0.003%。国内这方面的资料甚少，华西医科大学附属第一医院心理卫生中心近5年对患者施行改良电疗5万例，死亡1例。从总的情况来看，如果严格掌握治疗的适应症和禁忌症并注意操作巾的各种问题，电疗应该是一种较为安全的治疗手段。

第六节 生物反馈治疗

一、什么是生物反馈和生物反馈治疗技术

生物反馈（biofeedback）有不同的定义，schwartz 教授综合以往不同的定义之后，提出了一个较为完整的描述性的定义：生物反馈是采用一系列的治疗步骤，利用电子仪器准确测定神经－肌肉和自主神经系统的正常和异常活动状况，并把这些信息有选择地放大成视觉和听觉信号，然后反馈给患者。目的是帮助患者逐步了解原来并不为他（她）自己所感知的机体状况的变化过程，通过学习与控制仪器所提供的外部反馈信号，从而学会自我调节内部心理生理变化，达到治疗和预防特定疾病的目的。

人的神经系统有两种：一种是随意的或躯体性的神经系统，控制骨骼肌的运动；另一种是不随意的或自主的神经系统，调节心、血管、胃、内分泌，腺等内脏器官的活动。对于传统上认为不能随意控制的内脏器官，由于生物反馈仪器能将这些器官活动的信号加以放大，并转化为眼、耳能感知到的视觉、听觉信号，人就可能觉察这些内脏器官的功能状态与矫正过程中的变化情况。

传统的生物反馈治疗与现代的牛物反馈治疗主要的区别在两个方面：一方面采用反馈信号不同，传统的生物反馈一般采用肌电、皮肤温度、皮电、呼吸和心电。而现代的生物反馈治疗加入了脑电 BVP 等更多人体生理指标反馈信号。另一方面采用的反馈形式也不同，传统的生物反馈治疗反馈的手段比较单一，听觉多为简单的单顺音节，视觉多采用红绿灯的形式，而现代的生物反馈使用了多媒体技术，反馈形式多样，更加生动活泼。目前认为现代的生物反馈采用了脑电信号，训练直接作用于中枢神经系

统，较传统的生物反馈（作用于周围神经系统）更直接、更有效。

二、生物反馈的适应症和禁忌症

生物反馈的适应症包括：各种睡眠障碍，各类伴紧张、焦虑、恐惧的神经症，应激相关障碍，心身疾病，儿童多动症，学习困难，药物成瘾，外伤综合征，慢性头痛，慢性疼痛，性功能障碍和慢性精神分裂症（伴社会功能受损）。

禁忌症包括：各类急性精神病患者；有自伤自杀、冲动、毁物、兴奋不合作的患者；治疗中出现头晕、头痛、恶心、血压升高、失眠、幻觉、妄想症状的患者。

三、生物反馈治疗步骤

（一）治疗前的准备

（1）安静舒适的治疗室准备。

（2）向患者说明治疗的方法、特点、治疗预期效果，特别是让患者明白生物反馈治疗是一个主动参与的过程，是他在支配那些反馈信号，而不是仪器在支配他。

（3）进餐后 30 分钟方可开始训练，训练前不应饮用酒、茶、咖啡等刺激性饮料。

（4）如果可能，进入训练室前，患者应先洗澡，这样患者会从身心上放松很多。

（二）生物反馈训练

（1）治疗时取舒适的坐位或卧位，要尽量让患者放松，因为只有放松，才会在生物反馈治疗中起到良好的作用。

（2）松弛训练　生物反馈治疗常结合松弛训练方法。指导语包括：①选择一种舒适的姿势，让自己感到尽可能的舒服和无拘无束。让思绪掠过你的肢体，使身体的每一处都放松下来，没有束缚、绷紧的地方，身体也没有不舒服的感觉。然后，再做一些必要的调整，从而让自己处于一种最舒服的姿势；②逐步放松身体的各个部位，让患者闭上双眼，医师可以让患者的注意力从他自己的头顶，慢慢地转移到脚下。医师可引导患者去进行自我训练，要求患者被动地去注意一些暗示性的短语，结合这种暗示去体会相应的感觉。语言程式包括6个方面的内容，这些内容涉及的都是一些与生理功能有关的感觉。

沉重感：感到四肢很沉重，如感到我的右臂很沉重，接下来是左臂、双腿很沉重；

温暖：感到身体很温暖，如感到我的右臂很温暖，接下来是左臂、双腿很温暖；

心脏：如感到我的心跳平静而规则；

呼吸：我在呼吸，我的呼吸很平稳；

腹部神经丛：我的腹部很温暖；

前额：我的前额部感到很凉爽。

当患者准备好时，可以清楚地意识到所处的位置和周围的环境。睁开眼睛，人依然是放松的，全身的感觉都很好，觉得精力焕发，好像刚刚彻底地休息了一次一样。

（3）安放电极、测试基础生理值。

（4）根据病情选用不同的治疗程序，训练患者按照数据反馈结果作进一步的松弛训练，使反馈数据向预期靠近，每次训练30分钟。每次结束时应对患者的配合予以肯定，鼓励坚持治疗，使患者带着轻松愉快的感觉离开治疗室。

（5）布置家庭作业，针对治疗目标指导在家白行训练，并指导每天做标准记录。

（6）反复训练，在每次进行治疗前，应与患者交谈5分钟左右，了解对治疗的体验，察看家庭训练记录，肯定其治疗效果，增强治疗信心。15～20次一个疗程，共4～8周。一步一步提高指标。

传统的生物反馈治疗仪有：肌电生物反馈仪、皮肤电反馈仪、皮肤温度生物反馈仪、脑电生物反馈仪；现代的生物反馈仪采用多媒体技术，反馈形式多样，更加生动活泼，其采用脑电信号，训练直接作用于中枢神经系统，治疗更直接，更有效。

四、治疗注意事项

并不是每一个接受治疗的患者都能获得效应。必须让患者明白生物反馈治疗有别于普通医学治疗，普通的医学治疗如吃药、打针等只要配合被动接受治疗就能获得效果，而生物反馈治疗却是一个主动参与的过程，治疗仪本身给予的是反馈信号，它引导患者进一步自我调节达到治疗作用。治疗中减少干扰信号，减少眼动，放松所有的肌肉，尤其是颈部、下巴和面部的区域，并减少电子仪器干扰，安放好电极，使用充足的电极膏。防止移动电话的干扰，应尽量远离或关闭移动电话。建议在使用脑电治疗时，关闭移动电话。如移动电话开启，应有3米远的距离来隔离移动电话和设备。

电极安放前清洗皮肤，以免引起肌电信号；电极应安装正确，以减少电极差的影响。

第七节　经颅磁刺激治疗

首次现代模式的经颅磁刺激（transcranialmagnetic stimulation，TMS）是由Bickford和Fremming在1965年进行的。目前TMS共有3种主要的刺激模式：单脉冲TMS（sTMS）、双脉冲TMS（pTMS）以及重复性TMS（rTMS）。sTMS也可以激发多个刺激，但是刺激间隔较长（例如10秒），因此只需要一个刺激器。pTMS需要一个刺激器在同一个刺激部位连续给予两个不同强度的刺激，或者在两个不同的部位应用两个刺激器（又称作doubk ~ coilTMS，dTMS）。rTMS则需要特殊的设备在同一个刺激部位给出慢rTMS（1Hz或更慢）或快rTMS（5 ~ 25Hz）。以上3种刺激模式分别与不同的生理基础及脑内机制相关。sTMS产生的弱电流场可以引起皮层的去极化；pTMS中第1个刺激引起神经元的活化后，可以降低神经元对下一个刺激的反应阈；rTMS中的慢刺激模式趋向于引起皮层的抑制，快刺激模式则引起兴奋。磁刺激会对大脑产生哪些作用？当研究人员将单一磁性脉冲送人受试者脑中的运动皮质的时候，依线圈放置位置的不同，分别会造成其手部、手臂、脸孔或腿部产生一下抽搐，而若朝向大脑后头发处的脉冲，会在眼前产生一道闪光。只不过单一脉冲的TMS能够产生的实时效果，也就只有这么大了。在进行刺激的短期间内连续带有节律的磁性脉冲rTMS能够阻断或抑制大脑的某个功能。譬如说，将rTMS置于控制语言的运动区上额，可造成受试者暂时无法说话。已有认知神经科学家使用这种所谓“功能性剔除”的能力，来重新探究及证实我们对于“哪些脑区控制身体哪些部位”的认知。当个别的神经细胞产生反复的放电，它们就能形成具有功能的线路。研究人员发现，以低频的电讯刺激神经元，能造成所谓“长期压抑”（LTD）的现象，降低了细胞之间联系的效率。反之，一段期间的高频兴奋则能引发相反的效果，亦即产生所谓“长期增益”（LTP）现象。科学家相信，这些细胞层面的行为参与了学习、记忆以及与神经网络有关的脑中动态变化。磁性脑刺激以类似LTD或LTP的方式来改变大脑线路这种可能性，吸引了许多科学家的注意。虽然这项说法仍有争议，但好些研究显示，在施用rTMS后所造成神经细胞网络的抑制或兴奋，可以持续好几个小时，这种结果的意义可能非比寻常。如果有人能够藉由 rTMS 来重新塑造大脑线路，进而改变学习与记忆的话，将出现无尽的可能性：脑卒中的患者可能使用 TMS 来教导脑中其余完整的部分，接手受损区域先前所执行的功能；或者 TMS 可以降低过分活跃而导致癫痫的大脑线路，使得发作的次数变少。TMS 利用戴在头上的金属线圈，直接向脑中特定区域发出强力但短暂的磁性脉冲，以安全、无痛的方式，在人脑的神经线路上引发微量的电流。此种方法可用以治疗脑神经受损的病症，是非侵入式且安全的疗法。理论上 TMS 对于任何牵涉到神经线路的失常行为，都可以是有用的治疗。研究人员尝试过利用这项技术来治疗强迫症、精神分裂症、帕金森病、肌张力不全症、长期疼痛以及癫痫。

TMS 的优点：①无创性，治疗师通过操作戴在患者头上的金属线圈进行治疗；②定位准确；③无痛性，当治疗师在受试者头皮附近操作 TMS 线圈时，强力且快速变化的磁场会安全地穿过皮肤及头骨，但不会产生任何疼痛。每个短暂的磁场脉冲为期只有几微秒，没有携带多少能量。由于磁场能量会随着距离增加而快速下降，因此只能穿越几公分的大脑外层皮质。当准确定位的磁场抵达时，会使附近的神经元产生电流，因此兴奋了脑中的特定目标；④身体不需要与电源直接接触，因此 TMS 与电抽搐治疗不同，后者是将电极直接安放接在头皮亡，其安全性是治疗中最关注的问题。

一、TMS 在精神科的临床应用

TMS 在精神科有广泛的临床应用价值，在重复磁刺激的潜在应用中，可治疗抑郁症、躁狂症、强迫症、精神分裂症、创伤后应激障碍以及秽语综合征。

（一）抑郁症

磁刺激在抑郁症中的首次应用于1995年由George等人证实（1995），其中应用了运动下阈值磁刺激通过皮层传输。磁刺激方法从根本上不同于电休克治疗（ECT），区别在于患者是清醒的，不需要麻醉。随访显示，在抑郁症治疗中，使用1Hz或50Hz重复经颅磁刺激，在100%运动阈值，刺激左前额叶皮层时并没有不良的认知反应副作用（Speer等）。事实上，有一项研究显示了改进的功能，连续测验－B（TrailMakingTest－B），激活组的平均分数从比正常值稍低，升高到均值尖端和高均值范围。应用rTMS治疗抑郁症有两种手段：①重复高频刺激；②重复低频刺激。大量国际相关文献报道治疗有效率在90%以上。治疗机制：rTMS的研究结果表明，高频磁刺激（15～25Hz）能更多地兴奋大脑皮层水平走向的连接神经元，并可导致大脑皮层局部代谢水平增高。抑郁症患者存在左额叶的局部低血流灌注，经重复TMS治疗后，患者左额叶的局部低血流灌注现象得到改善。刺激有其独特的抗抑郁机制，rTMS较ECT有明显不同的即刻早期基因表达，尤其在丘脑PVT核及其他调节昼夜节律脑区明显表达，它可能是rTMS激活特异区域神经元从而调节神经元兴奋的证据之一。

治疗方法：方法各异，无定式。例如：治疗方法磁极频率为10Hz，强度为阈值的90%，持续时间10秒，刺激20个序列，间隔1分钟，连续5天为1个疗程，持续5个月。对比其他方法：与电休克ECT有相似效果，但是它可以应用于多种临床条件中，如有麻醉危险的患者、对药物副作用不能耐受的抑郁患者以及有认知缺陷的患者。电击疗法治疗抑郁症时，会影响到整个大脑，而磁作用只针对大脑皮层。另外，磁刺激在治疗过程中不会像电击那样使患者突发痉挛等，因此接受磁疗前无需接受麻醉或服用放松肌肉的弛缓药等，治疗后也不会损伤患者的记忆力。

（二）精神分裂症

尽管很少有研究探讨rTMS在治疗精神分裂症中的作用，但是其作为司泪目的治疗手段的价值是喜人的。Klein等人使用1Hz rTMS刺激精神分裂症或情感分裂症患者的右侧前额叶皮层，没有发现明显反应。相反，Rollnick等人却证实使用高频rTMS刺激左侧背外侧前额叶的双盲交叉实验进行两周以后，应用简明精神病评定量表发现患者症状有明显减轻。Hoffman等人在24小时精神分裂或情感分裂并且抗药的患者身上进行实验。患者随机选择接受1Hz rTMS刺激或假刺激9天，应用90%运动阈值。相对于假刺激组，幻听在rTMS组有明显改善。疗效持续时间有很大范围，其中52%的患者持续改善至少15周。

二、安全性注意事项和问题

应用TMS首先要遵从国际公认的技术要领。现在全世界有超过1000台的TMS在运行，只有极少的副作用报告。从总体的调查来看，单脉冲的TMS非常安全；重复性TMS研究中报告的不良反应略多，主要是在某些被试可以引发癫痫。迄今为止未见长期副作用的报告。此外，除了要警惕发生惊厥外，还要注意TMS对患者认知和情绪健康所引起的可能影响。孕妇应该慎用TMS；患有神经类疾病如癫痫，由于手术等原因脑内有永久性的夹子或安装起搏器的患者，不应该使用TMS。虽然TMS是安全的，但是它可以引起一些不适，不过疼痛很少发生。

第八节　心理治疗

心理治疗是一种以助人为目的的、专业性的人际互动过程，临床医师在与患者建立良好医患关系的基础上，应用有关心理学和医学的知识，通过言语和非言语方式对患者产生积极影响，促使患者自我成长，克服和纠正不良的生活方式、行为习惯、情绪障碍、认知偏见及适应问题，达到治疗疾病、促进康复的目的。心理咨询在国内可以看成是心理治疗的同义词，不过它更多地是指一般的心理支持、教育和指导，方法和技术相对比较简单。可以将各种类型的心理治疗根据其治疗目的实用性地分为4类：①目的为减轻情绪症状和维持正常的心理和社会适应功能；②目的为帮助人们重新适应其不得不适应的新环境，这种环境可以是一般性质的或者是危机；③目的为帮助精神障碍患者功能重建，治疗可以单用，也可以与药物合用；④目的为重新塑造改变因精神障碍所致长期存在的思维和行为方式，包括人格的重新塑造。需要注意的是，前两类心理治疗所有的医师皆可以使用。第三类治疗需要经过特殊的培训，一般由精神科医师、专业心理学家或专业护士操作应用，第四类的治疗目标较第三类治疗的要求要高，必须由专业心理治疗医师操作。

心理治疗的一般程序包括：①病史的收集，可通过访客的直接述说及其他间接的方式如日记获得，资料的内容应包括求治的要求、求治问题的发生发展过程、求治症状的影响因素、其他相关症状的表现、早年生活史特别是抚养情况、个人生活如恋爱或婚姻状况、工作状况及与同事关系的询问、个人价值观的询问、父母婚姻状况、与父母的关系及其相互影响、与其他家人的关系及相互影响；②根据病情安排心理评估；③初步确定心理问题的由来、性质、严重程度、症状分类，临床症状与主因、诱因的因果关系等；④与患者协商制定治疗协议，制定心理治疗方案；⑤确定使用的治疗方法、治疗步骤和阶段；⑥确定治疗意外、失败对策及措施；⑦确定方案容许意外修改的可能范围。必须注意，心理治疗是一种实践，只有在应用实践中不断学习和总结才能够提高，而教科书只能是对各种方法作概括性介绍，以及对可能的治疗范围及应用作些解释。

一、治疗目的为减轻痛苦和维持功能

这类治疗常称为支持性心理治疗，是用于帮助近期遭遇疾病或人际困扰的人，支持患有不能治愈的内科或精神科疾病的患者，或者是帮助有应激性问题但不能完全自己解决的人（如照顾残疾儿童），所有临床医师均应该能够应用支持性治疗。

（一）治疗步骤

在治疗中非常强调患者与治疗医师之间关系的重要性，如果关系良好会有助于疗程的进步，反之关系紧张会阻碍康复。一旦建立了适当的医患关系，治疗医师可采取下列一些步骤：

(1) 倾听　首先是应安排充分的时间来听患者的问题，让患者感到医师在关心他和理解他。倾听是心理治疗的一个核心技术，即好的心理治疗医师不在于讲多少，而在于听多少。缺乏耐心和足够时间倾听患者的叙述是临床医师容易发生的一个常见错误。

(2) 解释和指导　接下来是就患者有关躯体和心理问题给予解释和知识教育，矫正有关不正确的认识或卫生知识，并给予有效的指导和必要的健康教育。

(3) 减轻痛苦或逆遇　下一步是通过鼓励患者情绪表达来减轻苦恼或心理逆遇，告诉患者；许多人遇到棘手的问题或挫折时会感到既悲观绝望，又感到愤怒敌对的混合情感体验，即使知道无法解决，不过讲出来仍会好许多。

(4) 提高自信心　帮助患者复习回顾自己虽长期患病，但仍保留的一些优点和兴趣爱好。即使因为疾病或不良反应所致的严重损害，患者也仍然会保持一些功能和乐观，应该鼓励他们认识到这一点，并学会使用和自娱自乐。

（5）鼓励自我帮助　自助的目的是帮助患者在配合常规临床治疗需要和继续保持原有功能之间建立恰当的平衡，这是支持性心理治疗的一个最重要目的。

（二）治疗时间安排

心理治疗第一次会谈时间一般要长一些（30～45 分钟），以便有充分的时间听患者的叙述和了解病史。以后每次治疗性会谈一般 15～20 分钟就可以了，除非又有新的问题出现，可能会延长一些时间。起初的会谈一般为每周一次，直至主要问题解决，然后会谈治疗的间歇期可以拉长到 2～3 周一次或更长。在考虑每次会谈的时间长短、会谈的频度和疗程时，医师应兼顾到患者的需要与自己工作安排上的协调（因为其他患者也有相同帮助的需要），同时还要考虑到长期支持治疗患者对医师产生依赖的危险。临床上，支持性心理治疗也可以由一名护士或其他临床工作人员来负责进行。

二、治疗目的为重新适应

这类治疗的目的是帮助患者解决心理社会应激性问题，使得他们能更好地适应生活。一般的日常生活问题大多患者能够处理和适应，但如果生活事件过于突然或严重（如天灾人祸、意外死亡等），患者一时难以应对与处理，则产生所谓的危机。如果是一般用于改善适应的方法则称为咨询，而用于有严重情绪挫折或有自杀企图患者的处理方法则称为危机干预。由于这类治疗所处理的问题广泛，因此它们宜作为急性应激反应和适应障碍最常应用的主要治疗手段，同时也可作为各种心理障碍或精神疾病的辅助治疗。

（一）咨询

可用于各种心理问题的处理。有些心理问题仅是需要医师提供一个决定，如是否终止妊娠或结束不和睦的婚姻；其他一些问题则是需要支持和帮助患者对新环境的适应，如悲悼、迁居到陌生环境（如大学刚入学的外地新学生），或者被诊断患了不治之症。咨询还可以帮助一个人改变、戒掉不良的生活习惯，学会健康的习性，如戒除酒依赖或药物依赖。咨询可有多种形式，这里仅作简要介绍，并侧重于能够在一般临床工作或医院工作中应用的方法。基本的技术已在上述支持性治疗中提到，再加上其他一些技术的合用会产生心理的帮助。首先应该与患者建立适当的关系，给予解释、指导，鼓励患者表达其感受、增强信心，然后小结回顾问题和确立治疗目标，在这一阶段采用正式的解决问题方法常常是有效的。

（二）解决问题

（1）了解和澄清问题的性质，并列出所有问题。

（2）让患者挑选出其中的一个问题。

（3）帮助患者考虑各种可能的方法来解决这一问题，列出各种可能的方案，最好是写下来，然后患者挑选最可能实施和成功的方案。

（4）患者付诸行动来执行。

（5）评价行动的结果。如果患者问题解决了，选择下一个要解决的问题。如果患者问题没有解决，帮助他回顾复习各个环节和提高在下次解决问题过程中的成功几率。在治疗的整个过程中，鼓励患者独立地确立问题和独立解决问题，以便突出对未来问题的解决策略和处理目前困难的技巧。这种形式的问题解决方法每次 30 分钟，一般 4～8 次便可，主要取决于问题的数量和复杂程度。

（三）危机干预

当患者面临过度的应激性事件或激烈的情绪波动（消极、冲动、暴怒）可用危机干预（criSis intervention）。这种过度的应激经常是各种人际问题挫折，如工作不顺心合并婚姻不和睦、躯体疾病或性骚扰，以及天灾人祸（如意外交通事故或家庭遭遇火灾）。治疗的目的是减轻急性情绪逆遇、解决问题和预防情绪痛苦反应持续时间过长（如创伤后应激障碍）。危机干预并不强调改变长期存在的人格问题，而是着重恢复到正常的情绪状态或心理平衡，使得患者能更好地应对将来会出现的危机，即教会患者应对技巧，学会吃一堑，长一智。

危机干预的主要内容为：①减轻焦虑和改善睡眠，一般通过鼓励逆遇的患者讲出来和表达出自身感受，而治疗医师给予安慰和保证反应便可达到目的，有时也需要开一些抗焦虑或催眠的药物（大多为苯二氮草类），但仅限于几天；②回忆创伤性事件，如果患者有严重的位体验，鼓励他回忆和讲出这种体验，虽然有时会引起患者严重的情绪反应，但会起到较好呻情感疏泄作用，因为回避创伤体验的记忆有可能延长患者痛苦反应的持续时间；③给予实习性帮助、鼓励自助，以及解决实际问题。热线电话咨询实际上是危机干预的一种形式，由于电话简便、迅速和实用的优点，已在国内外广泛推广应用，尤其对于自杀的预防和急性危机的避免起到了很好的干预作用。

三、治疗目的为恢复功能

这一类心理治疗是帮助患精神障碍或有心理问题的患者恢复到病前功能水平，主要用于治疗焦虑障碍、强迫障碍、疑病症、进食障碍、性心理障碍，以及门诊抑郁障碍等。它们还可以作为治疗其他障碍和心身疾病的辅助方法。主要有三类技术：行为治疗、认知治疗和精神动力学治疗。

（一）行为治疗

这类治疗是基于患者或他人的活动会导致某些症状和异常行为存在这样的假设（如强迫症患者采取核查仪式动作来减轻内心焦虑，恐惧症患者采取回避能引发焦虑的场合来消除紧张），在治疗中，治疗医师的工作主要是确定这些活动和通过消除去条件化的自然过程和认知改变来帮助患者改变症状。如果患者在行为表现异常时他人给予较其正常时过多的，注意，则会延长异常行为存在的时间。

1. 一般原则

在行为治疗中患者需学会矫正其自己的行为，治疗医师的工作是帮助患者确定哪些需要做、哪些自助技术需要学习，以便在每次治疗会谈间歇期布置一些家庭作业，让患者坚持每天练习以巩固新学得的行为。各种行为治疗方法的应用均遵循：①循序渐进式，逐步给予一系列的练习作业使得患者在处理比较简单的问题中获得信心，最后处理较严重问题，即止患者认识到路一步一步地走、饭一口一口地吃这样的道理；②行为分析，了解、观察症状和行为表现是行为治疗的一个重要部分，可以使用记日记或用评定量表的方式，来记录何时出现症状和行为类型（A），有何诱因和可能的促发因素（B），会出现何种后果及可能的强化因素（C），这种对于事件有关的行为进行详细检查的方式称为行为分析ABC；③实践或练习，将行为作业看成实验来实践完成，但须注意，如果达到目的，则意味成功；倒没有达到目的并不意味是失败，而是有一个机会更多地了解和认识问题，同时考虑下一步的治疗方案。

2. 特殊技术

（1）放松训练　这类治疗是通过降低肌肉紧张和植物神经兴奋来减轻焦虑。应该向患者，解释主要的放松内容，一步一步地放松肌肉，减慢呼吸的频率（像睡眠时那样深而缓慢），集中注意于精神松弛而减少不必要的多想多虑；另外，某些放松方法是通过反复想象一个安静的场景。这些技术在某些情况下使用会取得相当好的疗效．如放松训练对应激反应体验作，用较好，但对已发展成为焦虑或强迫障碍的患者效果欠佳。但如果与其他技术结合起来应用不失为一个好的辅助方法（放松+暴露治疗焦虑，放松+暴露+反应预防治疗强迫）。

这里介绍一种放松训练的方法开始，患者先学会区分肌肉紧张与放松，可以交替练习上臂、腿、面部和腹部肌肉的紧张和放松。然后，患者练习缓慢地呼吸（深吸气时收缩肌肉，呼气时肌肉放松），同时想象休息的情景，如风和日丽的湖边和沙滩、山间溪水等。每次这样的治疗持续 15～20 分钟。随着学习放松的感觉，患者会试着放松肌肉而不再紧张。一次放松一组肌肉，逐步进行。如左前臂、左上臂、左肩胛、右侧亦相同，依此类推。接下来是一次放松整个肢体，然后全身肌肉。根据患者学习掌握的速度，每次练习放松肌群的数量可以有所不同。整个治疗阶段患者需要不断地练习缓慢呼吸和想象休息的情景。约经过 4 个疗程之后，绝大多数的患者能够迅速放松并学会在应激状态时使用这种新技术。也可以给患者放松指导的录音磁带，让患者在治疗结束后在家中亦能继续练习。

（2）暴露技术　这类方法主要用于治疗恐怖障碍，因为恐怖实际上是患者在焦虑的基础上产生回避行为，是采取了不恰当的方式来应对焦虑。单纯恐惧症（如怕蛇、怕登高）一般单用暴露即可取得效果，但社交恐怖和广场恐惧症一般对暴露合并认知治疗的方法效果较好。基本的方法是说服患者必须面对其回避的境遇。一般采取进入害怕的场合作为实体暴露（即身临其境），但如果实践应用不可能的话，亦可采取让患者想象的方法（想象暴露或系统脱敏）。如果采用的暴露是缓慢、逐步递增的方法，则称为脱敏，如果是快速暴露的话，则称为满灌。研究表明中等速度的暴露可以达到相同的疗效，而且为绝大多数患者所能接受。这种介于两者之间的方式通常就是指暴露。治疗开始阶段需要详细了解引起患者焦虑的场合和回避的程度，接下来是将这些场合列成一张等级表，从会引起最小焦虑的场合列到会产生严重焦虑的场合，每次选择引起相同或相似程度焦虑的场景进行治疗，当评估表明在该类场景中的治疗达到目标后再进入下一个层面场景的治疗。

一般告知患者在面对引起焦虑的境遇时，用放松来应对，患者应该尽量待在这种境遇下直至焦虑消失。如果他能坚持下去，他下次进入这种场合将会焦虑减轻；如果他在焦虑发作前逃避这种场合，将没有疗效。完成一个阶段后，让患者进入下一场景的练习，逐级脱敏。患者需要每天坚持暴露练习。每次暴露结束后，在旁的家人或朋友给予鼓励和表扬对于巩固和维持患者的求治动机非常有利。倘若暴露未能达到减轻焦虑的预期目标，应该在进入下一困难场景前重新选择低一级的练习项目来暴露。

（3）自控技术　这类技术主要用来增强患者对过度进食或过量吸烟等过分行为的控制能力。治疗分自我监察和自我强化两个部分。自我监察包括每天记录问题行为以及其出现的有关场合，如要求过度进食的患者记录他吃什么、何时吃，以及进食与应激性事件或不愉快体验间的关系。做这种记录的本身就会帮助患者学会自控，因为许多患者以前是回避面对其问题的实质。第二个技术是自我强化，其中包括当达到某一预定目标时自我奖赏。例如，一例妇女达到其预期的体重时自己买双新袜子。

（4）反应预防　这种治疗是用于强迫性仪式动作。这是根据观察发现，如果患者在短时间内努力抑制其重复动作的话，则仪式行为会逐步减轻。为了取得疗效，这种抑制必须持续到焦虑情绪减轻，一般为1小时左右，而绝大多数患者认为如果不做仪式动作的话，其焦虑会达到难以忍受的程度。因此，向患者解释治疗的原理非常重要，即焦虑是一个自限的过程，如同山再高也有顶一样，焦虑随着时间的推移会自行缓解，不可能一直持续下去直到精神崩溃。起初，绝大多数的患者需要在他人帮助下才能完成在要求的时间里抑制不做仪式性动作。一旦患者能够自我控制，应该鼓励患者去面对各种会引起仪式动作的刺激，同时继续不断练习反应预防。随着治疗过程的不断重复练习，仪式动作和有关的强迫思维会逐步减少和减轻。

（5）思维停顿或中断　这种治疗方法是用于没有仪式动作，仅有强迫思维出现的患者，即分散和中断患者的强迫想法。一种简单而有效的方法是让患者弹戴在手腕上的橡皮圈来产生疼痛的刺激，这样会暂时性地中断强迫思维。反复练习后使得患者能控制强迫思维，而不需外界刺激，但长期疗效难以取得。另外一种方式是让患者将想法讲出来或写下来以中断强迫思维。一般来说，治疗强迫思维的疗效较治疗仪式动作的反应预防为差。

（6）社交技巧和自信心的训练　此类方法是用于过度害羞或社交回避的人，目的是鼓励患者直接地用社会所认可的方式来表达思想和感情。第一步是分析患者的行为，其中包括面部表情、眼神接触、姿势、语调以及社交场合的交际语汇。然后帮助患者在某些适当的场合练习社交的技能和自信，如如何面对商场营业员白眼和冷面孔，治疗医师帮助其制定恰当的反应，并使得患者学会怎样应付。有时治疗医师和患者可以反串各自的角色，用来帮助患者了解到他人的看法（如患者扮演营业员，医师扮演顾客）。鼓励患者在院外适当地练习所学到的方法，并每天记录下练习的过程和结果。

(7) 厌恶疗法 这种方法是将不正常行为与负性强化（如轻度电击）结合起来。此法很少用，因为在治疗中反复给户痛苦的刺激，存在医德问题。厌恶疗法的效果维持较短暂，在疗效的巩固上并不比其他治疗技术好。不过，国外近年来提倡采取嗅觉或味觉厌恶来治疗性变态（如窥阴癖、露阴癖等）疗效较好。

（二）认知治疗

认知疗法（cognitivetherapy）是基于这样一些发现——某些行为的症状和形成是因为不恰当的思维方式而持续存在的。技术应用主要分4个方面，以治疗焦虑症为例，首先通过与患者交谈和让其每天记录下症状出现前和发生时的想法来确定其不恰当的思维方式；第二步是通过提问使患者检查其不恰当思维的逻辑基础，如患者讲在焦虑发作时他担心即将有心脏病发作，可以问他为什么既往的焦虑发作没有一次导致心脏病发作。第三步，让患者考虑换一种思考问题的方式，如新的解释是：因为担心心脏病发作从而使得焦虑加重，心悸是高度焦虑的后果，并不是心脏病的体征。第四步，鼓励患者真实性检验，验证这些替代的新解释结果如何，他会发现当他不再想到心脏病时心悸症状反而变得轻多了。另外近年来常用的一种方法是焦虑处置（anxmtymanage-ment），它综合了暴露、放松和认知治疗等有关技术。

认知治疗用于抑郁性障碍的理论假没是，已发现有3种思维方式会引起心境低落。第一种是自我贬低的想法（如“我是个失败者”），可以通过分散注意力和在治疗中诘难其想法非逻辑基础来改变这种想法；第二种抑郁性思维方式是信息整合过程中的逻辑错误，即对有关体验作歪曲性解释，这些错误包括：①根据单一事件便作过度引申（如犯了一个小错便认为“我做任何事情都不行”）；②走极端的想法，即非黑即白式的思维（如一项工作未做出成子便忽略所有正确的方面）。治疗医师向患者指出这些错误，并帮助他采纳更合理的思维方式。第三种抑郁性思维方式是一系列有关对与他人社交接纳能力的不恰当假设，如认为一个人只有长得好看和事业成功才能被人瞧得起。这些假设也可以通过比较严谨的思维逻辑推理模式来提问和矫正。除了这些认知技术以外，一种称为日程活动安排的“三栏表”可用于减轻抑郁患者的社交退缩和活力缺乏。

认知行为治疗用于神经性厌食主要有二个阶段：第一阶段，注意侧重行为，极力鼓励患者重新建立正常的进食习惯（一日三餐，没有加餐）。记录下每次吃什么、何时吃和当时的情况，同时也记录呕吐和暴食时的情景。这种方式一般使得患者能够在短时间内学会自控。第二阶段，使用认知技术，在交谈中确定患者的日记和不正常的认知，并指出这些认知的逻辑性错误，然后鼓励患者学会用新的观念或看法，并进行验证。

（三）短程精神动力学心理治疗

精神科医师和其他治疗医师在经过专门培训后可以从事短程精神动力学的治疗。这类治疗一般用于比较自卑和存在与他人关系长期相处困难的患者，这些问题往往与其潜意识的内心冲突有关，并同时伴有情绪障碍、进食障碍或性问题。在这类治疗用于控制患者症状和行为问题时，强调短程和有所侧重（而比较长程的精神动力学治疗则是注重在人格上产生广泛变化）。这种短程精神动力学治疗有时称为焦点心理治疗（focal psychotherapy）。在开始阶段，患者和治疗医师共同选择出将侧重治疗的问题，并让患者举出一些具体的例子末描述每个问题是如何影响他的，当时他是怎样想的、怎样做的，以及怎样的情感体验。鼓励患者自由地交谈，治疗医师较少主动参与，但较多的是侧重情绪上而非患者所讲的内容上，如他可能会说“当你在讲这件事时，看起来你感到很气愤”。在以后的会谈中治疗医师鼓励患者讲出其情绪苦恼的问题，复述与他人关系上属于自己这方面的问题，以及确定他所讲述内容中的核心主题，如担心被他人拒绝。治疗医师也可以帮助患者回顾其生活经历来找出目前问题产生的症结，如让患者考虑他目前的适应不良行为是否在其早年生活中作为一种比较适应的应对方式。如果患者对其目前思维和表现方式的实质认识和理解得越深入，他就越会考虑去改变它们。如果患者较难认识过去和目前行为间的联系，或者忽视目前行为不同方面之间的联系，治疗医师则可以做一些提示以帮助认识。这些提示又称为解释，主要是作为患者所需考虑的假设，而非要接受的事实。有些解释是基于患者对自己生活的看法，有些是基于他与治疗医师交谈时的行为。

这类心理治疗中的会谈行为特别重要，因为患者与治疗医师应建立起深入的关系。一种结果是患者对治疗医师的感情和行为在某些方面与他过去对某些有紧密关系的人（常常是父母）的感情和行为相似，以这种感情转移方式来与治疗医师保持深入关系的称之为移情。如果患者认为治疗医师是好的和有帮助的，则称正移情（positivetransference）；但如果认为治疗医师是坏的和没有帮助的，则称负移情（negative transference）。另外，如果治疗医师对患者的感情也产生类似的变化的话，则称反移情（count transference）。如果治疗医师应用移情关系来解释患者的结果行为并能够发掘出患者的其他行为，则一般认为治疗医师在作移情分析或修通（transferenceinterpretation）。当然，尽管移情有一些治疗作用，但它使用不当有时会使得深入的医患关系难以解除，使得在结束治疗时患者仍处于依赖状态。因此，为了达到满意的中断治疗，在短程动力学治疗的早期阶段就需要和患者讨论结束治疗时的一些问题，注意这是非常必要的。

在结束治疗阶段，患者应该感到他对有关问题有了较好的认识，同时学会能用新的思考和表现方式去面对与处理现实问题，而不是遇到问题还要依赖于治疗医师。一般安排两个月的随访，逐步拉长会谈的间歇期来达到结束治疗的目的。

四、治疗目的为重新塑造

这是一类最费时和最有争议的心理治疗，具治疗目的为矫正在精神障碍发生前就已长期存在的思维和行为方式。虽然这类治疗在国外已应用多年，但仍然没有科学证据表明其能有效地达到治疗目的。不过，或许可以用于治疗长期存在的情绪问题（如心境恶劣），尤其是长期自卑和习惯自责的人。

这类心理治疗的理论基础是来自弗洛依德的精神分析或由荣格、Klein 和其他学者所提出的新精神分析中的部分心理学理沦。基本的技术与用于功能恢复的短程动力学心理治疗相仿，但治疗长期存在的障碍需要比前述的短程治疗要更深入地了解患者行为的痼疾，若要达到这样的目的，则需要应用比短程动力学治疗更专业化的一些特殊技术来了解和检查患者潜意识的资料。其中第一种是自由联想，即让患者从其问题的开始自由畅谈其想法而不必考虑其逻辑性。第二种技术是让患者回忆梦，通过对梦境的分析来找出这些梦的体验对患者的含义。第三种技术是应用移情，可通过两种途径来深入，即增加会谈见面的次数（一周两次、三次或更多），以及治疗医师采取被动的角色，几乎不讲什么或谈及自身的情况，完全由患者漫谈。如前所说，让患者感到治疗医师就像其小时候的父母或其他有亲密关系的人一样对他完全接纳。会谈中患者逐步暴露其过去曾出现过但现在已忘掉的感情和行为，因为在重新塑造的心理治疗中，移情是一个很重要的技术来让患者暴露已忘掉的问题，并将其与早年生活中的挫折或逆遇联系起来，同时与患者目前的问题也联系起来。当然，通过移情中的感情体验，还可以使得患者能够控制这些情感，而在以前他几乎是从不提起，深压在其内心深处。随着移情的深入，反移情亦随之产生，因此治疗医师要时刻意识和检查自己对患者的情感反应就显得尤其重要。在国外，部分因为这种原因，精神分析治疗医师的培训往往通过采用这类治疗，使分析医师本人来达到更深入地了解自我。总之，重新塑造治疗可以使用移情解释或修通来将目前与过去的行为联系起来，帮助患者更加认识自己的感情。在治疗结束阶段，移情关系必须逐步减少，以提高患者的自立、不再依赖于治疗医师。然而，临床上减弱这种移情关系有时很难，从而使得治疗的疗程大大延长，超过预定的结束期限，这也是精神分析治疗为什么疗程冗长的原因之一。

第二章 脑器质性精神障碍

这是一组由脑变性、脑血管病、颅内感染、颅脑创伤、颅内肿瘤或癫痫等器质性因素直接损害脑部所致精神障碍，不包括全身性感染、中毒、躯体疾患及精神活性物质和非依赖性物质所致的精神障碍。精神症状可表现为意识障碍、遗忘综合征、智能障碍、人格改变、精神病性症状、情感障碍、神经症样表现或行为障碍。其诊断除标明主要精神症状属何类综合征外，还应同时作出导致精神障碍的脑器质性疾病的诊断。

第一节 阿尔采末氏病（Alzheimer 病）

这是一组原因未明的原发性脑变性疾病，常起病于老年或老年前期；多缓慢发病，逐渐进展，以智能缺损为主要临床表现。脑病理改变主要为弥散性脑萎缩，神经元大量减少，并可见老年斑、神经元纤维缠结、颗粒性空泡小体等病变，胆碱乙酰化酶及乙酰胆碱含量显著减少。起病于老年前期者，多有同病家族史，病变发展较快，颞叶及顶叶病变较显著，常有失语和失明，先天愚型患者本病的发病率较高。

本病可与脑血管病同时存在。一般不以卒中发作起病，早期可无偏瘫、视野缺损和共济失调等体征；但晚期也可出现。如有证据表明这两种疾病同时存在，则按阿尔采末氏病，混合型的诊断。

【诊断标准及分型】

1. CCMD－2－R 的诊断标准

1）编码：00.0

（1）符合脑器质性精神障碍的标准。

（2）起病缓慢，以逐渐加重的痴呆为主要临床症状，病情发展虽可暂时停顿，但不可逆。

（3）需排除以下疾病：

①脑血管病等其他脑器质病变所致的痴呆；

②抑郁症等精神障碍所致的假性痴呆。

2）编码：00.00（阿尔采末氏病（Mzheimer 病），老年前期型）

（1）符合阿尔采末氏病的诊断标准。

（2）起病年龄在 65 岁以下。

（3）病情恶化较快，可较早出现失语、失写、失读和失用等症状。

3）编码：00.01（阿尔采末氏病（Alzheimer 病），老年型）

（1）符合阿尔采末氏病的诊断标准。

（2）起病年龄已满或超过 65 岁。

（3）病情缓慢加重，早期以记忆障碍为主要表现。

4）编码：00.02（阿尔采末氏病（Alzheimer 病），非典型或混合型）

符合阿尔采末氏病的诊断标准，但临床症状不典型或同时合并脑血管病。

5）编码：00.08（阿尔采末氏病（Alzheimer 病），其他型）

符合阿尔采末氏病的诊断标准，但不完全符合上述 3 型的诊断标准。

2. CCMD－3 的诊断标准

1）症状标准

（1）符合器质性精神障碍的诊断标准。

（2）全面性智能损害。

（3）无突然的卒中样发作，疾病早期无局灶性神经系统损害的体征。

（4）无临床或特殊检查提示智能损害是由其他躯体或脑的疾病所致。

（5）下列特征可支持诊断，但不是必备条件：①高级皮层功能受损，可有失语、失认或失用；②淡漠、缺乏主动性活动，或易激惹和社交行为失控；③晚期重症病例可能出现巴金森症状和癫痫发作；④躯体、神经系统，或实验室检查证明有脑萎缩。

（6）尸解或神经病理学检查有助于确诊。

2）严重标准　日常生活和社会功能明显受损。

3）病程标准　起病缓慢，病情发展虽可暂停，但难以逆转。

4）排除标准　排除脑血管病等其他脑器质性病变所致智能损害、抑郁症等精神障碍所致的假性痴呆、精神发育迟滞，或老年人良性健忘症。

说明：阿尔茨海默病性痴呆可与血管性痴呆共存，如果脑血管病发作叠加于阿尔茨海默病的临床表现和病史之上，可引起智能损害症状的突然变化，这些病例应作双重诊断（和双重编码）。如血管性痴呆发生在阿尔茨海默病之前，根据临床表现也许无法作出阿尔茨海默病的诊断。

3. ICD－10 的诊断标准

1）编码：F00

（1）必须符合痴呆的一般标准。

①具有下列各条证据之一者：

a 记忆减退，最明显的是学习新信息的能力受损，较严重的病饲对既往学过的东西的回忆也会受损。这种损害累及言语和非言语性资料。记忆减退应该是可经客观检查证实的。应通过知情人获得可靠的病史，在可能时还应通过神经心理学测验或定量化认知评定加以补充。损害严重程度应该根据下列原月评定（其中轻度损害是做出诊断的最低限度）。

轻度：记忆丧失的程度足以影响日常活动，但未严重到不能独立生活的稃度。受累的主要是学习新事物的能力。如病人对日常生活事件的识记、储存和回忆困难（例如忘记把私人物品放在什么地方，忘记社交活动安排或最近家里人所告诉的消息）。

中度：记忆的丧失严重妨碍病人的独立生活。只能记住学习得最好的或非常熟悉的事情。只能偶尔和非常简略地保持新的信息。不能回忆出诸如住所的周围环境、最近做些什么或熟人的名字等基本信息。

重度：重度记忆丧失的特征是完全不能保持新的信息。既往获得的知识只有片断的保存。病人连亲人也不认识。

b 记忆之外的其他认识能力减退，其特征是判断与思维（如计划与组织能力）以及对信息的一般处理能力减退。如能向知情人了解情况，并在可能时辅以神经心理学检查或定量化客观评定获得证据，最为理想。应确定自以往较高操作能力的退步。损害的严重程度应根据下列原则评定（其中轻度损害是作出诊断的最低限度）。

轻度：认知功能减退导致日常生活能力受损，但尚未达到使其依赖他人的程度。不能进行复杂的日常活动或娱乐活动。

中度：认知功能减退使得个人在无他人帮助时不能进行日常生活活动，包括购物和管理钱财。在家中只能做简单的家务。活动范围狭窄且不能持久。

重度：认知功能减退的特点是缺乏或基本上缺乏浅显易懂的观念。

痴呆的总体严重度最好以记忆或其他认知功能损害的水平表示，其中哪项重，就以哪项表示（如轻度记忆和中度认知功能损害时，表示为中度痴呆）。

②应有一段足够长的时期明确表现出（1）的症状，且能了解周围环境（即不存在意识模糊，见F05．标准（1）的定义）

③存在情绪控制或动机的减退，或有社会行为改变，至少表现出下列之一：

a 情绪易变；

b 易激惹；

c 淡漠；

d 社交行为粗鲁。

④为确定临床诊断，标准（1）的症状需至少存在6个月；

如果从明显发病算起，时间尚不足6个月，则诊断只能是暂时的。

说明：其他高级皮层功能受损，如失语、失认、失用的证据都进一步支持该诊断。

（2）根据病史、躯体检查或特殊测查，不存在可能导致痴呆的任何其他病因（如脑血管病、艾滋病、帕金森氏病、亨廷顿氏病、正常压力脑积水），也没有全身性障碍（如甲状腺功能低下、维生素B_{12}或叶酸缺乏、高钙血症）或酒药滥用的证据。

说明：诊断的确立手段是尸检发现神经纤维缠结和神经炎斑超过正常老年人的脑中所见。

下列特征可支持诊断，但并非必需：皮层功能受累，如失语、失认或失用；动机与内驱力减退，导致淡漠和缺乏主动性易激惹和社交行为脱抑制；特殊检查表明有脑萎缩，尤其是脑萎缩随时间推移而加重。重症病人可出现帕金森样锥体外系改变、言语痉挛和癫痫发作。

2）编码：F00.0（早发性阿尔采末氏病性痴呆）

（1）必须符合阿尔采末氏病性痴呆（F00）的一般标准。且起病年龄必须在65岁以下。

（2）此外，必须至少满足下列要求之一：

①起病相对较急，进展相对较快；

②除记忆损害外，还有（遗忘性或感觉性）失语、失写、失读、失算和失用（表明有颞叶、顶叶和/或额叶受损）。

3）编码：F00.1（晚发性阿尔采末氏病性痴呆）

（1）必须符合阿尔采末氏病性痴呆（F00）的一般性标准，且起病年龄必须在65岁或以上。

（2）此外，必须至少满足下列要求之一：

①起病及其进展非常缓慢（进展速度只有过了3年或更长的病程后回顾而知）；

②记忆损害（1）①较智能损害（1）②更突出（见痴呆的一般标准）。

编码：F00.2（非典型或混合型阿尔采末氏病性痴呆）

4、DSM－Ⅳ的诊断标准

编码：290

（1）发生多方面认知缺陷，表现为下列两者：

①记忆缺损（学习新信息的能力缺损或不能回忆以前所学到的信息）；

②至少有下列认知障碍之一：

失语（语言障碍）；

失用（虽然运动功能没有问题，但不能执行动作）；

失认（虽然感觉功能没有问题，但不能认识或识别物体）；

执行管理功能的障碍（即计划、组织、安排次序、抽象）。

（2）符合（1）①与（1）②的认知缺陷导致社交或职业功

能的缺损，并可发现这些功能明显不如以前。

（3）病程的特点是逐渐起病，继续减退。

（4）符合（1）①与（1）②的认知缺陷；并非由于下列原因

①其他能导致记忆与认知进行性缺陷的中枢神经系情况（例如，心血管疾病、帕金森氏病、亨廷顿氏病、硬膜下血肿、正常压力脑积水、脑瘤）；

②已知能导致痴呆的系统性情况（例如，甲状腺功能减退、维生素 B_{12}或叶酸缺乏、烟酸缺乏、低血钙、神经梅毒、HTV 感染）；

③物质所致情况。

（5）这些缺陷并非由于谵妄所致。

（6）此障碍并非由于其他轴 I 障碍所致（例如重性抑郁、精神分裂症）。

【阿尔茨海默病的分型】

1. 阿尔茨海默病，老年前期型

（1）符合阿尔茨海默病的诊断标准，发病年龄小于 65 岁。

（2）有颞叶、顶叶，或额叶受损的证据，除记忆损害外，可较早产生失语（遗忘性或感觉性）、失写、失读、失算，或失用等症状。

（3）发病较急，呈进行性发展。

包括阿尔茨海默病 2 型，早老病所致精神障碍，阿尔茨海默型。

2. 阿尔茨海默病，老年型

【诊断标准】

（1）符合阿尔茨海默病的诊断标准，发病在 65 岁以后。

（2）以记忆损害为主的全面智能损害。

(3) 潜隐起病，呈非常缓慢的进行性发展。

老年型和老年前期型之间并无明确界线。老年前期型可发生于较高的年龄；反之，老年型偶尔也可发生于65岁以前。

3. 阿尔茨海默病，非典型或混合型

(1) 符合阿尔茨海默病的诊断标准。

(2) 临床表现不典型，如65岁以后起病却具有老年前期型临床特征或同时符合脑血管病所致痴呆的诊断标准，但又难以作出并列诊断者，可使用本编码。

4. 其他或待分类的阿尔茨海默病

阿尔茨海默病无法确定为哪一型时用本编码。

【治疗原则】

(1) 使用扩血管药物增加脑血流及脑细胞代谢药物可能改善症状或延缓疾病进展，常用银杏叶提取制剂，脑复康和都可喜等。

(2) 改善认知功能　认知功能障碍的药物治疗较多，但临床疗效均不确切。目前常用乙酰胆碱酯酶（Ache）抑制剂，抑制乙酰胆碱降解并提高活性，改善递质传递功能。①他克林(Tacrine)，开始40mg/d。每六周增加每日剂量40mg，80～160mg/d以上时才有效，但有较严重的肝脏毒性作用。②Done-Dezil HCL或Aricept，可每日用药一次。5～10mg/d，肝脏毒副作用低。约1/3的AD患者治疗有效，可使认知功能改善，但不能痊愈。③石杉碱甲或称哈伯因，50～100ug/d，副作用小。数种胆碱酶抑制剂如多奈哌齐（donepezil）和卡巴拉汀（rivastigmine）它们对阿尔茨海默（Alzheimer）病的认知和其它损害有着有限但确定的效果。

此外，维生素E有抗氧化作用，对AD患者病情亦有帮助。

第二节 脑血管病所致精神障碍

由于脑血管病变（包括出血性和缺血性）造成脑组织血流供应不正常所致的精神障碍，一般进展缓慢，病程波动，可因卒中而急性加剧，也可由于侧枝循环获得代偿而有所好转，临床表现多样，最终常发展为痴呆。

1. CCMD－2－R 的诊断标准

编码：00.1

（1）符合脑器质性精神障碍的诊断标准。

（2）从病史、体格检查（包括神经系统检查）、实验室和其他辅助检查，可以找到脑血管疾病的证据；并且精神障碍的发生和病程与脑血管疾病相关。

2. CCMD－3 的诊断标准

1）症状标准

（1）符合器质性精神障碍的诊断标准。

（2）认知缺陷分布不均，某些认知功能受损明显，另一些相对保存，如记忆明显受损，而判断、推理，及信息处理可只受轻微损害，自知力可保持较好。

（3）人格相对完整，但有些病人的人格改变明显，如自我中心、偏执、缺乏控制力、淡漠，或易激惹。

（4）至少有下列 1 项局灶性脑损伤的证据：脑卒中史、单侧肢体痉挛性瘫痪、伸跖反射阳性，或假性球麻痹。

（5）病史、检查，或化验有脑血管病证据。

（6）尸检或大脑神经病理学检查有助于确诊。

2）严重标准　日常生活和社会功能明显受损。

3）病程标准　精神障碍的发生、发展，及病程与脑血管疾病相关。

4）排除标准　排除其他原因所致意识障碍、其他原因所致智能损害（如阿尔茨海默病）、情感性精神障碍、精神发育迟滞、硬脑膜下出血。

说明：脑血管病所致精神障碍可与阿尔茨海默病痴呆共存，当阿尔茨海默病的临床表现叠加脑血管病发作时，可并列诊断。

3. ICD－10 的诊断标准

编码：F01

（1）必须符合痴呆的一般标准［（1）－（2）］。

（2）高级认知功能缺陷分布不均，某些受影响，另一些相对保存，于是，也许记忆受损极显著，而思维、推理和信息处理只受轻微的影响。

（3）表现出下列至少 1 种局灶性脑损伤的临床证据：

①单侧肢体痉挛性力弱；

②单侧健反射亢进；

③伸跖反射阳性；

④假性球麻痹

（4）根据病史、检查或化验，有证据表明存在明显的脑血管病；并且有理由相信此病与痴呆的发生有病因学上的联系（如中风病史；脑梗塞的证据）。

4. DSM－Ⅳ的诊断标准

编码：290.4x

（1）发生多方面认知缺陷，表现为以下两者：

①记忆缺陷（不能学习新资料或不能回忆以前所学到的资料）；

②至少下列认知障碍之一：

a 失语（语言障碍）；

b 失用（虽然运动功能没有问题，但不能执行动作）；

c 失认（虽然感觉功能没有问题，但不能认识或识别物体）；

d 执行管理功能的障碍（即计划、组织、安排次序、抽象）。

（2）符合（1）①与（1）②的认知缺陷导致社交或职业功能的缺损，并可发现这些功能明显不如以前。

（3）局灶性的神经系体征与症状（例如，深腱反射亢进、伸庶反射、假性球麻痹、步态异常、某一肢体软弱），或有提示脑血管疾病的实验室依据（例如，涉及皮层及白质的多发性梗塞）并可被认为是此障碍的病因。

（4）这些缺陷并非由于谵妄所致。

一、急性脑血管病所致精神障碍

通常是在多次卒中后迅速发生的精神障碍，偶可由 1 次大量脑出血所致，此后记忆和思维损害突出。典型病例有短暂脑缺血发作史，并有短暂意识障碍、一过性轻度瘫痪或视觉丧失。多在晚年起病。

【诊断标准】

1. CCMD－2－R 的诊断标准

编码：00.10（急性脑血管病所致精神障碍）

常在多次卒中（包括脑血栓形成、脑出血和脑栓塞）后迅速发生的精神障碍，偶可由一次大量脑出血所致。

（1）符合脑血管病所致精神障碍的诊断标准。

（2）精神障碍在一次或多次卒中发作后出现。

（3）以意识障碍、遗忘综合征、精神病性症状、抑郁或神经症样障碍为主要表现。

（4）若有智能障碍，程度并不严重。

2. CCMD－3 的诊断标准

（1）符合脑血管病所致精神障碍的诊断标准。

（2）通常在多次脑卒中之后或偶尔在 1 次大量出血后迅速发展为智能损害。

（3）通常在 1 个月内发展为痴呆（一般不超过 3 个月）。

3. ICD－10 的诊断标准

编码：F01.0（急性发作的血管性痴呆）

（1）必须符合血管性痴呆（F01）的一般标准。

（2）多次中风之后或（很少）一次大面积梗塞后迅速发展的痴呆（即通常在 1 个月内，但不超过 3 个月）。

二、皮层性血管病所致精神障碍

常在 50～60 岁起病，约半数并发高血压病，以智能阶梯性恶化为主。可在某次短暂脑缺血发作后突然或逐渐起病。智能损害往往由脑血管病导致的脑梗塞所致。一般是颈动脉内膜粥样硬化致微栓子脱落，引起脑内动脉小分支梗塞。梗塞往往较小，一般进展缓慢。常因脑出血、脑梗塞或脑血栓形成导致卒中发作，引起病情急性加剧，病程波动，因此病人可有多次短暂的脑缺血卒中史，局限性神经系统症状体征，如一过性轻瘫、失语、视力障碍等。精神症状多种多样，智能损害较长时期为局限性，最终发展为全面痴呆。脑组织常有多个较小的腔隙性梗塞灶。

【诊断标准】

1. CCMD－2－R 的诊断标准

编码：00.11（多发梗塞性痴呆）

多在中老年起病，常以智能阶梯性恶化为主要表现。系颈动脉内膜粥样硬化致微栓子脱落，引起脑内动脉小分支梗塞，因此病人可有短暂的脑缺血发作史，如一过性轻瘫、失语或视力障碍等。脑组织有多个腔隙，梗塞灶一般较小，CT 检查可见多个散在低密度区。

（1）符合脑血管病所致精神障碍的诊断标准。

（2）有脑血管病的证据。如多次缺血性卒中发作、局限性神经系统损害和 CT 检查阳性结果等。

（3）智能障碍为其主要临床相，早期为局限性，且人格相对保持完整，晚期有人格改变。

（4）起病缓慢，病程波动或呈阶梯性，但总的趋向是进行性的。

2. CCMD－3 的诊断标准

（1）符合脑血管病所致精神障碍的诊断标准。

（2）有脑血管病的证据，如多次缺血性卒中发作，局限性神经系统损害，及脑影像检查，如 CT、MRI 检查有阳性所见。

（3）在数次脑实质的小缺血性发作后，逐渐发生智能损害。早期为局限性智能损害，人格相对完整，晚期有人格改变，并发展为全面性痴呆。

（4）起病缓慢，病程波动或呈阶梯性，可有临床改善期，通常在 6 个月内发展为痴呆。

说明：包括多发脑梗塞性痴呆。

三、皮层下血管病所致精神障碍

【诊断标准】

1. CCMD－2－R 的诊断标准

编码：00.12（皮层下血管病所致精神障碍）

血管病变位于大脑半球深部白质所致的精神障碍，皮层功能一般保持完整。

（1）符合脑血管病所致精神障碍的诊断标准。

（2）有皮层下血管病变的证据，如神经系统检查及CT检查所见。

（3）皮层功能相对完好，如智能正常或轻度受损。

2. CCMD－3的诊断标准

（1）符合脑血管病所致精神障碍的诊断标准。

（2）病变主要位于大脑半球深层白质，而大脑皮层保持完好。

3. ICD－10的诊断标准

编码：F01.2（皮层下血管性痴呆）

（1）必须符合血管性痴呆（F01）的一般标准。

（2）有高血压病史。

（3）通过临床检查和特殊检查发现有大脑半球深层白质血管性疾病的证据，而大脑皮层保持完好。

编码F01.3（混合型皮层和皮层下血管性痴呆）

根据临床特征和/或检查结果（包括尸检）怀疑混合型皮层和皮层下血管性痴呆。

【脑血管病所致精神障碍的治疗原则】

（1）首先要控制血压和其他危险因素如高血脂、糖尿病、吸烟、酗酒和肥胖等，注意其他危险因素如房颤和颈动脉狭窄等，华法林（warfarin）可减少卒中伴房颤的危险性。在卒中或TIA患者伴发严重的颈动脉狭窄时，颈动脉内膜切除术是有效的治疗方法。

（2）改善脑循环，增加脑血流量，提高氧利用度，可用①二氢麦角碱类②钙离子拮抗剂：尼莫地平、氟桂利嗪③中药：三七总皂甙、川芎嗪等。

（3）脑代谢激活剂　脑复康、甲氯芬酯、脑活素、胞二磷胆碱，ATP，辅酶A等。

（4）抗血小板凝集　阿斯匹林、噻氯匹定。

（5）脑保护药物　兴奋性氨基酸受体拮抗剂如硫酸镁，自由基清除剂如维生素 E、C 及银杏叶制剂。

（6）脑衰弱综合征及轻度认知障碍　可选用苯二氮卓类、美抒玉等。

（7）重性精神病性症状　对幻觉妄想性障碍可用奋乃静、维思通、舒必利等。如严重兴奋躁动，可肌注氟哌啶醇；有明显情绪抑郁时，可用帕罗西汀、舍曲林、米安舍林及美抒玉等，躁狂状态时，可选用小剂量碳酸锂或卡马西平。

第三节　其他脑部疾病所致精神障碍

一、匹克氏病（Pick 病）所致精神障碍

多在中年发病，以进行性智能障碍为主要表现，早期可有人格改变和社会功能减退，逐渐发展有记忆和言语功能损害，可伴有情感淡漠或欣快，偶有锥体束征。病理改变为叶性脑萎缩，以额、颞叶为主，但神经元纤维缠结和老年斑并不超出正常老年化的程度。确诊常有赖于脑组织的病理检查。

【诊断标准】

1. CCMD-2-R 的诊断标准

编码：00.20

（1）符合脑器质性精神障碍的诊断标准。

（2）进行性痴呆。

（3）早期常出现额叶损害综合征，如欣快、淡漠、粗野、幼稚等。有较低级的精神活动亢进，后有记忆缺损加剧。

2. CCMD－3 的诊断标准

（1）符合脑变性病所致精神障碍的诊断标准，在疾病早期记忆和顶叶功能相对完整。

（2）以额叶受损为主，至少有下列 2 项：①情感迟钝或欣快；②社交行为粗鲁、不能安静，或自控能力差；③失语。

（3）缓慢起病，逐步衰退。

（4）排除阿尔茨海默病、脑血管病所致精神障碍，或继发于其他脑部疾病的智能损害。

3. ICD－10 的诊断标准

编码：F02.0

（1）必须符合痴呆的一般标准［（1）－（4）］。

（2）缓慢地起病、稳固地衰退。

（3）有下列两个或更多的证据说明以额叶受累为主：

①情感迟钝；

②社交行为粗鲁；

③脱抑制；

④淡漠或不安；

⑤失语。

（4）在发病早期，记忆和顶叶功能相对保存。

【治疗原则】

（1）智能损害治疗原则　①目前大部分病人无法根治，但治疗能延缓病情进展，减轻病症和心理社会性不良后果，并减少伴发疾病的患病率及病死率。②识别疾病的促发或延续因素，提倡早期发现、早期治疗。应用恰当的药物、心理治疗、心理社会康复等。③制定全程的综合性治疗计划。一般治疗、对症治疗和心理社会干预。注意饮食、营养、水电解质平衡，鼓励病人适当活动和锻炼，预防感染；正确应用益智药与脑代谢改善药，镇静安眠药以苯二氮䓬类较好；精神病性症状可用抗精神病药小量渐增系统治疗。④努力取得病人及家属的配合，增强执行治疗的依从性。

（2）益智药与脑代谢改善药　提高胆碱能活性药物，如胆碱和卵磷脂、加兰他敏、毛果芸香碱；非胆碱能系统的改善脑代谢药，如齐美利定、卡马西平、都可喜、脑复康、尼莫地平、脑益嗪、脑活素等。

二、帕金森氏病所致精神障碍（Parkinson 病）

一组基底节病变所致的精神障碍，有四肢肌张力亢进、震颤、面具脸等临床表现，重型患者可发生痴呆。晚期往往全身僵硬不能活动。一般缓慢起病，逐渐加重，病程冗长，多见于中老年人，平均60岁左右发病，男性多见。

【诊断标准】

1. CCMD－2－R 的诊断标准

编码：00.21

（1）符合脑器质性精神障碍的诊断标准。

（2）精神障碍在帕金森氏病之后发生。先有肌张力亢进、震颤、面具脸等帕金森氏病表现，严重时可出现痴呆。

2. CCMD－3 的诊断标准

【诊断标准】

（1）符合脑变性病所致精神障碍的诊断标准。

（2）先有肌张力亢进、震颤、面具脸等巴金森病表现，然后发生精神障碍，严重时可导致痴呆。

（3）慢性进行性病程。

（4）排除抗巴金森症治疗导致的认知损害和其他原发性脑部疾病所致精神障碍。

巴金森病痴呆可能与阿尔茨海默病痴呆或脑血管病所致痴呆同时存在。

3. ICD－10的诊断标准

编码：F02.3

（1）必须符合痴呆的一般标准［（1）－（4）］。

（2）已确立帕金森氏病的诊断。

（3）认知损害不是抗帕金森氏病药物所致。

（4）病史、躯体检查或特殊检查未发现导致痴呆的任何可能的其他原因，包括其他的脑疾病、损伤或功能障碍（如脑血管疾病、艾滋病、亨廷顿氏病、正常压力脑积水）、全身性障碍（如甲状腺功能低下、维生素B_{12}或叶酸缺乏、高钙血症）或酒药滥用。

【治疗原则】

（1）抗胆碱能药物，如盐酸苯海索，苯甲托品，东莨菪碱等。或者用甲苯乙胺，其对肌强直疗效较好。

（2）促多巴胺释放剂，如金刚烷胺，可与抗胆碱能药并用。

（3）多巴类药物，如左旋多巴或左旋多巴加脱羧酶抑制剂卡比多巴等。

（4）哌啶烷基类衍生物，如叔二苯哌啶，主要作用为影响多巴胺释放或吸收，同时具有抗胆碱能作用和5－HT系统激动作用。

（5）精神药物　抑郁综合征用抗抑郁剂，幻觉妄想综合征用抗精神病药，但应注意药物副作用，尤其是锥体外系副反应。

（6）外科治疗　严格掌握指征，可用脑立体定向手术治疗。

三、亨廷顿氏病所致精神障碍（Huntington病）

本症系一种常染色体单基因显性遗传性疾病，多见于20～

40岁，以舞蹈样动作和进行性痴呆为主要临床表现，脑的病理改变为广泛的脑变性。早期以额叶功能紊乱为主，到晚期记忆仍可相对完整，智能损害只是本症之一。部分病例早期表现为抑郁、焦虑，或明显偏执的人格改变。病程进展缓慢，常在10~15年内死亡。

【诊断标准】

1. CCMD-2-R的诊断标准

编码：00.22

（1）符合脑器质性精神障碍的诊断标准。

（2）进行性痴呆。

（3）早期有额叶损害综合征，而记忆相对完好。

（4）舞蹈样动作先于痴呆出现，或家族中有同病患者。

2. CCMD-3的诊断标准

（1）符合脑变性病所致精神障碍的诊断标准。

（2）皮层下功能常先受损，如以思维迟缓、运动迟缓，或以淡漠、抑郁的人格改变为特征。

（3）不自主舞蹈样动作，可伴有僵硬或锥体束性痉挛。

（4）父母或兄弟姐妹中有亨廷顿病，或提示有本病家族史。

（5）疾病进展缓慢，常在10~15年内死亡。

（6）排除其他舞蹈性运动障碍、匹克病，或克-雅病。

3. ICD-10的诊断标准

编码：F02.2

（1）必须符合痴呆的一般标准［（1）-（4）］。

（2）皮层下功能首先受累，并始终主导痴呆的整个临床相；皮层下受累的表现为运动迟缓，以及伴有淡漠或抑郁的人格改变。

（3）具有不自主舞蹈样运动，典型者表现在面部、手、肩或步态。病人可能试图通过将其变为自主活动来掩盖舞蹈样运动。

(4) 父母一方或兄弟姐妹中的一个有亨廷顿氏病，或揭示有此病家族史。

(5) 缺乏能从其他方面来解释这种异常运动的临床特点。

说明：除不自主运动外，可能出现锥体外系性僵直或锥体束性痉挛。

【治疗原则】

尚无有效治疗。主要为对症治疗，抑郁可选用新一代抗抑郁药如帕罗西汀、舍曲林、氟西汀等，而三环类抗抑郁药的抗胆碱能副作用可能加剧舞蹈症。如出现妄想精神病性症状，可用抗精神病药，但剂量宜小，选用锥外系副作用小的药物。酚噻嗪类及丁酰苯类药物对控制舞蹈样动作有一定疗效。亦可采用神经外科手术以控制舞蹈样动作，但尚有争议，因为手术治疗可能加重痴呆或导致神经系统副作用。

四、肝豆状核变性所致精神障碍（Wilson 病）

多在儿童少年期发病。病变主要累及肝脏和以豆状核等基底节为主的中枢神经系统。有肝硬化、震颤、肌强直、言语不清、强制性哭笑等表现。角膜可出现 KayserFleischer 环。精神障碍以智能减退、情绪激动或淡漠等较多见，少数患者可出现人格改变及妄想、幻觉等症状。多见于儿童到中年。本病为持续进展性病程，大多预后不良。

【诊断标准】

1. CCMD-2-R 的诊断标准

编码：00.23

(1) 符合脑器质性精神障碍的诊断标准。

（2）有肌张力增加、震颤、肝硬化等临床表现，角膜可见 K－F 环。

（3）精神症状有情绪障碍、进行性智能减退和人格改变等表现。

（4）实验室检查有铜代谢障碍的证据。

2. CCMD－3 的诊断标准

（1）符合脑变性病所致精神障碍的诊断标准。

（2）有肝硬化、肌张力增加、震颤、角膜 K－F 环等症状体征。

（3）有进行性智能减退、情感障碍、幻觉、妄想，或人格改变等精神症状。

（4）实验室检查有铜代谢障碍的证据。

【治疗原则】

治疗上本病尚无特殊疗法，都采用综合措施。由于肝功能损害，对药物的代谢功能减弱，原则上不使用抗精神病药物，需要使用时也当慎重。

第四节　颅内感染所致精神障碍

由病毒、细菌、螺旋体、真菌、原虫或其他微生物、寄生虫等直接侵犯脑组织引起的精神障碍，其诊断可标明为某种疾病所致精神障碍，但编码不变。颅内感染可分别位于蛛网膜下腔（脑膜炎）、脑实质（脑炎）或局限于脑或脑膜并形成包围区域（脑脓肿），但实际上损害很少呈局限性。

1. CCMD－2－R 的诊断标准

编码：00.3

（1）符合脑器质性精神障碍的诊断标准。

（2）有颅内感染的证据，且精神障碍的发生和病程与颅内感染相关。

2. CCMD－3 的诊断标准

1）症状标准

（1）符合器质性精神障碍的诊断标准。

（2）躯体、神经系统，及实验室检查证明系相关颅内感染所致。

（3）无精神障碍由其他原因导致的足够证据。

（4）尸检或大脑神经病理学检查有助于确诊。

2）严重标准　日常生活或社会功能受损。

3）病程标准　精神障碍的发生、发展，及病程与脑内感染相关。

4）排除标准　排除其他原因所致意识障碍、其他原因所致智能损害、精神活性物质所致精神障碍、情感性精神障碍，或精神发育迟滞。

一、急性病毒性脑炎所致精神障碍

病毒性脑炎系指由病毒直接感染所致，可分为流行性脑炎（例如日本乙型脑炎）和散发性脑炎（例如腮腺炎病毒脑炎）。其中以单纯疱疹病毒性脑炎最为常见，一般发病无季节性与区域性，故常为散发性病毒性脑炎。多为急性或亚急性起病，部份患者病前有上呼吸道或肠道感染史。急性起病者常有头痛、疲惫、可伴脑膜刺激征，部分病例可有轻度或中度发热。精神症状可以是首发症状，也是主要临床表现。精神运动性抑郁症状较多见，表现为言语减少或缄默不语、情感淡漠、迟钝、呆板甚至不饮不食呈木僵状态。也可表现为精神运动性兴奋，如躁动、言语增多、行为紊乱、欣快、无故哭泣或痴笑等。可有视听幻觉、各种妄想等。记忆、计算、理解能力减退相当常见。多数患者在早期有意识障碍，表现为嗜睡、精神萎靡、神志恍惚、定向障碍、大小便失禁，甚至昏迷或呈去皮质状态。癫痫发作相当常见、以全身性发作最多，有的以癫痫持续状态为首发表现。

【诊断标准】

CCMD-3 的诊断标准

1）症状标准

（1）符合颅内感染所致精神障碍的诊断标准。

（2）出现意识障碍前，常有呼吸道或消化道感染史，可有明显的精神运动性紊乱。

（3）至少有下列 1 项智能损害或神经系统症状：肌张力增高、偏瘫、腱反射亢进、病理反射阳性、脑膜刺激症状、植物神经症状、颞叶或额叶损害。

（4）EEG 或颅脑 CT 检查异常。

（5）实验室检查　病毒分离、聚合酶链反应（PCR），或病毒抗体测定（如免疫酶联吸附分析法，简称 ELISA）阳性。

2）严重标准　日常生活或社会功能受损。

3）病程标准　急性或亚急性起病，精神障碍的发生、发展，及病程与颅内感染相关。

4）排除标准

（1）排除功能性精神障碍、其他颅内感染性精神障碍。

（2）本病有颅内占位性病变症状时，应作 CT 等检查与脑瘤鉴别。

【治疗原则】

以病因治疗为主，同时采用减轻组织病理反应、恢复受损机能的综合治疗措施。

（1）抗病毒化学疗法，抗病毒治疗如无环鸟苷（acyclovir）能有效降低脑炎病人（如单纯疱疹病毒性脑炎）的死亡率，但必须在患病初期使用。

（2）免疫疗法　①干扰素及诱生剂：在感染病毒后潜伏期使用效果较显著。②转移因子：适用与免疼缺损患者，通过逆转细胞的免疫缺陷，可使疾病缓解。③肾上腺皮质激素：有入主张早期、大剂量、短疗程的方法。

（3）中医中药治疗。

（4）给予促大脑代谢合剂，积极支持疗法，早期给予高热量高蛋白高维生素的饮食，宜少量多次。

（5）对症治疗　对有严重抽搐、高热、脑水肿者，给予物理降温及脱水治疗。对有精神症状者，使用抗精神病药应慎重，因脑器质疾病患者对抗精神病药敏感。以小剂量缓慢加药为宜氯丙嗪每天 50～100mg 或奋乃静 10～20mg，肌注可给氯丙嗪、非那根各 12.5～25mg。症状较轻或恢复期者，给予抗焦虑药，应注意依赖性的产生。慢性期及后遗症期，应进行特殊教育、劳动训练和功能锻炼，以促进康复。

二、克－雅氏病所致精神障碍（Creutzfeldt－jacob 病）

本症系一种慢病毒感染的疾病，病程呈亚急性，以进行性痴呆为主要表现并伴有各种神经系统体征，多于 40～50 岁起病，以亚急性海绵样变性脑病为其神经病理学改变的特征。

【诊断标准】

1. CCMD－2－R **的诊断标准**

（1）符合脑器质性精神障碍的标准。

（2）发展较快的进行性痴呆，起病后数月至两年发展至高峰，以致死亡。

（3）广泛的神经系统体征，如进行性痉挛性瘫痪、肌阵挛以及震颤、肌强直等锥体外系征和舞蹈样动作等。

（4）三相性脑电图对本病有高度的特征性。

说明：若有发展较快的痴呆、肌阵挛和三相性脑电图构成的三联征则很可能为本病，但确诊需依靠脑组织的病理检查。

2. CCMD－3 的诊断标准

【诊断标准】

（1）符合颅内感染所致精神障碍的诊断标准。

（2）在智能损害发生前或早期，就有神经系统体征出现。如锥体束征、肌阵挛，或肌萎缩，还可有失语、视觉损害、锥体外系体征，或小脑体征。晚期常出现运动不能和缄默。

（3）锥体和锥体外系病症伴肌阵挛，及特征性三相脑电图（在一个慢波和低电压背景下出现周期性尖波）更有助诊断。

（4）神经病理学检查有助于确诊。

（5）病程为亚急性，迅速发展，可在 1～2 年内死亡。

（6）排除阿尔茨海默病、匹克病、巴金森病，或脑炎后巴金森症等。

3. ICD－10 的诊断标准

编码：F02.1

（1）必须符合痴呆的一般标准［（1）－（4）］。

（2）痴呆极其迅速地进行性发展，高级大脑整合功能几乎全都受损。

（3）在痴呆发生后或同时，出现下列 1 种或多种神经系统症状和体征：

①锥体束症状；

②锥体外症状；

③小脑症状；

④失语；

⑤视力损害。

说明：典型的最终结局是运动不能和缄默状态。可见肌营养不良之变种，此时神经系统体征先于痴呆出现。如果特征性的脑电图改变（在慢节律、低电压背景上有规律地出现棘波）与上述临床征象伴随出现，则诊断可靠性更强。但只有通过神经病理学检查（神经元缺失、星状细胞增生和海绵状改变）方能最后确诊。因为有传染的危险，所以只在具备特特殊保护条件时方可进行此种检查。

【治疗原则】

本病尚无特效治疗。加强护理、减少并发症为本病唯一治疗措施。

三、脑炎后综合征

脑炎后综合征为脑炎后遗留的精神障碍，以人格和行为障碍为主，伴有一种或几种神经功能障碍的残留症状，此综合征是可逆的，其病程极少超过 24 个月。

【诊断标准】

1. CCMD－2－R **的诊断标准**

编码：00. 3（脑炎后综合征）

各型脑炎后遗留的精神障碍，以其症状表现可按以下规定作出第四位编码，如脑炎后人格改变为 00. 33。

2. CCMD－3 **的诊断标准**

（1）符合颅内感染所致精神障碍的诊断标准。

（2）至少有下列 1 项脑炎后的残留症状：①周身不适、淡漠，或易激惹；②某些认知功能的低下（如学习困难）；③睡眠一觉醒形式障碍；④性行为改变。

（3）至少有下列 1 项后遗的神经系统体征：瘫痪、失聪、失语、结构性失用，或运算不能。

各型脑炎后综合征，以主要症状为依据，可作第5估编码的亚型分类，如脑炎后人格改变为02.233。

3. ICD－10的诊断标准

编码：F07.1（脑炎后综合征）

（1）必须满足F07的一般标准。

（2）至少存在下列1种神经功能障碍的残留症状：

①瘫痪；

②耳聋；

③失语；

④结构性失用；

⑤失算。

（3）此综合征是可逆的，其病程极少超过24个月。

说明：（3）项标准是本障碍与器质性人格障碍（F07.0）之间的主要鉴别点。

病毒或细菌性脑炎的残留症状与行为改变是非特异性的，不足以作为临床诊断的基础。它们包括：周身不适、淡漠或易激惹；某些认知功能低下（学习困难）；睡眠一觉醒模式紊乱；或性行为改变。

【治疗原则】

以支持性治疗（包括心理治疗和药物治疗）和康复训练为主。

四、人类免疫缺陷病毒性痴呆

艾滋病是由一种逆转录病毒导致的传染病，主要通过性接触或血及血制品等传染，导致人体免疫功能障碍。本病的智能损害主要有健忘、注意力不集中、解决问题困难和阅读困难。其他精神症状，如淡漠、主动性减少、社会性退缩也很常见，少数出现情感障碍、精神病性症状，或癫痫发作。躯体检查常发现震颤、共济失调、肌张力增强、腱反射普遍亢进、额叶脱抑制综合征、眼球追踪障碍。一般迅速（数周或数月）发展成严重的精神衰退、缄默进而死亡。

【诊断标准】

1. CCMD－3 的诊断标准

【诊断标准】

（1）符合躯体感染所致精神障碍的诊断标准，并有 HIV 感染的证据。

（2）不能用其他原因解释精神障碍。

包括艾滋病所致痴呆。

2. ICD－10 的诊断标准

编码：F02.4

（1）必须符合痴呆的一般标准［（1）－（4）］。

（2）确诊有人类免疫缺陷病毒（HIV）感染。

（3）病史、躯体检查或特殊检查未发现导致痴呆的任何可能的其他原因，包括其他的脑疾病、损伤或功能障碍（如阿尔采末氏病、脑血管病、帕金森氏病、亨廷顿氏病、正常压力脑积水）、全身性障碍（如甲状腺功能低下、维生素 B_{12} 或叶酸缺乏、高钙血症）或酒、药滥用。

【治疗原则】

对于 HIV 痴呆，临床上可使用抗逆转录病毒药物，如齐多夫定（AZT）及其它辅助药物；有精神症状者可予对症处理。

第五节　颅脑创伤所致精神障碍

由各型颅脑创伤引起的精神障碍和后遗的综合征。其诊断宜标明颅脑创伤类别和后遗综合征类型。急性精神障碍可出现意识障碍、脑外伤后急性障碍（昏迷病人会经过一段意识模糊和智能下降的阶段，才能完全恢复正常，这类情况亦外伤后精神混乱状态）和记忆障碍。慢性精神障碍可出现智能障碍、人格改变、脑外伤后精神病性症状（部分头部外伤的患者经过一段时间后会出现精神病性症状，如精神分裂样症状与情感症状等。脑外伤可直接导致精神症状，也可对有精神病素质者起诱因作用。）和脑震荡后综合征。

【诊断标准】

1. CCMD－2－R 的诊断标准

1）编码：00.4

（1）符合脑器质性精神障碍的诊断标准。

（2）有明确的颅脑创伤伴不同程度的意识障碍病史，并且精神障碍的发生和病程与颅脑创伤相关。

2）编码：00.46（脑震荡后综合征）

由脑震荡引起的后遗神经症样精神障碍。

（1）有明确的颅脑创伤伴短暂的意识障碍病史。

（2）颅脑创伤后出现的头昏、晕眩、注意不集中、记忆减退、对声音或光线敏感、睡眠障碍、情绪不稳等症状，至少持续6周以上。

（3）神经系统检查或脑 CT 检查，不能发现弥散性或局灶性脑器质性损害征象。

（4）社会功能下降。

2. CCMD－3 的诊断标准

（1）符合器质性精神障碍的诊断标准。

（2）脑外伤导致不同程度的意识障碍。

（3）精神障碍的发生、发展，及病程与脑外伤相关。

一、脑震荡后综合征

这是各种脑外伤后最普遍的慢性后遗症。主要表现为头痛、眩晕、注意不集中、记忆减退、对声光敏感、疲乏、情绪不稳及失眠等。

CCMD－3 的诊断标准

1）症状标准

（1）符合脑外伤所致精神障碍的诊断标准。

（2）有脑外伤导致不同程度的意识障碍病史。

（3）目前的症状与脑外伤相关，并至少有下列 3 项：①头痛、眩晕、内感性不适，或疲乏；②情绪改变，如易激惹、抑郁，或焦虑；③主诉集中注意困难、思考效率低，或记忆损害，但是缺乏客观证据（如心理测验正常）；④失眠；⑤对酒的耐受性降低；⑥过分担心上述症状，一定程度的疑病性超价观念和采取病人角色。

（4）中枢神经系统和脑 CT 检查，不能发现弥漫性或局灶性损害征象。

2）严重标准　社会功能受损。

3）病程标准　符合症状标准和严重标准至少已 3 个月。

4）排除标准　排除脑挫裂伤后综合征、分裂症、情感性精神障碍，或创伤后应激障碍。

二、脑挫裂伤后综合征

脑挫裂伤是头颅受外力直接作用产生的器质性损伤，其特征为严重持久的意识障碍历时 30 分钟以上。以全脑损伤症状为主，可并有局灶性症状、继发蛛网膜下腔出血，或颅内血肿由脑挫裂伤导致的后遗神经症性症状称脑挫裂伤后综合征。

【诊断标准】

1. CCMD－3 的诊断标准

1）症状标准

（1）符合脑外伤所致精神障碍的诊断标准。

（2）脑挫裂伤导致严重持久的意识障碍历时 30 分钟以上。

（3）目前症状与脑挫裂伤相关，并符合脑震荡后综合征的症状标准 3）。

（4）中枢神经系统和脑 CT 检查发现弥漫性或局灶性损害征象、继发蛛网膜下腔出血，或颅内血肿。

2）严重标准　社会功能受损。

3）病程标准　符合症状标准和严重标准至少已 3 个月。

4）排除标准　排除脑震荡后综合征、分裂症、情感性精神障碍，或创伤后应激障碍。

2. ICD－10 诊断标准

编码：F07.2（脑震荡后综合征）

注：此综合征的分类学地位未明确，概述中的标准（1）项在这一标题下不总是可确定的。然而，对那些针对此状况正在进行的研究，推荐使用下列标准。

（1）必须满足 F07 的一般标准。

（2）头部创伤史伴有意识丧失，发生在症状出现前 4 周以内。（可缺乏客观的脑电图、脑成像、或眼球震颤成像证据表明有脑的损伤。）

（3）至少有下列特征中的 3 项：

①不适感和疼痛的主诉，如头痛、头晕（一般缺乏真性眩晕症的特点）、周身不适和过分疲乏或不能忍受噪音；

②情绪改变，如易激惹，情绪不稳（易被情绪的兴奋或压抑诱发或加剧），或某种程度的抑郁和/或焦虑；

③主观抱怨集中注意和完成脑力任务困难，记忆损害（缺乏显著损害的明确的客观证据，如心理测验）；

④失眠；

⑤对酒的耐受性降低；

⑥过分考虑上述症状，害怕持久性脑损害，可达到疑病的程度并形成超价观念和采取病人角色。

【治疗原则】

颅脑外伤急性阶段的治疗主要由神经外科处理。危险期过后，应积极治疗精神症状。处理外伤性谵妄的原则与其他谵妄相同，但对尚有意识障碍者应慎用精神药物，急性期应注意卧床休息，严密观察，必要时采取降颅内压及抗脑水肿措施。对于兴奋躁动的病人可给与抗精神病药物如奋乃静、氯丙嗪、氟哌啶醇口服或肌肉注射。对神经症性症状可采用安定类药物、抗焦虑药及脑代谢激活剂脑复康、脑复新。对于外伤后神经症患者应避免不必要的身体检查和反复的病史采集。对遗忘综合征及痴呆综合征患者亦使用脑代谢激活剂与胆碱能神经元障碍改善剂如脑复新、弟哥静、石杉碱甲等。具有幻觉、妄想的病人，给与小剂量的抗精神病药物。癫痫发作者给与抗癫痫药物治疗。对于人格改变的病人应给与心理治疗和行为治疗。如症状迁延不愈，应进一步弄清是否存在社会心理因素，如工作和诉讼赔偿等问题。

第六节　颅内肿瘤所致精神障碍

颅内肿瘤侵犯脑实质，压迫邻近的脑组织或脑血管，造成脑实质破坏或颅内压增高所致的精神障碍。若能诊断颅内肿瘤的位置或性质者，则命名为某处或某种颅内肿瘤所致精神障碍，但编码不变。

【诊断标准】

1. CCMD－2－R 的诊断标准

编码：00.5

（1）符合脑器质性精神障碍的诊断标准。

（2）有颅内肿瘤的证据，且精神障碍的发生和病程与颅内肿瘤相关。

2. CCMD－3 的诊断标准

（1）符合器质性精神障碍的诊断标准。

（2）有脑瘤的证据，且精神障碍的发生、发展，及病程与脑瘤相关。

【治疗原则】

确诊为颅内肿瘤的患者，应及时转入神经外科进行手术治疗。对于不适宜手术治疗的患者，可通过放射治疗或化学治疗抑制肿瘤的生长和扩散。对颅内压增高的患者，应采取脱水等降颅压措施。对精神症状的治疗，主要是控制兴奋躁动。精神运动性兴奋的病人可用抗精神病药物奋乃静、氟哌啶醇、氯丙嗪等肌肉注射或口服，病情好转症状控制后即可停用。

第七节　癫痫性精神障碍

一组原发性反复发作的脑异常放电所致的精神障碍。由于累及的部位及病理生理改变不同，因此症状表现各异。大致可分为发作性精神障碍和持续性精神障碍两种。前者可表现为一定时间内的感觉、知觉、记忆、思维和精神运动性发作，情绪恶劣及短暂精神分裂症样发作；后者则表现为慢性精神分裂症样障碍、人格改变及智能障碍等。如能确定精神障碍类型，应标明属何种精神障碍类型。能确定癫痫发作类型者，还应按癫痫的国际分类，附加癫痫的类型。如癫痫继发于其他疾病，则按原发疾病所致精神障碍诊断。

【诊断标准】

1. CCMD－2－R 的诊断标准

编码：00.6

（1）符合脑器质性精神障碍的诊断标准。

（2）有原发性癫痫的证据，且精神障碍的发生和病程与癫痫相关。

2. CCMD－3 的诊断标准

1）症状标准

（1）符合器质性精神障碍的诊断标准。

（2）有原发性癫痫的证据。

（3）精神障碍的发生及其病程与癫痫相关。

2）严重标准　社会功能受损。

3）病程标准　分发作性和持续性两类病程。前者有突然性、短暂性，及反复发作的特点；后者（如分裂症样障碍、人格改变，或智能损害等）为迁延性病程。

4）排除标准

（1）排除感染或中毒所致精神障碍，需注意它们可产生继发性癫痫；

（2）排除癔症、睡行症、精神分裂症、情感性精神障碍。

如系继发性癫痫，应按原发疾病所致精神障碍下诊断。如能确定癫痫发作类型者，还应按癫痫国际分类。

癫痫发作的国际分类（已简化）

一是从局部开始的部分性发作：

（1）伴意识障碍的单纯部分性发作（局灶性癫痫）：①运动性；②感觉性；③植物神经性；④精神性。

（2）有意识障碍的复杂部分性发作（相当于颞叶癫痫发作）：①意识障碍起病；②单纯部分性发作起病进而意识障碍。

（3）部分性发作起病进而全身性发作：①单纯部分性发作起病进而全身性发作；②复杂部分性发作起病进而全身性发作。

二是并非从部分性发作开始的全身性发作：

（1）失神发作（癫痫小发作）。

（2）肌阵挛性发作。

（3）阵挛性发作。

（4）强直性发作。

（5）强直—阵挛性发作（癫痫大发作）。

（6）无张力性发作（癫痫迟缓性发作）。

三是未分类发作

【治疗原则】

（1）抗癫痫治疗的一般原则　①根据发作形式选用一种抗癫痫药物，逐渐增加剂量，直到发作得到控制，然后用维持剂量维持治疗；②若一种药物不能控制发作，可合用另一种药物，一般不宜三种药物同时使用，若仍无效应更换药物；③发作控制后一般需继续服药巩固2～3年，停药过程宜缓慢逐渐减量，半年至一年后完成。如发作得到控制，但脑电图仍明显异常者不宜停药。

（2）癫痫性精神障碍的治疗　①一般对合并大、小发作的癫痫性精神障碍病人，首先应控制发作，可用苯巴比妥、苯妥英钠、卡马西平、氯硝安定等药物；②癫痫朦胧状态出现的兴奋，可用苯巴比妥钠、安定等肌肉注射。也可慎用氯丙嗪、氟哌啶醇等注射，随着新型抗精神病药物的出现，宜选择副作用小的药物进行治疗；③精神分裂症样发作，或慢性精神分裂症样状态的癫痫病人，可用抗精神病药物；有抑郁情绪、紧张恐惧者可用小剂量抗抑郁药。

第三章　躯体疾病所致精神障碍

由各种原因引起躯体疾病，影响脑功能所致的精神障碍，可表现为意识障碍、遗忘综合征、智能障碍、人格改变、精神病性症状、情感障碍、神经症样症状或行为障碍。其诊断除标明主要精神症状属何类综合征外，还应同时作出导致精神障碍的躯体疾病的诊断。

【诊断标准】

1. CCMD－2－R 的诊断标准

编码：01

（1）从病史、体格检查（包括神经系统检查）、实验室和其他辅助检查可以找到躯体疾病的证据，并且精神障碍的发生和病程与该躯体疾病相关。

（2）精神障碍表现为下列综合征之一：

①智能障碍（包括轻度认识障碍和痴呆）；

②遗忘综合征；

③意识障碍（包括不同程度意识清晰度下降、意识范围缩窄和谵妄）；

④人格改变；

⑤精神病性症状（包括幻觉、妄想和紧张综合征）；

⑥情感（心境）障碍（包括抑郁和躁狂状态）；

⑦神经症样症状；

⑧以上症状的混合状态或不典型表现。

（3）严重程度至少符合下述标准之一：

①现实检验能力减退；

②社会功能减退。

2. CCMD－3 的诊断标准

1）症状标准

（1）通过病史、躯体，及神经系统检查、实验室检查发现躯体疾病的证据。

（2）精神障碍的发生、发展，及病程与原发躯体疾病相关，并至少有下列 1 项：①智能损害；②遗忘综合征；③人格改变；④意识障碍（如谵妄）；⑤精神病性症状（如幻觉、妄想，或紧张综合征等）；⑥情感障碍（如抑郁或躁狂综合征等）；⑦神经症样症状；⑧以上症状的混合状态或不典型表现。

（3）无精神障碍由其他原因导致的足够证据（如酒精或药物滥用、应激因素）。

2）严重标准　社会功能受损。

3）病程标准　精神障碍的发生、发展及病程与原发性躯体疾病相关。

4）排除标准　排除精神分裂症、情感性精神障碍的严重躁狂发作或抑郁发作。

【治疗原则】

以病因和对症治疗并重。

（1）病因治疗　积极治疗原发躯体疾病。

（2）对证治疗　在治疗开始须同时应用相应精神药物以对症治疗。精神药物治疗原则：①剂量宜小；②充分考虑药物的副反应和禁忌症，选副作用较小者；③精神症状缓解后即应停药。

（3）支持疗法　以意识障碍为主，需同时施行支持疗法。

（4）心理治疗　在上述治疗基础上同时进行，或在急性期缓解，意识障碍恢复后，患者能接受时再进行。

（5）加强护理　良好的护理直接关系到躯体性精神障碍的

预后和结局。

第一节　躯体感染所致精神障碍

由病毒、细菌、螺旋体、真菌、原虫或其他微生物、寄生虫等所致的全身性感染，如败血症、钩端螺旋体病、恶性疟疾、血吸虫病、人类免疫缺陷病毒（HⅣ）感染所致精神障碍等，颅内无直接感染证据。其诊断可标明为某种感染性疾病所致精神障碍，但编码不变，如01.0恶性疟疾所致精神障碍等。

【诊断标准】

CCMD－3的诊断标准

1）症状标准

（1）符合躯体疾病所致精神障碍的诊断标准。

（2）有明显的感染史。

（3）在体检或细菌学检查中可发现与感染相关的症状、体征与实验室检查所见。

2）严重标准　社会功能受损。

3）病程标准　精神障碍的发生、发展及病程与原发性感染相关。

4）排除标准　排除其他疾病的意识障碍，如中毒性谵妄、癔症样意识障碍等；排除精神分裂症。

【治疗原则】

（1）病因治疗　根据感染病原体的种类和感染的性质，给予相应的抗感染治疗，是最根本的治疗。抗感染治疗要及时，药量要充分，同时可给予中医中药治疗。

（2）精神症状的对症治疗　感染好转后，精神症状也会随之好转。为了及时控制兴奋，防止病人衰竭，可选用安定、氟哌啶醇、奋乃静等药物治疗，年老体弱及儿童应减量。

(3) 支持疗法　由于感染时体力和精力的消耗，必须补充营养和水分，注意纠正酸碱平衡及电解质紊乱，保持心血管系统的功能，并给予大量的B族维生素及维生素C。

(4) 护理　环境要安静，尽量减少外界各种不良刺激的影响，对幻觉妄想丰富、恐怖兴奋的病人，应专人护理，以免发生意外事故。

第二节　内脏器官疾病所致精神障碍

由心、肺、肝、肾等内脏器官疾病引起脑供血、供氧不足、代谢产物积累，或水与电解质紊乱，继发脑功能紊乱导致的精神障碍。精神症状随原发疾病的严重程度变动。如能明确内脏器官疾病，则命名为该病所致精神障碍。

【诊断标准】

1. CCMD-2-R的诊断标准

(1) 符合躯体疾病所致精神障碍的诊断标准。

(2) 有重要脏器严重病变的证据，并且精神障碍的发生和病程与该内脏器官功能损害的严重程度相关。

2. CCMD-3的诊断标准

(1) 符合躯体疾病所致精神障碍的诊断标准。

(2) 有脏器病变的证据，精神症状随原发疾病的严重程度变动。

【治疗原则】

1. 肝脏疾病的治疗原则

治疗上本病尚无特殊疗法，都采用综合措施。由于肝功能损害，对药物的代谢功能减弱，原则上不使用抗精神病药物，需要使用时也当慎重。

2. 肾脏疾病的治疗原则

治疗上以治疗原发疾病为根本，精神药物的选择要考虑对肾脏的毒性，应选择对肾脏毒性小的药物。

3. 呼吸系统疾病的治疗原则

慢性阻塞性呼吸系统疾病（chronic obstructive pulmonary disease，COPD）病人的焦虑症状常见，发生率约为8%~24%，且多数是惊恐障碍。严重COPD的病人还常有抑郁症状。治疗COPD所致的精神症状首先要注意药物的副作用，如虽然苯二氮卓类药物是有效的抗焦虑药物，但其对呼吸中枢的抑制限制了它们的运用。一般来讲，抗抑郁剂比较安全，但剂量要低。

第三节　内分泌障碍所致精神障碍

由内分泌障碍引起该内分泌功能亢进或低下所致的精神障碍，精神障碍随原发疾病的严重程度而变动。能明确内分泌疾病性质者，则命名为该病所致精神障碍，但编码不变，如01.2甲状腺功能亢进所致精神障碍、01.2席汉病（Sheeham病）所致精神障碍、01.2经期精神障碍（经前期紧张综合征）和01.2更年期综合征等等。

【诊断标准】

1. CCMD-2-R的诊断标准

编码：01.2

（1）符合躯体疾病所致精神障碍的诊断标准。

（2）有内分泌疾病及功能亢进或低下的证据，精神障碍的发生和病程与内分泌功能障碍的严重程度相关。

2. CCMD－3 的诊断标准

（1）符合躯体疾病所致精神障碍的诊断标准。

（2）有内分泌疾病和内分泌功能亢进或低下的证据，精神症状随原发疾病的严重程度变动。

【治疗原则】

（1）一般治疗　首先要避免诱发意识障碍的各种因素，症状严重者应卧床休息，给予支持疗法。

（2）抗甲状腺素药物治疗　剂量要逐渐递增，治疗一旦开始，不宜随意停药，要逐渐减量。用药初期要密切注意副反应。

（3）心理治疗　对所有病人应给予精神上的安慰，做好耐心解释，安慰、疏导、鼓励以消除顾虑、紧张、敏感或抑郁。

（4）精神障碍的处理　对具有神经症症状者，可给予安定类抗焦虑药，抑郁情绪者可用抗抑郁药，对幻觉、妄想、兴奋躁动和分裂样精神症状者可用小剂量抗精神病药。

（5）在甲亢危象时可给予度冷丁、氯丙嗪、异丙嗪等。

第四节　营养代谢疾病所致精神障碍

由营养不良、某种维生素缺乏、水及电解质平衡失调、血卟啉病、糖尿病等营养、代谢疾病所引起的精神障碍。精神障碍随原发疾病的严重程度而变动。

能明确营养或代谢疾病性质者，则命名为该疾病所致的精神障碍，但编码不变。

1. CCMD－2－R 的诊断标准

编码：01.3

（1）符合躯体疾病所致精神障碍的诊断标准。

（2）有营养或代谢疾病的证据，精神障碍的发生与营养缺乏或代谢障碍相关，并且其病程随原发疾病的严重程度而变动。

2. CCMD－3 **的诊断标准**

（1）符合躯体疾病所致精神障碍的诊断标准。

（2）并有营养代谢疾病的证据，精神症状随原发疾病的严重程度变动。

第五节　染色体异常所致精神障碍

由染色体异常引起的疾病所致的精神障碍。

能明确染色体异常所引起疾病性质者，则以此种疾病所致精神障碍命名，但编码不变。

【诊断标准】

1. CCMD－2－R **的诊断标准**

编码：01.4

（1）符合躯体疾病所致精神障碍的诊断标准。

（2）有染色体异常所引起疾病的证据，精神障碍符合染色体疾病所致的特征。

2. CCMD－3 **的诊断标准**

（1）符合躯体疾病所致精神障碍的诊断标准。

（2）并有染色体异常的证据，精神症状随原发疾病的严重程度变动。

【治疗原则】

（1）医学措施　①病因治疗，对有因内分泌不足的性染色体畸变者可适时给予性激素以改善患者的性征发育。②对症治疗，对活动过度，注意障碍和行为异常可用中枢神经兴奋剂或其他精神药物，对合并癫痫者要用抗癫痫治疗。

（2）教育培训　染色体异常所致精神发育迟滞上无特效药物治疗，主要是特殊训练及其他康复措施。无论各种类型，何种程度或任何年龄的患者均施行，重点是儿童，且年龄越小、开始训练越早，效果越好。内容主要为劳动技能和社会适应能力两大方面。按疾病的不同程度选定不同的训练目标，无论一般生活自助能力，日常生活习惯，社会交往能力以及职业训练都要特别强调个别化。

第六节　物理因素引起疾病所致精神障碍

由高温、高压、缺氧、严寒、放射线等物理性原因引起疾病所致的精神障碍。能明确物理因素引起疾病性质者，则以此种疾病所致精神障碍命名，但编码不变。

【诊断标准】

1. CCMD－2－R 的诊断标准

编码：01.5

（1）符合躯体疾病所致精神障碍的诊断标准。

（2 精物理因素引起疾病的证据，且精神障碍的发生和病程与该疾病的严重程度相关。

2. CCMD－3 的诊断标准

（1）符合躯体疾病所致精神障碍的诊断标准。

（2）并有物理因素所致疾病的证据，精神症状随原发疾病的严重程度变动。

【治疗原则】

1. 放射线所致精神障碍的治疗原则

（1）尽早脱离放射线，各种血细胞减少和出凝血障碍按血液病相应原则处理，出现症状可按内科一般处理，长期照射使体内自由基与自由基清除之间失去平衡，可予维生素 C 和维生素 E 以及含硒药物。

（2）适当锻炼身体，加强营养以改善全身功能。蛋白的输注。以及治疗原发疾病为主。

（3）急性放射线损伤防治药物的应用可采用造血干细胞移植、大量丙种球蛋白、应用造血生长因之等。

（4）精神症状可以用改善脑代谢的药物，伴有幻觉等症状时可以予小剂量氟哌啶醇或奋乃静治疗。

2. 中暑所致精神障碍的治疗原则

（1）病因治疗　包括物理降温、药物降温等。

（2）精神症状的治疗　可选用安定、苯巴比妥钠、氟哌啶醇或氯丙嗪和异丙嗪肌肉注射。年老体弱或儿童患者应用以上药物时减量或慎用。

（3）支持治疗　吸氧、补液、纠正酸中毒和电解质紊乱及其他对症治疗。

第七节　其他躯体疾病所致精神障碍

除以上各类躯体疾病以外所致的精神障碍。

能明确疾病性质者，则以此种疾病所致精神障碍命名，但编码不变。

CCMD－2－R 的诊断标准

编码：01.8

（1）符合躯体疾病所致精神障碍的诊断标准。

（2）有躯体疾病的证据，但不属于以上各类，精神障碍的发生和病程与存在的躯体疾病有关。

1. 红斑狼疮所致精神障碍的治疗原则

（1）药物治疗　非甾体抗炎药物及抗疟药氯喹。

（2）激素及免疫抑制剂如肾上腺皮质激素环磷酰胺、硫唑嘌呤等。

（3）精神障碍的处理　不宜采用抗精神病药物，否则容易使精神症状加重，并可降低阈值。必要时可以采用非典型抗精神病药物奥氮平等。肾上腺皮质激素对意识障碍疗效明显。

（4）心理治疗也是本病治疗的重要组成部分。

2. 白血病所致精神障碍的治疗原则

（1）化疗　急性淋巴细胞白血病以 VP 或 VDP 方案为主，成人常采用 VDP 方案，儿童缓解率在 80%~90%，成人缓解率在 50%左右，急性非淋巴细胞白血病一般采用 DA 方案。

（2）骨髓移植是目前治愈白血病最有效的治疗手段。

（3）对兴奋、躁动等精神症状的处理宜选用小剂量的抗精神病药物，存在意识障碍的患者，尽量避免使用镇静、催眠和抗精神病药物，以避免加重意识障碍。

（4）支持治疗防治感染、出血等。

第四章　精神活性物质与其他物质所致精神障碍

精神活性物质系指来自体外可造成不同程度依赖且可影响精神活动的物质。常见的精神活性物质有酒类、鸦片类、大麻、催眠剂、镇静剂、抗焦虑剂、麻醉剂、兴奋剂、致幻剂和烟草等。精神活性物质可由医生处方不当，多次重复使用引起依赖；也可由本人多次重复使用而引起依赖。前者属医源性滥用，后者属行为问题。精神活性物质滥用可能产生各种精神障碍，如中毒、依赖综合征、戒断综合征、精神病性症状和情感障碍、智能障碍、遗忘综合征和人格改变等。

【精神活性物质所致的综合征】

(一) 滥用

反复使用精神活性物质，导致躯体或心理方面的损害。

1. CCMD-3 的诊断标准

1) 症状标准　有反复使用某种精神活性物质导致心理或躯体损害的证据。

2) 严重标准社会功能受损。

3) 病程标准　最近 1 年中，至少有一段时间符合症状标准和严重标准。

4) 排除标准　排除更重的亚型诊断，如依赖综合征、戒断综合征，或精神病性综合征等。如诊断了这些亚型，就不再诊断有害使用。

说明：急性中毒不至于导致明显心理或躯体健康损害（有损害的证据）时，不用本诊断。

2. ICD－10（有害使用）的诊断标准

编码：F1x.1

（1）有明确的证据表明一种或多种物质是使用者心理或躯体损害的原因或主要因素。包括判断力受损或功能失调行为，并可能导致残疾或在人际关系上造成不良后果。

（2）损害的性质是可以清楚辨认的（和标明的）。

（3）物质使用方式至少持续1个月或在过去的12个月中反复出现。

（4）该障碍不符合在同一时间段内由同一种药物所引起的任何其他精神或行为障碍的标准（急性中毒F1x.0除外）

3. DSM－Ⅳ的诊断标准

编码：304

（1）适应不良地应用某种物质以致临床上明显的痛苦烦恼或功能缺损，表现为下列1项以上，出现于12个月之内：

①由于多次应用某种物质而导致工作、学业或家庭的失责或失败（例如由于物质应用而多次旷职或工作表现差；由于物质应用而旷课、停学或被除名；忽视子女或家务）；

②在躯体有危险可能的场合多次应用某种物质（例如在应用物质而功能有缺损时驾驶汽车或开机器）；

③多次发生与某种物质应用有关的法律问题（例如因应用某种物质后品行不端而被拘捕）；

④尽管由于某种物质的效应而导致或加重了一些持续的或多次发生的社交或人际关系问题，仍然继续应用此物质（例如与配偶为酗酒的后果争吵，甚至打架）。

（2）症状不符合该物质的物质依赖标准。

（二）中毒

使用某些物质后引起短暂意识障碍或认知、情感、行为障碍，往往与剂量密切相关，且不符合依赖综合征、戒断综合征，或精神病性障碍的诊断标准。

1. CCMD－2－R（中毒或意识障碍）的诊断标准

编码：1x. x2

（1）在1次或多次摄人某种物质后引起。

（2）至少出现下列精神障碍之一：

①情绪不稳；

②幻觉；

③冲动性行为，或行为不顾后果；

④判断力受损，注意或记忆障碍；

⑤意识障碍。

（3）可出现言语不清、共济失调、步态不稳、肌肉抽搐、瞳孔变化和植物神经功能紊乱等躯体症状和体征。

（4）社会功能或现实检验能力受损。

（5）不符合依赖和戒断综合征的诊断标准，也无遗忘综合征等较严重的精神障碍。

2. CCMD－3 的诊断标准

1）症状标准　有理由推断精神障碍系某种或某些物质所致，并至少有下列1项：

（1）意识障碍。

（2）幻觉。

（3）判断、记忆，或注意障碍。

（4）情感障碍。

（5）自控能力下降或行为不顾后果。

2）严重标准　社会功能受损。

3）病程标准　发生在精神活性物质直接效应所能达到的合理期限之内。

4）排除标准

(1) 排除精神活性物质所致依赖综合征、戒断综合征，或精神病性障碍。

(2) 排除低血糖、脑外伤。

说明：①只有在出现中毒但不存在持续更久的相关问题时才能以此为主要诊断；若有相关问题，如有害使用、依赖综合征，或精神病性症状等，除考虑这些诊断外，也应考虑急性中毒；②应考虑混合使用精神活性物质所致中毒的可能性。

3. ICD-10（急性中毒）的诊断标准

编码：F1 x.0

(1) 存在近期使用1种或多种物质的明确证据，该活性物质的量达到足够中毒的水平。

(2) 必须伴有与某一物质的已知作用相对应的中毒症状或体征，如下面所特别标明的；以及足够的严重性，导致出现了有临床意义的意识、认知、感知、情感或行为的紊乱。

(3) 出现的症状或体征不能用与物质使用无关的精神障碍解释，而且也不能用另一种精神或行为障碍更好地解释。

急性中毒常常在那些已经长期存在酒或药物相关问题的人群中发生。有一些情况如有害性使用（F1 x.1）、依赖综合征（F1 x.2）或精神病性障碍（F1 x.5），如果出现也应加以记录。

可应用下列第五位数编码表明急性中毒是否伴发合并症：

F1 x.00 无合并症（症状的严重程度不同，通常取决于剂量）。

F1 x.01 伴有外伤或其它躯体损伤。

F1 x.02 伴有其他内科合并症（例如呕血、吸入呕吐物等）。

F1 x.03 伴有谵妄。

F1 x.04 伴有知觉歪曲。

F1 x.05 伴有昏迷。

F1 x.06 伴有抽搐。

F1 x.07 病理性中毒（只适用于酒精）。

4. DSM－Ⅳ的诊断标准

编码：293

（1）由于最近摄食（或暴露接触）某种物质而产生一种可逆的该物质特殊的症状群。（注：不同物质完全有可能产生相似或相同的症状群。）

（2）由于该种物质对中枢神经系统的效应而产生明显的适应不良性行为或心理改变（例如好斗、情绪脆弱多变、认知缺损、判断缺损、社交或职业功能缺损），而且这是正在应用该物质时，或在刚应用之后很快发生的。

（3）此症状并非一般躯体情况所致，也不可能归于其他精神障碍。

（三）依赖

反复使用某种精神活性物质导致躯体或心理方面对某种物质的强烈渴求与耐受性。这种渴求导致的行为已极大地优先于共他重要活动。

1. CCMD－2－R 的诊断标准

编码：1 x.x5

（1）有长期反复使用精神活性物质的历史。

（2）对精神活性物质有强烈的渴求及耐受性，因此至少有下述情况之两项：

①不能摆脱使用这种物质的欲望；

②对觅取这种物质的意志明显增强；

③为使用这种物质而经常放弃其他活动或爱好；

④明知这种物质有害，但仍继续使用，或为自己诡辩，或想不用或少用，但做不到或反复失败；

⑤使用时体验到快感；

⑥对这种物质耐受性增大；

⑦停用后出现戒断综合征。

2. CCMD－3 的诊断标准

1）症状标准　反复使用某种精神活性物质，并至少有下列2项：

①有使用某种物质的强烈欲望；

②对使用物质的开始、结束，或剂量的自控能力下降；

③明知该物质有害，但仍应用，主观希望停用或减少使用，但总是失败；

④对该物质的耐受性增高；

⑤使用时体验到快感或必须用同一物质消除停止应用导致的戒断反应；

⑥减少或停用后出现戒断症状；

⑦使用该物质导致放弃其他活动或爱好。

2）严重标准　社会功能受损。

3）病程标准　在最近1年的某段时间内符合症状标准和严重标准。

说明：包括慢性酒中毒、发作性酒狂、酒精成瘾、药物成瘾。

3. ICD－10 的诊断标准

编码：F1 x. 2

具有下列表现的3项或3项以上，至少出现1个月以上或如果持续不足 1 个月，应在既往 12 个月中反复出现：

①对使用该物质有强烈的欲望或冲动感；

②对物质使用行为的控制能力受损，涉及开始使用、终止使用的量，证据为：常常比原来的打算使用更大的量或更长的时间，总是打算或者徒劳地试图减少或控制物质使用；

③当物质使用减量或终止时出现生理的戒断状状态（见 F1 x. 3 和 F1 x. 4），其证据为该物质特有的戒断综合征，或使用同一物质（或相近者）可以减轻或避免戒断症状；

④存在对物质效应耐受的证据，例如需要使用更高剂量的物质才能出现中毒或所期望的效应，或持续使用相同量的某物质后，效应显著降低；

⑤沉溺于物质使用，表现为因物质使用放弃了或冷淡了其他的娱乐或兴趣；或在获取、使用该物质或从其作用中恢复过来，需要花费大量的时间；

⑥尽管已出现了肯定的危害性后果，仍持续使用该物质（见 F1 x. 1），证据为：病人确实知道或有理由推断病人知道危害的性质和程度时，仍在继续使用。

依赖综合征的诊断可通过下列第五及第六位编码进一步特别标明：

F1 x. 20 目前禁用。

F1 x. 200 早期缓解。

F1 x. 201 部分缓解。

F1 x. 202 完全缓解。

F1 x. 21 目前禁用，但在被保护的环境内（例如在医院、社区治疗中心、监狱等）例外。

F1 x. 22 目前在临床监督下维持用药或替代治疗（控制下的依赖）（如使用美沙酮、尼古丁胶糖或尼古丁贴）。

F1 x. 23 目前禁用，但正接受药物厌恶治疗或阻断药物（如纳曲酮或戒酒硫)。

F1 x.24 目前使用该物质(活动性依赖)。

F1 x.240 不伴躯体特征。

F1 x.241 伴有躯体特征。

F1 x.25 持续性使用。

F1 x.26 发作性使用(发作性酒狂)。

4. DSM－IV 的诊断标准

编码：304

适应不良地应用某种物质以致临床上明显的疼痛等烦恼或功能缺损，表现为下列 3 项以上，出现于同一个 12 个月时期内的任何时候。

(1) 耐受性，定义为以下两者之一：

①需要明显增加剂量才能达到中毒或所需效应；

②继续使用同一剂量，效应会明显减低。

(2) 表现为以下两者之一：

①有特征性的该物质戒断症状 [参阅某种物质的戒断标准 (1) 与 (2)]；

②用同一(或近似) 物质，能缓解或避免戒断症状。

(3) 该物质往往被摄人较大剂量，或在应该使用的时期之外作更长时期的应用。

(4) 长期来有戒掉或控制使用该药的欲望，或曾有失败的经验。

(5) 花了不少时间才能获得该物质(例如多次请医生处方或长途奔波跋涉)，应用该物质(例如连续不断地吸烟)，或从其效应下恢复过来。

(6) 由于应用该物质，放弃或减少了不少重要的社交、职业或娱乐活动。

(7) 尽管认识到不少持久的或反复发生的躯体或生理问题，

都是该物质所起或加重的后果，但仍继续应用它（例如尽管认识到可卡因会诱发抑郁，仍应用可卡因；尽管认识到饮酒会使胃溃疡恶化，仍继续饮酒）。

（四）戒断

因停用或减少精神活性物质所致的综合征，由此引起精神症状、躯体症状，或社会功能受损。症状与病程与停用前使用的物质种类和剂量密切相关。

1. CCMD－2－R 的诊断标准

编码：1 x. x6

（1）有精神活性物质依赖史。

（2）在停用或少用可引起依赖的精神物质后，至少出现下列精神症状之 3 项：

①情绪改变，如焦虑、抑郁、烦躁、易激惹等；

②意识障碍；

③失眠；

④疲乏、倦睡；

⑤运动性兴奋或抑制；

⑥注意力不集中；

⑦记忆减退；

⑧判断力减退；

⑨幻觉或错觉；

⑩妄想；

⑪人格改变。

（3）伴有以下躯体症状或体征至少 2 项：

①恶心呕吐；

②肌肉或身上各处疼痛；

③瞳孔改变；

④流鼻涕、淌眼泪或打哈欠；

⑤腹痛，腹泻；

⑥燥热感或体温升高；

⑦严重不适；

⑧抽搐。

（4）症状的性质与严重程度随精神活性物质的种类与剂量而定，再次足量使用可使戒断综合征迅速消失。

2. CCMD-3 的诊断标准

1）症状标准

①因停用或减少所用物质，至少有下列3项精神症状：

a 意识障碍；

b 注意不集中；

c 内感性不适；

d 幻觉或错觉；

e 妄想；

f 记忆减退；

g 判断力减退；

h 情绪改变，如坐立不安、焦虑、抑郁、易激惹、情感脆弱；

i 精神运动性兴奋或抑制；

j 不能忍受挫折或打击；

k 睡眠障碍，如失眠；

l 人格改变。

②因停用或减少所用物质，至少有下列2项躯体症状或体征：

a 寒颤、体温升高；

b 出汗、心率过速或过缓；

c 手颤加重；

d 流泪、流涕、打哈欠；

e 瞳孔放大或缩小；

f 全身疼痛；

g 恶心、呕吐、厌食，或食欲增加；

h 腹痛、腹泻；

i 粗大震颤或抽搐。

2）严重标准 症状及严重程度与所用物质和剂量有关，再次使用可缓解症状。

3）病程标准 起病和病程均有时间限制。

4）排除标准

①排除单纯的后遗效应；

②其他精神障碍（如焦虑、抑郁障碍等）也可引起与本综合征相似的症状，需注意排除。

说明：应注意最近停用药物时，戒断综合征也可由条件性刺激诱发，对这类病例只有在症状符合症状标准时才可作出诊断。

3. ICD-10 的诊断标准

编码：F1 x.3

（1）必须存在反复地、往往长时间和/或高剂量地使用某种物质后，近期停用或减量使用该物质的明确证据。

（2）症状和体征与特定物质的戒断状态的已知特征相吻合。

（3）症状和体征不能用与物质使用无关的内科障碍来解释，而且也不能为另一种精神或行为障碍更好地解释。

应用下列第五位编码进一步标明戒断状态的诊断：

F1 x.30 无合并症。

F1 x.31 伴抽搐。

4. DSM-Ⅳ的诊断标准

编码：304

（1）由于停用（或减量）某种曾大量长期应用的物质而产生的某种物质特殊性症状群。

（2）此物质特殊性症状群导致明显痛苦烦恼或社交、职业、或其他方面功能的明显缺损。

（3）此症状并非一般躯体情况所致，也不可能归其它，精神障碍。

（五）精神病性障碍

反复使用精神活性物质，引起以精神病性症状为主的精神障碍，如幻觉、妄想、严重的情感障碍，或明显精神运动性兴奋或抑制。无明显意识障碍。

1. CMD－3 的诊断标准

1）症状标准

（1）有理由推断精神障碍系某种或某些物质的直接效应，并至少有下列 1 项：

①幻觉，常为听幻觉；

②人物定向障碍；

③妄想或病理性观念（常有偏执或被害色彩）；

④精神运动性障碍（明显兴奋、抑制，或木僵）；

⑤严重的情感障碍（可从极度恐惧到销魂状态）。

（2）意识清晰或有轻度的意识模糊，不存在严重的意识障碍。

2）严重标准

社会功能严重受损。

3）病程标准

反复使用精神活性物质迅速引起精神病性症状。停用后，则精神病性症状多数只持续较短时间，典型病例在 1 个月内有不同程度的缓解，6 个月内痊愈。

4）排除标准

①排除迟发起病的精神病性症状（用药2周后起病）；

②使用致幻物质者排除急性中毒；

③排除精神活性物质诱发另一种精神障碍（如分裂症、心境障碍）。

说明：精神活性物质所致的精神病性症状可呈现不同形式的症状，症状的变异受药物种类及使用者人格的影响。

2. ICD-10的诊断标准

编码：F1 x.5

（1）精神病性症状发作必须在使用该物质2周内出现。

（2）精神病性症状持续48个小时以上。

（3）精神病期不应超过6个月。

精神病性障碍的诊断可使用第五位数编码以进一步指明为：

F1 x.50 精神分裂症样。

F1 x.5 1 以妄想为主。

F1 x.52 以幻觉为主。

F1 x.53 以多形性为主。

F1 x.54 以抑郁症状为主。

F1 x.55 以躁狂症状为丰。

F1 x.56 混合型。

为研究目的，建议将从非精神病性障碍向明确的精神病状态的转变进一步指明为爆发性（在48小时之内）或急性（在48小时后2周之内）。

（六）残留性和迟发性精神病性障碍

精神活性物质所致的认知、情感、行为，或人格改变，发生在精神活性物质直接效应所能达到的合理期限之外。

1. CCMD－3 的诊断标准

1）症状标准

起病与所用物质有直接的关系，并至少有下列 1 项：

(1 综合征。

(2 痴呆。

(3) 其他持久性认知损害。

(4) 情感障碍。

(5) 行为障碍或人格改变。

(6) 神经症样症状。

2）严重标准

社会功能受损。

3）病程标准

精神障碍发生在精神活性物质直接效应所能达到的合理期限之外。

4）排除标准

排除精神活性物质所致戒断综合征、精神病性症状，以及排除器质性精神障碍。

2. ICD－10 的诊断标准

编码：F1 x. 7

(1) 满足下列每个综合征标准的状况或障碍，其发生与物质应用明显有关。其起病在精神活性药物应用之后，应有确凿证据表明这种联系。

鉴于该类别的变异较大，这些残留状态或状况的特点应当在其类型、严重程度和持续时间方面清楚地予以记录；出于研究目的，应指明其所有描述性细节。

若有需要，则可采用第五位编码。如下：

F1 x. 70 闪回。

F1 x. 7 1 人格或行为障碍。除满足（1）外，必须满足 F07. -（大脑疾病、损伤或功能紊乱所致人格和行为改变）的一般标准。

F1 x. 72 残留性情感障碍。除满足（1）外，必须满足 F06. 3 器质性情感障碍的标准。

F1 x. 73 痴呆。除满足（1）外，必须满足（F00 - F03）痴呆的一般标准。

F1 x. 74 其他持久的认知损害。除满足（1）外，除了（4）条目中精神活性物质使用的排除标准，必须满足 F06. 7 轻度认知障碍的一般标准。

F1 x. 75 迟发性精神病性障碍。除满足（1）外，应满足 F1 x. 5 的一般标准（起病时间标准除外），此障碍发生在物质使用的 2 周以后，6 周以内。

（七）遗忘综合征

ICD - 10 的诊断标准

编码：F1 x. 6

（1）记忆损害表现为两方面：

①近记忆缺损（学习新事物的能力受损）达到了足以影响日常生活的程度；

②回忆既往经历的能力降低。

（2）没有（或相对没有）下述所有表现：

①瞬间记忆缺损（如采用数字广度测验）；

②意识混浊和注意障碍，如。F05. - 中标准（1）所述；

③全面智能损害（痴呆）。

（3）除了与物质使用有关的情况外，无客观检查证据（躯体和神经系统检查、实验室检查）和/或大脑疾病及损伤的病史（尤其是累及双侧问颞叶结构的病变），能合理地解释（1）项下描述的临床表现。

第一节 精神活性物质所致精神障碍

一、酒精所致精神障碍

精神障碍由饮酒所引起，可在一次饮酒后发生，也可由长期饮酒形成依赖后逐渐出现，或突然停饮后急剧产生症状。除精神障碍外，往往合并有躯体症状和体征。

【诊断标准】

1. CCMD-2-R 的诊断标准

编码：10.0

（1）符合精神活性物质所致精神障碍的诊断标准。

（2）有饮酒史，症状可推断由于饮酒或戒断所引起。

（3）至少出现以下症状之一：

①智能障碍；

②遗忘综合征；

③急性中毒症状，可有不同程度的意识障碍；

④人格改变；

⑤精神病性症状或情感障碍；

⑥依赖综合征；

⑦戒断综合征；

⑧神经症样症状。

（4）社会功能下降。

2. CCMD-3 的诊断标准

符合精神活性物质所致精神障碍的诊断标准，有理由推断精神障碍系酒精所致。

（一）单纯醉酒

由一次过量饮酒后出现的急性中毒状态。绝大多数醉酒状态属此种情况，系酒精直接作用于中枢神经系统所致。症状的轻重与血液中酒精的含量和代谢的速度密切相关。

1. CCMD－2－R 的诊断标准

编码：10.00 单纯醉酒（普通醉酒状态）

（1）符合酒精所致精神障碍的诊断标准。

（2）在一次饮酒后急性发生，至少出现以下症状之一：

①意识清晰度下降或意识范围狭窄，或出现嗜睡、昏睡、甚至昏迷；

②情绪兴奋，言语动作增多，自制力减弱，易激惹，好发泄，或者行为轻佻，无事生非，不顾后果，类似轻躁狂状态；

③情绪抑郁，少语，或者悲泣。

（3）有吐词不清，共济失调，步态不稳，眼球震颤或面部潮红等症状。

（4）不是由于任何躯体疾病或其他精神障碍所致。

2. CCMD－3 的诊断标准

（1）符合酒精所致精神障碍的诊断标准，并在饮酒后急性发作，至少有下列 1 项：

①意识障碍；

②兴奋、自控能力下降、易激惹，或行为鲁莽，类似轻躁狂；

③抑郁、少语。

（2）吐词不清、共济失调、步态不稳、眼球震颤，或面部潮红等。

（3）通常与所用酒量有关，在大量饮酒后容易发生。

（4）并非由于躯体疾病或其他精神障碍所致。

3. ICD－10（**酒精急性中毒**）

编码：F10.0

（1）必须符合急性中毒的一般标准（F1 x.0）。

（2）至少存在下列1条功能失调行为的证据：

①脱抑制；

②好争辩；

③攻击；

④心境易变；

⑤注意力受损；

⑥判断力受损；

⑦个人功能活动受影响。

（3）至少存在下列1条体征：

①步态不稳；

②站立困难；

③言语不清；

④眼球震颤；

⑤意识水甲下降（如木僵、昏迷）；

⑥脸红；

⑦结膜充血。

4. DSM－Ⅳ（**酒精中毒）的诊断标准**

编码：303.00

（1）最近饮酒。

（2）正在饮酒时或刚饮酒后，出现临床上明显的适应不良行为或心理改变（例如不合适的性行为或攻击行为，情感脆弱多变，判断缺损，社交或职业功能缺损）。

（3）正在饮酒时或刚饮酒后出现下列征象之一以上：

①言语含糊不清；

②协调不良；

③步态不稳；

④眼球震颤；

⑤注意或记忆缺损；

⑥木僵或昏迷。

（4）这些症状并非一般躯体情况所致。也不可能归于其他精神障碍。酒精所致精神障碍包括：病理性醉酒、复杂性醉酒、酒依赖震颤谵妄、酒中毒性幻觉症、酒中毒性妄想症、酒中毒性脑病。

【治疗原则】

（1）短期内就诊者予刺激呕吐或洗胃治疗。

（2）严重者检测生命体征的同时，静注50%葡萄糖100毫升，正规胰岛素20单位以加速酒精在体内氧化，促进清醒。视病情6~8小时重复注射一次或给予纳络酮治疗。

（3）昏迷者可选用中枢兴奋剂、吸氧。

（4）由于脑水肿所致颅内压升高，可选用脱水剂。

（5）烦躁不安、过度兴奋可用苯二氮卓类药物。

（6）支持疗法：大剂量补充维生素B族和C族，维持水电平衡。

（二）病理性醉酒

酒精引起的特异质反应，主要发生于对酒精耐受性很低的人，往往在少量饮酒后突然出现意识障碍、极度兴奋、攻击和危害行为，被害妄想颇常见。一般发作持续数小时或一整天，常以深睡结束发作。醒后对发作经过不能回忆。

【诊断标准】

1. CCMD－2－R 的诊断标准

编码：10.01

（1）符合酒精所致精神障碍的诊断标准。

（2）在一次饮酒后突然发生，但饮酒量不大。

（3）有意识障碍，为谵妄或朦胧状态，并至少有以下症状中的2种：

①病理性错觉、幻视或其他幻觉；

②被害妄想；

③紧张恐惧或惊恐反应；

④攻击性行为；

⑤痉挛发作。

（4）丧失了正常的人际交往能力和现实检验能力。

（5）病程数小时或1天，对发作不能回忆。

（6）排除过量饮酒所致普通醉酒状态。

2. CCMD－3 的诊断标准

病人在饮酒后突然发生暴力行为，这并非其清醒时的典型行为，其饮酒量不多（对大多数人而言，该量不会引起这类症状）。

1）症状标准

（1）符合酒精所致精神障碍的诊断标准。

（2）饮酒量虽然不大，但在酒后突然发生意识障碍，并至少有下列2项：

①病理性错觉或幻觉；

②被害妄想；

③情感障碍，如兴奋、焦虑、紧张、恐惧、惊恐，或易激惹；

④暴力行为；

⑤痉挛发作；

（3）发作后对发作完全遗忘。

2）严重标准 社会功能严重受损，如丧失正常的人际交往能力，有自知力障碍。

3）病程标准 在酒后突然发生，通常历时数小时或1天。

4）排除标准 排除单纯醉酒和复杂醉酒。

3. ICD－10的诊断标准

编码：F10.07（病理性酒精中毒）

注：这一状况正在研究之中，本研究标准只能被视为临时性的。

（1）必须符合急性中毒（F1 x.0）的一般标准，不同之处在于病理性中毒是在饮用了对大多数人不足以引起中毒的酒精量后出现。

（2）出现攻击性言语或躯体暴力行为，这种情况不是该病人清醒时的典型表现。

（3）中毒在摄人酒精后很快发生（通常是数分钟）。

（4）没有脑器质性障碍或其他精神障碍的证据。

说明：这是一种不寻常的情况。该障碍患者血中乙醇水平要比能够使大多数人达到中毒的水平低，即低于40mg/100ml。

【治疗原则】

病人出现幻觉、妄想症状时迅速约束病人，以防意外事故的发生，可用小剂量氟哌啶醇控制症状。

（三）复杂性醉酒

通常是在脑器质性损害或严重脑功能障碍的基础上，由于对酒精的耐受性下降而出现的急性酒精中毒反应。其饮酒量一般不大，但意识障碍明显，病程短暂，对发病情况常有遗忘。

【诊断标准】

1. CCMD－2－R 的诊断标准

编码：10.02

（1）符合酒精所致精神障碍的诊断标准。

（2）有颅脑损伤、脑炎、癫痫等脑病史，或脑器质性损害的症状和体征，或有影响酒精代谢的躯体疾病，如肝病等的证据。

（3）一次饮酒后突然发生。

（4）意识障碍，并至少有以下症状之一：

①病理性错觉、幻觉或片断被害妄想；

②情绪兴奋、激动，或易激惹；

③无目的的刻板动作；

④攻击或破坏行为。

（5）丧失了正常的人际交往能力和现实检验能力。

（6）病程通常为数小时，发作缓解后对发作经过完全或部分遗忘。

（7）排除过量饮酒所致普通醉酒状态。

2. CCMD－3 的诊断标准

1）症状标准

（1）符合酒精所致精神障碍诊断标准，并有颅脑损伤、脑炎、癫痫等脑病史，或脑器质性损害的症状和体征，或有影响酒精代谢的躯体疾病，如肝病等的证据。

（2）在一次饮酒后突然发生意识障碍，并至少有下列2项：

①病理性错觉或幻觉；

②被害妄想；

③情感或行为障碍，如兴奋、焦虑、紧张、恐惧、惊恐，或

易激惹；

④无目的的刻板动作；

⑤冲动行为；

⑥痉挛发作；

（3）发作后对发作部分或完全遗忘。

2）严重标准　自知力受损或社会功能受损，如丧失正常的人际交往能力。

3）病程标准　通常为数小时或1天。

4）排除标准　排除单纯醉酒和病理性醉酒。

【治疗原则】

（1）积极治疗病人的原发病。

（2）其他治疗参照病理性醉酒的治疗原则。

（四）酒依赖

反复饮酒引起的一种特殊心理状态，表现为对酒的渴求和经常需要饮酒的强迫性体验。可连续或间断性出现。停止饮酒习惯后常感到心中难受、坐立不安，或出现肢体震颤、恶心、呕吐、出汗等戒断症状，恢复饮酒则这类症状迅速消失。对酒的耐受性可有可无。如果同时有酒中毒性精神障碍、其他药物依赖或躯体并发症，则应分别下诊断。

【诊断标准】

1. CCMD－2－R的诊断标准

编码：10.03

（1）符合酒精所致精神障碍的诊断标准。

（2）有长期或反复饮酒历史。

（3）对酒有强烈的渴求。

（4）至少有下述情况之一：

①停止饮酒习惯后有肢体震颤、静坐不能、恶心、呕吐、大汗，或易激惹等戒断症状；

②继续饮酒可避免戒断症状出现，经常在清晨饮酒或随身带酒频繁饮用；

③多次试图戒酒失败；

④对酒精产生耐受性，饮酒量增大；

⑤为了饮酒而放弃其他娱乐活动或爱好。

2. ICD－10 的诊断标准

编码：F10.3（酒精戒断状态）

（1）必须符合戒断状态（F1 x.3）的一般标准。

（2）必须存在下列任何 3 条体征：

①舌、眼球或平伸双手的震颤；

②出汗；

③恶心，干呕或呕吐；

④心动过速或高血压；

⑤精神运动性激越；

⑥头痛；

⑦失眠；

⑧不适或虚弱感；

⑨短暂的视、触或听幻觉或错觉；

⑩痉挛大发作。

3. DSM－IV（酒精戒断）的诊断标准

编码：303

（1）曾大量长期饮酒，现停止（或减少）饮酒。

（2）在（1）之后几小时或几天出现下列 2 项以上：

①自主神经系功能亢进（例如，出汗或心率超过 100 次/分）；

②手部震颤加重；

③失眠；

④恶心或呕吐；

⑤一过性的视、触、听幻觉或错觉；

⑥精神运动性激越；

⑦焦虑；

⑧癫痫大发作。

(3) 由于 (2) 的症状产生了在临床上明显的痛苦烦恼或在社交、职业或其他重要功能方面的功能缺损。

(4) 这些症状并非由于一般躯体情况所致，也不可能归于其他精神障碍。

【治疗原则】

(1) 动员病人住院戒酒，杜绝一切酒的来源。

(2) 支持性心理治疗　医生向患者说明形成酒中毒的原因，危害及患者所表现出的戒断症状，使病人意识到他患有的是一种疾病，使之认识饮酒对自己生活质量，对家庭、对社会的影响，说明戒酒治疗的大体过程，以解除或减轻病人的顾虑和对立情绪。

(3) 出现颤抖、抽搐、出虚汗、焦虑不安、甚至震颤谵妄等戒断症状，常用药物有安定、佳静安定、氯硝西泮等。严重者可用安他乐或泰尔登。

(4) 脱瘾可用纳络酮或呋喃唑酮治疗。

(五) 震颤谵妄

一种短暂的中毒性意识障碍状态，通常发生于长期饮酒突然停饮或减少饮酒量之后，常伴有肢体震颤或抽搐，亦可有发热、心率增快等植物神经功能亢进症状。如不及时处理，可危及生命。

【诊断标准】

1. CCMD－2－R 的诊断标准

编码：10.04

（1）符合酒精所致精神障碍的诊断标准。

（2）有酒依赖史。

（3）酒精戒断、饮酒量显著减少或有躯体疾病后数日内出现。

（4）意识清晰度下降。

（5）错觉、幻觉或感知综合障碍。

（6）片断被害妄想、惊恐、激动或冲动性行为。

（7）肢体粗大震颤，可伴有发热、瞳孔扩大、心率增快、共济失调等躯体症状和体征。

（8）病情恢复后对病中情况遗忘或部分遗忘。

2. CCMD－3 的诊断标准

1）症状标准

（1）符合酒精所致精神障碍诊断标准，并有意识障碍，及肢体粗大震颤，可伴有：

①发热、瞳孔扩大、心率增快、共济失调；

②错觉、幻觉，或感知综合障碍；

③妄想，如被害妄想；

④惊恐、激动；

⑤冲动性行为。

（2）再次足量使用酒类可缓解症状。

（3）恢复后对病中情况部分或完全遗忘。

2）严重标准　发作期内社会功能严重受损。

3）病程标准　停用或减少饮酒后数日内出现症状。

4）排除标准　排除非精神活性物质所致谵妄。

说明：酒精所致震颤谵妄如出现在某次暴饮过程中，也应在此编码。

3. ICD－10 的诊断标准

编码：F1 x.4（伴有谵妄（包括震颤谵妄）的戒断状态）

（1）必须符合戒断状态（F1 x.3）的一般标准。

（2）必须符合谵妄（F05.－）的标准。

伴有谵妄的戒断状态之诊断可使用下述第五位数编码进一步指明：

F1 x.40 不伴抽搐。

F1 x.41 伴有抽搐。

4. DSM－IV 的诊断标准

编码：293.0（谵妄，由于……）

（1）意识障碍（即对环境认识的清晰度降低），伴有注意的集中、持久或变换目标能力之减低。

（2）认知的改变（例如记忆缺陷、定向不全、言语障碍），或出现知觉障碍，而又不能用已有的痴呆来解释。

（3）在短时间内发生（一般数小时或数天），并在1天内有所波动。

（4）从病史、体检或实验室检查中可见迹象表明是一般躯体情况的直接的生理性后果。

【治疗原则】

（1）小剂量抗精神病药及抗焦虑药的应用以缓解减轻戒断症状的发生。

（2）其他治疗曾参照普通醉酒及酒依赖治疗原则。

（六）酒中毒性幻觉症

长期饮酒引起的幻觉状态，大多在突然停饮或显著减少饮酒量之后48小时之内发生，也可在继续饮酒的情况下出现。不伴有意识障碍、精神运动性兴奋或植物神经功能亢进。多为幻听或幻视，可继发妄想，以及相应的情绪障碍和冲动行为。病程可短至数小时、数天或数周，但不超过6个月。

【诊断标准】

1. CCMD-2-R的诊断标准

编码：10.05

（1）符合酒精所致精神障碍的诊断标准。

（2）有长期饮酒史。

（3）有大量幻觉。幻听为言语性或非言语性；幻视为原始性或各种小动物。

（4）意识清晰，无植物神经功能亢进。

（5）病程不超过6个月。

（6）排除精神分裂症或躯体疾病所致的精神障碍。

2. CCMD-3的诊断标准

反复使用精神活性物质导致的以幻觉为主的精神病性症状。

【治疗原则】

（1）小剂量抗精神病药物，如氟哌啶醇、奋乃静、利培酮应用。

（2）其他治疗参照普通醉酒治疗原则。

（七）酒中毒性妄想症

长期饮酒引起的妄想状态。在意识清晰状态下，出现嫉妒妄想或被害妄想，常伴有相应的情感反应和行为，起病较慢，病程迁延。

【诊断标准】

1. CCMD－2－R 的诊断标准

编码：10.06

（1）符合酒精所致精神障碍的诊断标准。

（2）有长期饮酒史。

（3）有持久的妄想，如嫉妒妄想等。

（4）意识清晰，无植物神经功能亢进。

（5）排除精神分裂症或躯体疾病所致精神障碍。

2. CCMD－3 的诊断标准

反复使用精神活性物质导致的以妄想为主的精神病性症状。

【治疗原则】

与酒中毒性幻觉症治疗相同。

（八）酒中毒性脑病

长期（一般在 5 年以上）或大量饮酒引起的严重脑器质性综合征。其表现为急性谵妄、记忆缺损、人格改变或痴呆。诊断可分别以综合征命名，编码不变。

CCMD－2－R 的诊断标准

编码：10.07

（1）符合酒精所致精神障碍的诊断标准。

（2）出现下列 3 种综合征之一：

①Wernick 脑病：1 次过量饮酒后突然发生谵妄、昏睡、肌肉抽搐、眼球麻痹、去大脑强直或昏迷，清醒后可转为以下 2 种综合征之一；

②柯萨可夫精神病：缓慢起病，常在 1 次或多次震颤谵妄发作后发生，以记忆障碍（近记忆障碍显著，并有错构或虚构）

为主，并可有欣快、幼稚、懒散、定向障碍等症状，严重者智能减退，并常伴有周围神经炎等症状和体征；

③慢性酒中毒性痴呆：缓慢起病，有严重的人格改变、记忆减退、痴呆。

（3）社会功能和处理生活能力减退或丧失。

编码：10.08（酒精所致其他精神障碍）

说明：上述以外的酒精所致精神障碍，符合酒精所致精神障碍的诊断标准。可分别使用特有的命名，但编码不变，如10.08间发性酒狂（dipsomania）等。

【治疗原则】

除给予积极地对症治疗外，应给予促脑细胞代谢药物的治疗，以促进大脑生化代谢及受体功能的恢复。

二、阿片类物质所致精神障碍

多为行为性和医源性所致，如中毒，依赖综合征，戒断综合征，精神病性症状和情感障碍，智能障碍，遗忘综合征和人格改变等。

【诊断标准】

1. CCMD－2－R 的诊断标准

编码：10.1

（1）符合精神活性物质所致精神障碍诊断标准。

（2）有理由认为精神障碍系鸦片类物质（如鸦片、杜冷丁、吗啡、海洛因等）所引起。

2. CCMD－3 的诊断标准

符合精神活性物质所致精神障碍诊断标准，有理由推断精神障碍系阿片类物质（如阿片、海洛因、杜冷丁等）所致。

3. ICD－10 的诊断标准

编码：F1 1.0（使用鸦片类所致的急性中毒）

（1）必须符合急性中毒（F1 x.0）的一般标准。

（2）至少存在下列 1 条功能失调行为的证据：

①淡漠和镇静；

②脱抑制；

③精神运动性迟滞；

④注意力受损；

⑤判断力受损；

⑥个人功能活动受影响。

（3）至少存在下列 1 条体征：

①困倦；

②言语不清；

③瞳孔缩小（在严重过量使用所致的缺氧时是例外，这种情况下瞳孔扩大）；

④意识水平下降（如木僵、昏迷）。

编码：F1 1.3（鸦片类戒断状态）

（1）必须符合戒断状态（F1 x.3）的一般标准。（应注意的是，鸦片类戒断状态也可在短期使用鸦片后因投用鸦片拮抗剂而诱发。）

（2）必须存在下列任何 3 条体征：

①对鸦片类药物的渴求；

②流涕或打喷嚏；

③流泪；

④肌肉痛或抽筋；

⑤腹部痉挛；

⑥恶心或呕吐；

⑦腹泻；

⑧瞳孔扩大；

⑨竖毛或反复发作寒战；

⑩心动过速或高血压；

⑪打哈欠；

⑫睡眠不安。

4. DSM－Ⅳ的诊断标准

1）编码：292.89（鸦片类中毒）

（1）最近应用1种鸦片类制剂。

（2）正在应用鸦片类或刚应用之后，出现了临床上明显的适应不良行为或心理改变（例如，先是欣快随即淡漠，心境恶劣，精神运动性激越或迟缓，判断缺损，社交或职业功能缺损）。

（3）正在应用鸦片类或刚应用之后，产生瞳孔收缩（或因严重超量而缺氧以致瞳孔扩大）及下列之一：

①嗜睡或昏迷；

②言语含糊不清；

③注意或记忆缺损。

（4）这些症状并非由于一般躯体情况所致，也不可能归于其他精神障碍。

2）编码：292.0（鸦片类戒断）

（1）下列两者之一：

①曾大量长期（数周以上）应用鸦片类，而现停用（或减量）；

②在应用鸦片类一段时期后，服用某种鸦片类拮抗剂。

（2）在A之后几分钟至数天内出现下列3项以上：

①心境恶劣；

②恶心或呕吐；

③肌肉酸痛；

④流泪、流鼻涕；

⑤瞳孔扩大，汗毛竖起，或出汗；

⑥腹泻；

⑦呻吟；

⑧发热；

⑨失眠。

（3）由于B的症状，产生了临床上明显的痛苦烦恼，或在社交、职业或其他重要方面的功能缺损。

（4）这些症状并非由于一般躯体情况所致，也不可能归于其他精神障碍。

【治疗原则】

治疗一般分两步走，即急性期的脱毒治疗和脱毒后防止复吸及社会心理康复治疗。在安全有效并减少戒断症状的前提下，戒除药物依赖，缓解精神症状为主要目的。

（1）脱毒方法　①阿片受体激动剂替代疗法，常用药物有美沙酮和丁丙诺啡等。使用剂量视病人的情况而定，美沙酮首日剂量为30mg～60mg，丁丙诺啡为0.9mg～2.1mg，然后根据病人的躯体反应逐渐减量，原则是只减不加，先快后慢、限时减完。②非替代治疗　可乐宁（clonidine）：为α2受体激动剂，开始剂量为0.1mg～0.3mg，每天3次，副作用为低血压、口干和思睡，剂量必须个体化。可乐宁对于渴求、肌肉疼痛等效果较差。主要用于脱毒治疗的辅助治疗。

（2）精神障碍伴有失眠，避免使用巴比妥类和短作用的安定类药物。伴有严重焦虑不安，激动，惊恐，攻击等行为时，选用氯硝安定或氟哌啶醇的剂量加大。

（3）社会心理治疗　多数研究表明，心理社会干预能针对某些问题如复发等起到良好的治疗效果。

三、大麻类物质所致精神障碍

大麻是一种独特的精神活性物质，它的化学结构及药理作用难以归类到现有的任何一种精神药物中。研究证实，大麻可破坏下丘脑，使记忆，感知，判断及运动协调功能下降。

【诊断标准】

1. CCMD－2－R 的诊断标准

编码：10.2

（1）符合精神活性物质所致精神障碍诊断标准。

（2）有理由认为精神障碍系大麻类物质所引起。

2. CCMD－3 的诊断标准

符合精神活性物质所致精神障碍诊断标准，有理由推断精神障碍系大麻类物质所致。

3. ICD－10 的诊断标准

编码：F12.0（使用大麻所致的急性中毒）

（1）必须符合急性中毒（F1 x.0）的一般标准。

（2）至少存在下列 1 条功能失调行为或知觉异常的证据。

①欣快和脱抑制；

②焦虑或激越；

③猜疑或偏执观念；

④时间减慢（感到时光过得很慢和/或病人体验到意念的飞速流动）；

⑤判断力受损；

⑥注意力受损；

⑦反应力受损；

⑧听、视或触错觉；

⑨定向力完整下的幻觉；

⑩人格解体；

⑪现实解体；

⑫个人功能活动受影响。

（3）至少存在下列1条体征：

①食欲增加；

②口干；

③结膜充血；

④心动过速。

编码：F12.3（大麻戒断状态）

注：由于目前确切的诊断标准还无法建立，此综合征的定义还不完善。它在长期大量使用大麻停药后发生。据报告它持续从数小时至7天不等。症状和体征包括焦虑、易激惹，平伸双手时震颤、出汗和肌肉痛。

4. DSM－IV的诊断标准

编码：292.89（大麻中毒）

（1）最近应用大麻。

（2）正在应用大麻时或刚应用之后，出现临床上明显的适应不良行为或心理改变（例如，动作协调缺损，欣快，焦虑，感到时间过得太慢，判断缺损，社交退缩）。

（3）在应用大麻2小时内出现下列2项以上：

①眼结膜充血；

②食欲增加；

③口干；

④心动过速。

（4）这些症状并非由于一般躯体情况所致，也不可能归于其他精神障碍。

【治疗原则】

根据病史，燃烧后的香味及血中含有 THC 即可确诊，一般不需特殊处理。

（1）急性中毒致精神障碍　则应有人陪护，进行解释和安慰几小时便可缓解，必要时置于安静病室，口服或注射安定类药物。

（2）慢性中毒所致精神障碍，需要抗精神病治疗，传统用药予氯丙嗪，氟哌啶醇等，随着新型抗精神病药物的出现，可视病人情况，予以新型药物治疗。

四、镇静催眠剂所致精神障碍

镇静催眠药物可以缓解心理紧张，消除焦虑情绪，促进睡眠等，长期或大剂量使用，直至中毒可出现类似醉酒的酩酊状态或攻击行为，或说话含糊不清，共济失调，步态不稳，注意或记忆受损，常陷入抑郁等技精神障碍，部分药物在突然停用后诱发癫痫。

【诊断标准】

1. CCMD－2－R 的诊断标准

编码：10.3

（1）符合精神活性物质所致精神障碍诊断标准。

（2）有理由认为精神障碍系镇静、催眠、镇痛、抗焦虑和麻醉等中枢神经抑制性药物（鸦片类物质除外）所引起。

2. CCMD－3 的诊断标准

符合精神活性物质所致精神障碍诊断标准，有理由推断精神障碍系镇静、催眠、镇痛、抗焦虑和麻醉等中枢神经抑制剂（阿片类物质除外）所致。

3. ICD－10 的诊断标准

1）编码：F1 3.0（镇静剂或催眠药使用所致急性中毒）

（1）必须符合急性中毒（F1 x.0）的一般标准。

（2）至少存在下列 1 条功能失调行为的证据：

①欣快和脱抑制；

②淡漠和镇静；

③辱骂或攻击；

④心境易变；

⑤注意力受损；

⑥顺行性遗忘；

⑦精神运动性操作受损；

⑧个人功能活动受影响。

（3）至少存在下列 1 条体征：

①步态不稳；

②站立困难；

③言语不清；

④眼球震颤；

⑤意识水平下降（如木僵、昏迷）；

⑥红斑样皮肤病变或水泡。

说明：镇静或催眠药物引起的急性中毒如果很严重，可能会伴有低血压、体温过低及咽反射受抑制。

2）编码：F1 3.3（镇静剂或催眠剂戒断状态）

（1）必须符合戒断状态（F1 x.3）的一般标准。

（2）必须存在下列任何 3 条体征：

①舌、眼球或平伸双手震颤；

②恶心或呕吐；

③心动过速；

④体位性低血压；

⑤精神运动性激越；
⑥头痛；
⑦失眠；
⑧不适或虚弱感；
⑨短暂的视、触或听幻觉或错觉；
⑩偏执观念；
⑪痉挛大发作。

说明：如果出现谵妄，诊断为伴有谵妄的镇静剂或催眠剂戒断状态（F1 3.4）。

4. DSM－Ⅳ的诊断标准

1）编码：292.89（镇静催眠药中毒）

（1）最近应用某种镇静剂、催眠药或抗焦虑药。

（2）正在应用上述药物时或刚应用之后，出现临床上明显的适应不良行为或心理改变（例如不合适的性行为或攻击行为，情绪脆弱多变，判断缺损，社交或职业功能缺损）。

（3）正在应用上述药物时，或刚应用之后出现下列1项以上：

①言语含糊不清；
②协调不良；
③步态不稳；
④眼球震颤；
⑤注意或记忆缺损；
⑥木僵或昏迷。

（4）这些症状并非由于一般躯体情况所致，也不可能归于其它精神障碍。

2）编码：292.0（镇静催眠药所致）

（1）曾大量长期应用镇静剂、催眠药或抗焦虑药，而现停用（或减量）。

（2）在（1）之后几小时或数天，出现下列2项以上：

①自主神经功能亢进（例如，出汗或心率超过100次/分）；

②手部震颤加重；

③失眠；

④恶心或呕吐；

⑤一过性视、触或听幻觉或错觉；

⑥精神运动性激越；

⑦焦虑；

⑧癫痫大发作。

（3）由于（2）的症状产生了临床上明显的痛苦烦恼或在社交、职业或其它重要方面的功能缺损。

（4）这些症状并非由于一般躯体情况所致，也不可能归于其它精神障碍。

【治疗原则】

（1）对症状严重者给予补液代谢治疗及对症治疗。

（2）戒除药物的方法，一般采取递减或替代疗法，递减法要先快后慢。

五、可卡因所致精神障碍

可卡因即古柯碱，其生理效应是兴奋中枢神经系统。表现为言语增多，焦虑不安和易激惹。大剂量时可引起震颤抽搐，兴奋之后转入抑制，可致呼吸停止。中毒量可出现精神运动激越。

【诊断标准】

1. CCMD-2-R的诊断标准

编码：10.4

（1）符合精神活性物质所致精神障碍诊断标准。

（2）有理由认为精神障碍系可卡因引起。

2. CCMD－3 的诊断标准

符合精神活性物质所致精神障碍诊断标准，有理由推断精神障碍系兴奋剂可卡因所致。

3. ICD－10 的诊断标准

1）编码：F14.0（可卡因使用所致急性中毒）

（1）必须符合急性中毒（F1x.0）一般标准。

（2）至少存在下列 1 条功能失调行为或知觉异常的证据：

①欣快和精力旺盛感；

②警觉性过高；

③夸大的信念或行为；

④辱骂或攻击；

⑤好争辩；

⑥心境易变；

⑦重复刻板行为；

⑧听、视或触幻觉；

⑨幻觉，定向力通常完好时出现；

⑩偏执观念；

⑪个人功能活动受影响。

（3）至少存在下列 2 条体征：

①心动过速（有时心动过缓）；

②心律失常；

③高血压（有时低血压）；

④出汗和寒战；

⑤恶心或呕吐；

⑥体重下降的证据；

⑦瞳孔扩大；

⑧精神运动性激越（有时迟滞）；

⑨肌无力；

⑩胸痛；

⑪抽搐。

说明：个人功能活动的改变最容易在可卡因使用者同社会打交道时表现出来，变异范围从极端合群直至社会退缩。

2）编码：F14.3（可卡因戒断状态）

（1）必须符合戒断状态（F1 x.3）的一般标准。

（2）存在恶劣的心境（例如悲伤或快感丧失）。

（3）必须存在下列2条体征：

①嗜睡和疲劳；

②精神运动性迟滞或激越；

③对可卡因的渴求；

④食欲增加；

⑤失眠或睡眠增多；

⑥古怪而不愉快的梦境。

4. DSM－Ⅳ的诊断标准

1）编码：292.89（可卡因中毒）

（1）最近应用可卡因。

（2）正在应用可卡因或刚应用之后，出现临床上明显的适应不良行为或心理改变（过分发怒；刻板行为；判断缺损；社交或职业功能缺损）。

（3）正在应用可卡因时或刚应用之后，出现下列2项以上：

①心动过速或过缓；

②瞳扩扩大；

③血压升高或降低；

④出汗或寒颤；

⑤恶心呕吐；

⑥体重减轻的迹象；

⑦精神运动性激越或迟缓；

⑧肌力软弱，呼吸缓慢，胸痛或心律紊乱；

⑨意识混浊，抽搐，运动异常，肌张力异常或昏迷。

(4) 这些症状并非由于一般躯体情况所致，也不可能归于其他精神障碍。

2) 编码：292.0（可卡因戒断）

(1) 曾大量长期应用可卡因，而现停用（或减量）。

(2) 在（1）之后几小时或几天，出现心境恶劣及下列生理改变2项以上：

①乏力；

②生动而令人不愉快的梦；

③失眠或嗜睡；

④食欲增加；

⑤精神运动性迟缓或激越。

(3) 由于（2）的症状，产生了临床上明显的痛苦烦恼或在社交、职业或其他重要方面的功能缺损。

(4) 这些症状并非由于一般躯体情况所致，也不可能归于其他精神障碍。

【治疗原则】

可卡因中毒有自限性，一般可不做处理，如出现妄想、谵妄仅需对症处理。出现抽搐，反射增强，呼吸不规则，可用短效巴比妥类，但视呼吸及肌肉松弛情况而定。出现兴奋躁动，攻击行为，可予小量氟哌啶醇。伴抑郁情绪可给予抗抑郁剂。

六、挥发性溶剂所致精神障碍

挥发性溶剂种类繁多，但所致精神障碍的表现基本一致。大多数溶剂作用快，持续时间短，伴随应用此物质后的欣快感，几乎都出现言语不清，沾沾自喜，兴奋伴有幻觉，共济失调，知觉障碍和宿醉样感觉。

【诊断标准】

1. CCMD－2－R 的诊断标准

编码：10.6

（1）符合精神活性物质所致精神障碍诊断标准。

（2）有理由认为精神障碍系吸入汽油等挥发性物质所引起。

2. CCMD－3 的诊断标准

符合精神活性物质所致精神障碍诊断标准，有理由推断精神障碍系吸入汽油等挥发性物质所致。

3. ICD－10 的诊断标准

编码：F18.0（挥发性溶剂使用所致的急性中毒）

（1）必须符合急性中毒（F1 x.0）的一般标准。

（2）至少存在下列 1 条功能失调行为的证据：

①淡漠和嗜睡；

②好争辩；

③辱骂或攻击；

④心境易变；

⑤判断力受损；

⑥注意力和记忆力受损；

⑦精神运动性迟滞；

⑧个人功能活动受影响。

（3）至少存在下列 1 条体征：

①步态不稳；

②站立困难；

③言语不清；

④眼球震颤；

⑤意识水平下降（如木僵、昏迷）；

⑥肌无力；

⑦视力模糊或复视。

说明：因吸入某种物质而不是溶剂所致的急性中毒也应在此编码。

如果挥发性溶剂所致的急性中毒很严重，可能会伴有低血压、体温过低和咽反射受抑制。

4. DSM－Ⅳ的诊断标准

1）编码：292.89（吸人物中毒）

（1）最近有意地应用或短暂地大剂量地暴露接触某种挥发性吸入物（除了麻醉气体及短时作用扩血管药之外）。

（2）正在应用或正接触挥发性吸人物之时或刚应用或接触之后，产生了临床上明显的适应不良行为或心理改变（例如好斗、攻击、淡漠、判断缺损、社交或职业功能缺损）。

（3）正在吸人或接触时或刚吸人或接触之后，出现下列2项以上：

①头昏；

②眼球震颤；

③协调不良；

④言语含糊不清；

⑤步态不稳；

⑥嗜睡；

⑦反射减退；

⑧精神运动性迟缓；

⑨震颤；

⑩全身肌力软弱；

⑪视力模糊或复视；

⑫木僵或昏迷；

⑬欣快。

（4）这些症状并非由于一般躯体情况所致，也不可能归于其他精神障碍。

2）编码：292.89（酚环啶中毒）

（1）最近应用酚环啶（或类似物质）。

（2）正在应用酚环啶或刚应用之后，出现临床上明显的适应不良行为改变（例如好斗，攻击，冲动，不可预料的行为，精神运动性激越，判断缺损，社会或职业功能缺损）。

（3）在1小时内（在吸入或静脉注射时更快）出现下列2项以上：

①垂直或水平的眼球震颤；

②血压升高或心动过速；

③麻木或对疼痛反应减退；

④共济失调；

⑤构音障碍；

⑥肌强直；

⑦抽搐或昏迷；

⑧失聪。

（4）这些症状并非由于一般躯体情况所致，也不可能够归于其他精神障碍。

【治疗原则】

（1）立即脱离现场或停止接触致病物，观察生命体征，有呼吸循环衰竭、窒息、昏迷等需立即抢救。

（2）伴有精神障碍如幻觉、欣快、言语不清、运动迟缓等，选用安定和三环类约物。

（3）心理康复和对症治疗。

七、烟草所致精神障碍

烟草的主要成分是尼古丁，长期吸入可导致尼古丁依赖，引起精神障碍和躯体方面的变化，如坐立不安，焦虑烦躁，手足无措等。

【诊断标准】

1. CCMD－2－R 的诊断标准

编码：10.7

（1）符合精神活性物质所致精神障碍的诊断标准。

（2）有理由认为精神障碍，主要是依赖综合征和戒断综合征系烟草所引起。

2. CCMD－3 的诊断标准

符合精神活性物质所致精神障碍的诊断标准，有理由推断精神障碍（主要是依赖综合征和戒断综合征）系由烟草所致。

3. ICD－10 的诊断标准

1）编码：F17.0［烟草使用所致的急性中毒（急性尼古丁中毒）］

（1）必须符合急性中毒（F1 x.0）的一般标准。

（2）至少存在下列 1 条功能失调行为或知觉异常的证据：

①失眠；

②怪梦；

③心境易变；

④现实解体；

⑤个人功能活动受影响。

（3）至少存在下列 2 条体征：

①恶心或呕吐；

②出汗；

③心动过速；

④心律失常。

2）编码：F17.3（烟草戒断状态）

（1）必须符合戒断状态（F1 x.3）的一般标准。

（2）必须存在下列2条体征：

①对烟草（或其它包含尼古丁的制剂）的渴求；

②不适或虚弱感；

③焦虑；

④恶劣心境；

⑤易激惹或不安；

⑥失眠；

⑦食欲增加；

⑧咳嗽增多；

⑨口腔溃疡；

⑩注意力难以集中。

4. DSM－Ⅳ的诊断标准

编码：292.0（尼古丁戒断）

（1）每日应用尼古丁至少数周。

（2）突然停用尼古丁或减少用量，在随后的24小时内出现下列4项以上：

①心境恶劣抑郁；

②失眠；

③激惹，沮丧或发怒；

④焦虑；

⑤注意难以集中；

⑥坐立不安；

⑦心率减慢；

⑧食欲增加或体重增加。

（3）由于（2）的症状产生了临床上明显的痛苦烦恼或在社交、职业和其他重要方面的功能缺损。

（4）这些症状并非由于一般躯体情况所致，也不可能归于其他精神障碍。

【治疗原则】

吸烟者在人群中太普遍，以致人们对此习以为常，对吸烟者的宽容导致一部分严重吸烟者出现明显精神障碍。

（1）原则地说，尽量减少吸烟群体和控制个人吸烟量。

（2）焦虑，情绪不稳等可用三环类及安定药物。

（3）对症处理。

八、致幻剂使用所致的急性中毒

是一类在不影响意识和记忆的情况下改变人的知觉，思维和情绪活动的一类化合物。在滥用后立即产生幻觉和错觉，空间定向障碍，人格解体，体感异常和颤抖，同时体验到欣快愉悦的感受。

【诊断标准】

1. CCMD－3 的诊断标准

符合精神活性物质所致精神障碍诊断标准，有理由推断精神障碍系致幻剂（LSD）所致。

2. ICD－10 的诊断标准

编码：F16.0

（1）必须符合急性中毒（F1 x.0）的一般标准。

（2）至少存在下列 1 条功能失调行为或知觉异常的证据

①焦虑和恐惧；

②在完全清醒、警觉状态下出现的听、视或触的错觉或幻觉；

③人格解体；

④现实解体；

⑤偏执观念；

⑥牵连观念；

⑦心境易变；

⑧活动过度；

⑨冲动性行为；

⑩注意力受损；

⑪个人功能活动受影响。

（3）至少存在下列2条体征：

①心动过速；

②心悸；

③出汗和寒战；

④震颤；

⑤视力模糊；

⑥瞳孔扩大；

⑦共济失调。

编码：F16.3（致幻剂戒断状态）

注：没有可识别的致幻剂戒断状态。

3. DSM－Ⅳ的诊断标准

1）编码：292.89（致幻剂中毒）

（1）最近应用某种致幻剂。

（2）正在应用致幻剂时或刚应用之后，出现临床上明显的适应不良行为或心理改变（例如，显著的焦虑或抑郁，关系观念，害怕发疯，偏执想法，判断缺损，社交或职业功能的缺损）。

（3）正在应用致幻剂时或刚应用之后，出现发生于意识完全清醒状态下的知觉改变（例如，知觉的主观体验加强，人格解体，现实解体，错觉、幻觉，感觉异常）。

（4）正在应用致幻剂时或刚应用之后，出现下列之2项以上：

①瞳孔扩大；

②心动过速；

③出汗；

④心悸；

⑤视力模糊；

⑥震颤；

⑦协调不良。

(5) 这些症状并非由于一般躯体情况所致，也不可能归于其他精神障碍。

2）编码：292.89（致幻剂持续知觉障碍）

(1) 在停用致幻剂之后，一种或几种在致幻剂中毒时曾经体验的知觉症状又会再次重新体验（例如，几何形幻觉，周围视野中的假性运动知觉，颜色的闪烁，颜色的增强，移列物体的彗星样拖延的印象，阳性视后印象，物体周围的晕圈，视物变大和视物变小）。

(2) 由于（1）的症状产生了临床上明显的痛苦烦恼或在社交、职业或其他重要方面的功能缺损。

(3) 这些症状并非由于一般躯体情况所致（例如脑的解剖学病灶和炎症，视觉癫痫），也不可能归于其他精神障碍（例如谵妄，痴呆，精神分裂症）或入睡前幻觉。

【治疗原则】

病程短（一个月以内）的轻度精神障碍，以幻听为主，口服或肌注安定类药物，不宜使用其他抗精神病药物，有诱发谵妄动危险。病程长，以幻视为主，可考虑抗精神病药物治疗。

九、其它兴奋剂所致精神障碍

本节主要介绍苯丙胺和和黄嘌呤类物质所致精神障碍。苯丙胺是具有多种兴奋作用的化学物质，是一类拟交感胺药，表现为欣快感和情绪焦虑，自我意识增强，严重者导致苯丙胺性精神病。黄嘌呤类化合物包括咖啡因，茶碱，可可碱，此类物质的兴奋作用比较缓和。中毒时表现烦躁不安，感觉迟钝，心律失常，抽搐。昏迷甚至死亡。

【诊断标准】

1. CCMD－2－R 的诊断标准

编码：10.5

（1）符合精神活性物质所致精神障碍诊断标准。

（2）有理由认为精神障碍系兴奋剂（如苯丙胺、利他林等）所引起。

2. ICD－10 的诊断标准

1）编码：F15.0（其他兴奋剂（包括咖啡因）使用所致急性中毒）

（1）必须符合急性中毒（F1 x.0）的一般标准。

（2）至少存在下列1条功能失调行为或知觉异常的证据：

①欣快和精力旺盛感；

②警觉性过度；

③夸大的信念或行为；

④辱骂或攻击；

⑤好争辩；

⑥心境易变；

⑦重复刻板行为；

⑧听、视或触幻觉；

⑨幻觉，定向力通常完好下出现；

⑩偏执观念；

⑪个人功能活动受影响。

（3）至少存在下列2条体征：

①心动过速（有时心动过缓）；
②心律失常；
③高血压（有时低血压）；
④出汗和寒战；
⑤恶心或呕吐；
⑥体重下降的证据；
⑦瞳孔扩大；
⑧精神运动性激越（有时迟滞）；
⑨肌无力；
⑩胸痛；
⑪痉挛。

说明：个人功能活动的改变最易在物质使用者同社会打交道时表现出来，变异范围从极端合群至社会退缩。

2）编码：F15.3（其他兴奋剂包括咖啡因所致戒断状态）

（1）必须符合戒断状态（F1 x.3）的一般标准。

（2）存在恶劣心境（例如悲伤或快感丧失）。

（3）必须存在下列2条体征：
①嗜睡和疲劳；
②精神运动性迟滞或激越；
③对兴奋剂药物的渴求；
④食欲增加；
⑤失眠或睡眠增多；
⑥古怪而不愉快的梦境。

3. DSM－Ⅳ的诊断标准

1）编码：305.90（咖啡因中毒）

（1）最近饮用咖啡因，往往超过250mg（例如2～3杯咖啡）。

（2）正在服用咖啡因或刚服用之后，出现下列5项以上：

①坐立不安；

②神经质；

③兴奋；

④失眠；

⑤脸潮红；

⑥多尿；

⑦胃肠不适；

⑧肌肉抽筋；

⑨思想和言语“漫游”；

⑩心动过速或心律紊乱；

⑪一个阶段的不感疲倦；

⑫精神运动性激越。

（3）由于（2）的症状产生了临床上明显的痛苦烦恼或在社交、职业或其他重要方面的功能缺损。

（4）这些症状并非由于一般躯体情况所致，也不可能归于其他精神障碍（例如焦虑性障碍）。

2）编码：292.89（苯丙胺中毒）

（1）最近应用苯丙胺或类似药物［例如哌甲酯（利地林）］。

（2）正在应用苯丙胺或类似药物时或刚用之后，出现临床上明显的适应不良行为或心理改变（例如，欣快或情感迟钝；社交能力改变；过分警觉；人际关系敏感；焦虑、紧张或发怒；刻板行为；判断缺损；社交或职业功能缺损）。

（3）正在应用苯丙胺或类似药物时或刚应用之后，出现下列2项以上：

①心动过速或过缓；

②瞳孔扩大；

③血压升高或降低；

④出汗或寒颤；

⑤恶心或呕吐；

⑥体重减轻的迹象；

⑦精神运动性激越或迟缓；

⑧肌力软弱，呼吸减慢，胸痛，或心律紊乱；

⑨意识混浊，抽搐，运动异常，肌张力异常或昏迷。

（4）这些症状并非由于一般躯体情况所致，也不可能归于其他精神障碍。

3）编码：292.0（苯丙胺戒断）

（1）曾大量长期服用苯丙胺或类似药物，而现停用（或减量）。

（2）在（1）之后几小时或几天出现心境恶劣及下列生理改变之两项以上：

①乏力；

②生动而令人不愉快的梦；

③失眠或嗜睡；

④食欲增加；

⑤精神运动性迟缓或激越。

（3）由于（2）的症状产生了临床上明显的痛苦烦恼或在社交、职业或其他重要方面的功能缺损。

（4）这些症状并非由于一般躯体情况所致，也不可能归于其他精神障碍。

【治疗原则】

苯丙胺所致精神障碍同可卡因的治疗部分。咖啡因中毒，依赖所致精神障碍，如兴奋，焦虑、失眠可选用安定、氟哌啶醇等药物。出现循环衰竭、心律失常予相应的内科抢救。

第二节 非依赖性物质所致精神障碍

由非依赖性物质所引起的精神障碍，这些物质来自体外，虽不产生心理和/或生理依赖，但可影响个体的精神状态。过去称为中毒性精神障碍。

【诊断标准】

1. CCMD－2－R **的诊断标准**

（1）有非依赖性物质进人体内的证据，且有理由推断精神障碍由此所引起。

（2）该类物质进人体内后，出现心理和/或生理症状，如中毒、智能障碍、精神病性症状、情感障碍、神经症性症状和人格改变等。

（3）精神活动能力和社会功能下降或丧失。

1）编码：11.8（其他非依赖性物质所致精神障碍）

2）编码：11.9（未特定的非依赖性物质所致精神障碍）

（1）符合非依赖性物质所致精神障碍诊断标准。

（2）有理由认为精神障碍由多种或上述以外的非依赖性物质所引起。

2. CCMD－3 **的诊断标准**

1）症状标准　有非依赖（成瘾）物质进入体内的证据，并有理由推断精神障碍系该物质所致，由此引发心理或躯体症状，如中毒、智能障碍、精神病性症状、情感症状、神经症样症状，或人格改变等。

2）严重标准　社会功能受损。

3）病程标准　除残留性或迟发性精神障碍之外，精神障碍发生在非成瘾物质直接效应所能达到的合理期限之内。

4）排除标准　排除精神活性物质所致精神障碍和器质性精神障碍。

一、非成瘾药物所致精神障碍

非成瘾药物所致精神障碍，是指来自体外的某些物质对人体虽不产生心理或躯体性依赖，但可影响个体的精神状态，出现心理、生理症状，从而导致精神活动能力和社会能力下降或丧失。

肾上腺皮质激素所致精神障碍

肾上腺皮质激素所致精神障碍是指在应用激素过程中引起个体出现的精神障碍，精神症状常发生在应用激素数日到2个月之内，其严重程度与激素总量及使用的时间关系较小，与病前性格、既往病史、躯体功能状况等个体差异关系较大。

【诊断标准】

CCMD－2－R的诊断标准

编码：11.0（非依赖性药物所致精神障碍）

（1）符合非依赖性物质所致精神障碍的诊断标准。

（2）有理由认为精神障碍由非依赖性药物（如激素、异烟肼等）所引起。

【治疗原则】

（1）停用肾上腺皮质激素药物，大剂量应用者不能突然停用，应递减直到全部停用。

（2）精神症状对症处理，伴有幻觉妄想的兴奋状态者可应用奋乃静等，躁狂状态可应用丙戊酸盐、氯硝西泮或电休克治疗。

（3）因躯体疾病不能停用激素者，应尽量减少激素的用量，同时对精神症状对症处理。

二、有机化合物所致精神障碍

符合非依赖（成瘾）物质所致精神障碍诊断标准，有理由推断精神障碍系有机化合物（如苯、有机磷等）所致。应标明具体有机化合物，如：①有机磷；②苯等。

【诊断标准】

CCMD－2－R 的诊断标准

1）编码：11.1（有机化合物所致精神障碍）

（1）符合非依赖性物质所致精神障碍的诊断标准。

（2）有理由认为精神障碍由有机化合物（如苯、有机磷等）所引起。

2）编码：11.2（一氧化碳所致精神障碍）

（1）符合非依赖性物质所致精神障碍的诊断标准。

（2）有理由认为精神障碍由一氧化碳所引起。

【治疗原则】

1. 有机磷中毒的治疗原则

（1）清除毒物，迅速将病人脱离现场，脱去污染衣物，防止毒物继续进入体内，促进体内毒物排出，予输液、洗胃、利尿等。

（2）特效解毒剂①阿托品可消除或减轻毒蕈碱样症状及中枢神经系统症状。②胆碱酯酶复活剂，常用药物有解磷定、双复磷。③一般对症治疗，予10%葡萄糖及大量维生素C静脉滴注。对有精神症状的病人予安定、奋乃静、氯丙嗪小剂量口服。

2. 苯中毒所致精神障碍的治疗原则

（1）急性中毒者立即脱离现场。

（2）苯中毒无特效药物，主要依靠一般治疗和对症治疗。

急性中毒给予吸氧、呼吸循环兴奋剂。

（3）对有明显兴奋、冲动、幻觉者，可短期应用镇静剂或抗精神病药物。

重金属所致精神障碍

（4）慢性苯中毒主要纠正血象的异常。

3. 一氧化碳所致精神障碍的治疗原则

（1）对急性中毒的病人，首先使病人脱离中毒环境，给予高压氧治疗，有助于中毒症状的缓解，减少并发症，予甘露醇、高渗葡萄糖可减轻脑水肿，改善脑细胞代谢可应用维生素 C、ATP、辅酶 A。

（2）迟发症状的治疗，营养和支持疗法以及良好的治疗为基本的治疗措施，尽早采用高压氧治疗，改善脑血液循环，改善脑细胞代谢，震颤麻痹者可给予盐酸苯海索等，精神症状可对症治疗。

三、重金属中毒所致的精神障碍

重金属中毒所致的精神障碍，常由于铅、汞、锰等重金属进入人体后，可贮留在脑、肝、肾等器官，引起不同程度的神经精神障碍。

【诊断标准】

1. CCMD－2－R 的诊断标准

编码：11.3（重金属及其他化学物质所致精神障碍）

（1）符合非依赖性物质所致精神障碍的诊断标准。

（2）有理由认为精神障碍由重金属或上述以外的化学物质（铅、二氧化碳等）所引起。

2. CCMD－3 的诊断标准

（1）符合非成瘾物质所致精神障碍诊断标准。

（2）有理由推断精神障碍系重金属（如铅、汞等）所致。应标明具体重金属，如：①铅；②汞等。

【治疗原则】

1. 铅中毒所致精神障碍的治疗原则

（1）消除造成中毒的原因，如脱离中毒现场。

（2）进行驱铅治疗，予依地酸钙钠或选用青霉胺和二巯基丁二酸钠。

（3）可针对不同的精神症状予小剂量的抗精神病药物如奋乃静等。

2. 汞中毒的治疗原则

（1）首先脱离中毒环境。

（2）驱汞治疗，常用药物有二巯基丙醇或二巯基丙磺酸钠。

（3）控制精神症状可给予抗焦虑药物如安定。

（4）对症治疗，给予大剂量维生素 B_1 及维生素 C。

四、食物所致精神障碍

食物中毒所致精神障碍是指某些食物摄入人体后出现心理改变和生理症状，如中毒、智能障碍、精神病性症状、情感障碍、神经症性症状和人格改变等。

蕈中毒所致精神障碍

蕈类摄入人体后出现一系列神经精神障碍。常见有毒蕈类包括伞蕈科、牛肝蕈科等。

【诊断标准】

1. CCMD－2－R 的诊断标准

编码：11.4（食物所致精神障碍）

（1）符合非依赖性物质所致精神障碍诊断标准。

（2）有理由认为精神障碍由食物（如蕈类）所引起。

2. CCMD－3 的诊断标准

符合非成瘾物质所致精神障碍诊断标准，有理由推断精神障碍系食物（如蕈类）所致。

【治疗原则】

（1）及时洗胃导泻，不可以为催吐代替洗胃。

（2）对伴有蕈碱中毒症状者，予阿托品治疗，要果断迅速，如果已经出现心率加快、瞳孔扩大、口干、肠鸣音减弱等抗胆碱能症状，则忌用阿托品，予新斯的明治疗。

（3）及早肝肾功能检查，予葡萄糖、大剂量地塞米松和细胞色素 C 治疗。

（4）纠正酸中毒，调节电解质平衡。

（5）对严重幻觉者，可肌注氯丙嗪，对抽搐、痉挛者，可予安定控制，高热者予物理降温。

（6）必要时进行血液透析与腹膜透析。

第五章　精神分裂症及其它精神病性障碍

第一节　精神分裂症

本症是一组病因未明的精神病，多起病于青壮年，常有感知、思维、情感、行为等多方面的障碍和精神活动的不协调。一般无意识障碍和智能障碍，病程多迁延。

【诊断标准】

1. CCMD-2-R 的诊断标准

1）症状标准　确定无疑有下述症状中的至少2项，且各症状并非继发于意识障碍、智能障碍以及情感高涨或低落。单纯型精神分裂症另有规定。

①联想障碍：明显的思维松弛或破裂性思维，逻辑倒错或病理性象征性思维；

②妄想：原发性妄想（如妄想知觉、妄想心境）、妄想内容自相矛盾、毫无联系的2个或多个妄想，或妄想内容荒谬离奇，不需核实即可肯定为病理性的；

③情感障碍：情感倒错或情感不协调；

④幻听：评论性幻听、争议性幻听、命令性幻听、思维化声、持续1个月以上反复出现的言语性幻听或所听到的语言声来自体内某一部位；

⑤行为障碍：紧张综合征或怪异愚蠢行为；

⑥意志减退，较以往显著的孤僻、懒散、思维贫乏或情感淡漠；

⑦有被动体验、被控制体验、被洞悉感或思维被播散体验；

⑧思维被插入、被撤走、思维中断或强制性思维。

2）严重程度标准：自知力丧失或不完整，且至少有下述情况之一：

①社会功能明显受损；

②现实检验能力受损；

③无法与病人进行有效的交谈。

3）病程标准：精神障碍的病期至少持续3个月，单纯型另有规定。

4）排除标准：

①上述症状可肯定并非由于脑器质性精神障碍、躯体疾病所致精神障碍及精神活性物质和非依赖性物质所致精神障碍所引起。已确诊的尚未缓解的精神分裂症病人，若以后再患上述各种疾病，则应下2个诊断；

⑦若症状同时符合精神分裂症与情感性精神障碍的诊断标准，则分裂性症状的病程至少长于情感性精神障碍的病程两周以上，方可诊断为精神分裂症。

2. CCMD－3的诊断标准

1）症状标准　至少有下列2项，并非继发于意识障碍、智能障碍、情感高涨或低落，单纯型分裂症另规定：

（1）反复出现的言语性幻听；

（2）明显的思维松弛、思维破裂、言语不连贯，或思维贫乏或思维内容贫乏；

（3）思想被插入、被撤走、被播散、思维中断，或强制性思维；

（4）被动、被控制，或被洞悉体验；

（5）原发性妄想（包括妄想知觉，妄想心境）或其他荒渗的妄想；

（6）思维逻辑倒错、病理性象征性思维，或语词新作；

（7）情感倒错，或明显的情感淡漠；

（8）紧张综合征、怪异行为，或愚蠢行为；

（9）明显的意志减退或缺乏。

2）严重标准　自知力障碍，并有社会功能严重受损或无法进行有效交谈。

3）病程标准

（1）符合症状标准和严重标准至少已持续1个月，单纯型另有规定。

（2）若同时符合分裂症和情感性精神障碍的症状标准，当情感症状减轻到不能满足情感性精神障碍症状标准时，分裂症状需继续满足分裂症的症状标准至少2周以上，方可诊断为分裂症。

4）排除标准　排除器质性精神障碍，及精神活性物质和非成瘾物质所致精神障碍。尚未缓解的分裂症病人，若又罹想本项中前述两类疾病，应并列诊断。

3. ICD－10的诊断标准

编码：F20

（1）在持续至少1个月的精神病性发作期的大多数时间内（或大多数日子里的某些时间），存在下述第①项中的综合征、症状和病征至少1条或下述第②项中的症状和病征至少2条。

①至少存在下述中的1条：

a 思维鸣响，思维被插入或被夺及思维被广播；

b 被控制，被影响或被动妄想，明显地与躯体或肢体运动、特殊思维、行为或感觉有关；妄想性知觉；

c 言语幻觉，对病人的行为持续不断的评论或声音对患者进行相互讨论或来自躯体某些部分的其他内容的言语性幻觉；

d 其他持久的与文化不相应和完全不可能的妄想，如具有某种宗教或政治身份，具有超人的力量和能力（如具有控制气候的能力或能向来自另一星球的人交流信息)；

②至少存在下述中的2条：

a 任何形式的持久的幻觉，每天发生，至少1个月；并伴有短暂的或未充分形成的无明显情感内容的妄想；或伴随持久的超价观念；

b 思维过程中断或插入无关语，导致言语不连贯或不切题，或语词新作；

c 紧张症行为，如兴奋、特殊姿势或蜡样屈曲，违拗、缄默和木僵；

d“阴性”症状如显著的情感淡漠、言语贫乏及情绪及情绪反应迟钝或不适切（必须明确这些情况不是由于抑郁或抗精神病药物引起）。

（2）需除外的最常见情况：

①如果病人也符合躁狂发作（F30. -）或抑郁发作（F32 -）的标准，必须在心境障碍发生之前已符合上述（1）①和（1）②所列的标准；

②本障碍不是由脑器质性疾病（F00 - F09）、酒精或药物的中毒（F1 x. 0）、依赖（F1 x. 2）或戒断（F1 x. 3 和 F1 x. 4）所致。

4. DSM - Ⅳ的诊断标准

编码：295

（1）特征性症状　下列2项以上，均应在1个月内的（如经有效成功的治疗，限期可以较短）显著较长时间里呈现。

①妄想；

②幻觉；

③言语紊乱（例如常常乱扯（“出轨”）或散漫）；

④明显的紊乱或紧张症行为；

⑤阴性症状，即情感平谈、言语贫乏或意志减退。

注：如妄想荒谬怪异，或幻觉是对患者的行为或思想作实况广播样的评议，或有 2 个以上声音在互相对话，则仅需 1 项便已足够。

（2）社交或职业功能不良　自起病以来在显著较长时间内，1 个以上重要方面的功能（如工作、人际关系或自我照料）明显地较起病前差得多（如起病于童年或青少年，则为未能达到应有的人际关系、学业或职业水平）。

（3）病期　病情的持续性表现至少持续 6 个月。此 6 个月应包括至少 1 个月符合（1）标准（即急性期症状）的症状（如经有效成功的治疗，限期可较短），可包括前驱或残留期。在前驱或残留期中，病情可表现为仅有阴性症状或（1）所列 2 项以上较轻表现的症状（例如古怪想法，不寻常的知觉体验）。

（4）排除心境障碍及分裂情感性精神障碍　分裂情感性精神障碍及伴有精神病性表现的心境障碍均已排除，因既无重性抑郁、躁狂或混合发作同时出现于急性症状期；而且，如在急性症状期出现情感（心境）发作，其持续时期与急性期或残留期相比均明显较短。

（5）排除物质或一般躯体情况　此病情并非由某种物质（例如某种滥用药物、某种治疗药品）或由一般躯体情况所致之直接生理效应。

（6）与广泛性发育障碍的关系　如有婴幼儿孤独症或其它广泛性发育障碍的病史，除非出现至少 1 个月（如经有效成功的治疗，限期可较短）的明显妄想或幻觉，否则不作精神分裂症附加诊断。

【精神分裂症的分型】

1. CCMD－2－R 的诊断标准

1）偏执型精神分裂症

（1）符合精神分裂症的诊断标准。

（2）以妄想为主要临床表现，常伴有幻觉。

2）青春型精神分裂症

（1）符合精神分裂症的诊断标准。

（2）在青年期起病。

（3）以思维、情感和行为的不协调或解体为主要临床表现，如明显的情感不协调或思维破裂，或明显的思维松弛或怪异愚蠢行为。

3）紧张型精神分裂症

（1）符合精神分裂症的诊断标准。

（2）以紧张综合征为主要临床表现。

4）单纯型精神分裂症

（1）符合精神分裂症诊断标准第六项症状标准，以思维贫乏、情感淡漠、意志缺乏、社会性退缩等阴性症状为主要临床相。

（2）起病隐袭，缓慢发展，病程至少2年，并逐渐趋向精神衰退。

（3）从无明显的阳性精神病性症状。

5）其他型精神分裂症

符合精神分裂症的诊断标准，必要时在此编码之下，可另立亚型进行诊断，如20.8儿童精神分裂症，20.8晚发性精神分裂症等。

6）未定型精神分裂症

（1）符合精神分裂症的诊断标准，且有明显的阳性精神病性症状。

（2）不符合上述3种亚型的（20.0～20.2）的诊断标准，或为其混合形式。

说明：本型又名混合型或未分型。

精神分裂症第四位数编码表示某种临床表现和病程：

7）精神分裂症后抑郁

（1）最近1年内确诊为精神分裂症。

（2）精神分裂症病情好转而未痊愈时出现抑郁症状。

（3）此时以持续两周以上的情绪抑郁为主要临床相，遗留有精神病性症状，但已非主要临床相。

（4）不符合抑郁症、分裂情感性精神病的诊断标准。

8）精神分裂症缓解期

（1）曾确诊为精神分裂症。

（2）临床症状消失，自知力和社会功能均恢复至少已3个月。

9）精神分裂症残留期

（1）过去符合精神分裂症的诊断标准，且至少3年一直未完全缓解。

（2）病情显著好转，仅残留个别症状，可表现为下述项目之一：

①个别阳性精神症状；

②个别阴性精神症状，如思维贫乏，或情感淡漠，或社会性退缩，或意志减退，但社会功能并未严重受损；

③人格改变。

（3）社会功能和现实检验能力恢复较好。

（4）症状相对保持稳定，近1年内无明显好转或恶化。

10）精神分裂症衰退期

（1）过去符合精神分裂症的诊断标准，且至少3年一直未完全缓解。

（2）以精神衰退为主要临床表现。

（3）社会功能严重受损，成为丧失劳动能力的精神残疾。

2. CCMD－3 的诊断标准

1）偏执型分裂症

符合分裂症诊断标准，以妄想为主，常伴有幻觉，以听幻觉较多见。

2）青春型（瓦解型）分裂症

符合分裂症诊断标准，常在青年期起病，以思维、情感、行为障碍或紊乱为主。例如明显的思维松弛、思维破裂、情感倒错、行为怪异。

3）紧张型分裂症

符合分裂症诊断标准，以紧张综合征为主，其中以紧张性木僵较常见。

4）单纯型分裂症

（1）以思维贫乏、情感淡漠，或意志减退等阴性症状为主，从无明显的阳性症状。

（2）社会功能严重受损，趋向精神衰退。

（3）起病隐袭，缓慢发展，病程至少 2 年，常在青少年期起病。

5）未定型分裂症

（1）符合分裂症诊断标准，有明显阳性症状。

（2）不符合上述亚型的诊断标准，或为偏执型、青春型，或紧张型的混合形式。

本型又名混合型或未分型。

6）其他型或待分类的分裂症

符合分裂症诊断标准，不符合上述各型的诊断标准，如儿童分裂症、晚发性分裂症等。

7）分裂症后抑郁

（1）最近 1 年内确诊为分裂症，分裂症病情好转而未痊愈时出现抑郁症状。

（2）此时以持续至少 2 周的抑郁为主要症状，虽然遗有精神病性症状，但已非主要临床相。

（3）排除抑郁症、分裂情感性精神病。

8）分裂症缓解期

曾确诊为分裂症，现临床症状消失，自知力和社会功能恢复至少已 2 个月。

9）分裂症残留期

（1）过去符合分裂症诊断标准，且至少 2 年一直未完全缓解。

（2）病情好转，但至少残留下列 1 项：①个别阳性症状②个别阴性症状，如思维贫乏、情感淡漠，或意志减退，或社会性退缩③人格改变。

（3）社会功能和自知力缺陷不严重。

（4）最近 1 年症状相对稳定，无明显好转或恶化。

10）慢性

（1）符合分裂症诊断标准。

（2）病程至少持续 2 年。

11）分裂症衰退期

（1）符合分裂症诊断标准。

（2）最近 1 年以精神衰退为主，社会功能严重受损，成为精神残疾。

3. ICD－10 的诊断标准

1）编码：F20.0（偏执型精神分裂症）

（1）必须符合精神分裂症一般标准（F20.0～F20.3）。

（2）存在突出的妄想或幻觉（如被害、关系、出身名门、特殊使命、身体变化或嫉妒妄想；威胁性或命令性幻听；幻嗅或幻味、性幻觉或其他体感性幻觉）。

（3）情感不协调或平淡、紧张症症状或言语不连贯在临床相中不应占主要地位，尽管可有轻度的上述这些症状。

2）编码：F20.1（青春型精神分裂症）

（1）必须符合精神分裂症一般标准（F20.0~F20.3）。

（2）下述①和②须存在1条：

①肯定和持续的情感平淡或肤浅；

②肯定和持续的情感不协调或不适切。

（3）下述①和②须存在1条：

①行为是无目的的和紊乱的而不是有指向性的；

②肯定的思维障碍，表现为言语无条理、散漫或不连贯。

（4）可有轻度幻觉或妄想，但在临床相中不应占主要地位。

3）编码：F20.2（紧张型精神分裂症）

（1）必须符合诊断精神分裂症（F20.0~F20.3）的一般标准，在疾病初期可能因无从与病人沟通而不能确定，但最后必须符合。

（2）至少在2周时间内下述1条或多条的紧张症行为必须突出：

①木僵（对环境的反应明显减少及自发的动作和活动减少）或缄默症；

②兴奋（明显而无目的的运动性行为，不受外界刺激的影响）；

③特殊姿势（自主地采取和保持一种不恰当的或古怪的姿势）；

④违拗（明显的坚持不动，抗拒所有的运动要求或被动运动，或向与要求相反的方向运动）；

⑤僵硬（保持僵硬姿势的对抗被动运动）；

⑥蜡样屈曲（保持四肢和躯体于外界强加的位置）；

⑦指令性自动症（自动地服从指令）。

4）编码：F20.3（未分化型精神分裂症）

（1）必须符合精神分裂症（F20.0～F20.3）的一般标维。

（2）须符合下述两者之一：

①症状不足以符合F20.0、F20.1、F20.2、F20.4或F20.5任一亚型的诊断标准；

②症状很多，符合1种以上上述亚型的症状标准。

5）编码：F20.4（精神分裂症后抑郁）

（1）既往12个月中曾符合精神分裂症（F20.0～F20.3）的一般标准，但目前不符合。

（2）仍存在F20.0～F20.3标准（1）②abc或d中某种症状。

（3）抑郁症状的持续时间、严重程度和广泛度至少符合轻度抑郁发作（F32.0）标准。

6）编码：F20.5（残留型精神分裂症）

（1）在过去曾有一段时间符合精神分裂症（F20.0－F20.3）的一般标准，但目前不符合。

（2）在以往的12个月中，下述“阴性”症状中至少4条始终存在：

①精神运动迟缓或活动过少；

②肯定的情感迟钝；

③被动和缺乏主动性；

④言语量减少或内容贫乏；

⑤用面部表情、目光接触、语调或姿势所表示的非言语性交流贫乏；

⑥社会功能或个人生活能力减退。

7）编码：F20.6（单纯型精神分裂症）

（1）下述3条症状缓慢进行性发展至少1年：

①个人行为的某些方面发生了肯定的总体性质的改变，表现为动机和兴趣缺失，懒散及行为无目的，全神贯注于自己的态度

和社会退缩；

②“阴性”症状逐渐出现并加重，如精神运动迟缓或活动过少，肯定的情感迟钝，被动和缺乏主动精神，言语量减少或言语内容贫乏，非言语性的交流（面部表情、目光、语调或姿势）贫乏；

③社会、学校或职业功能显著下降。

（2）在任何时候都不存在 F20.0～F20.3 标准（1）中所提到的任何症状，也没有幻觉及任何类型的结构完整的妄想，即病人从未符合精神分裂症或其他精神病性障碍的诊断标准。

（3）无痴呆或其他 F00～F09 所列器质性精神障碍的证据。

8）编码：F21（分裂型障碍）

（1）患者在至少 2 年的时期内，或持续地或反复地表现出下述症状中的至少 4 条：

①情感不恰当或受限制，病人显得冷酷和淡漠；

②古怪、离奇或独特的行为或外表；

③人际关系不良，倾向于社会退缩；

④古怪的信念或巫术性思维影响着病人的行为并与亚文化规范不符；

⑤猜疑或偏执观念；

⑥无内在阻抗的强迫性穷思竭虑，并伴畸形恐怖性的或攻击性的内容；

⑦不寻常的知觉体验，包括躯体（身体）感觉异常或其它错觉，人格解体或现实解体；

⑧思维模糊、赘述、隐喻性、过分琐碎或刻板，通过离奇的言语或其它方式表现，无严重的言语不连贯；

⑨偶发的短暂性准精神病性发作，伴严重的错觉、幻听幻其他幻觉以及妄想样观念，起病往往没有外界诱因。

（2）患者必须从未符合精神分裂症（F20. －）的标准。

4. DSM－Ⅳ的诊断标准

1）编码：295.30（偏执型）

是符合以下标准的一种精神分裂症类型：

（1）沉湎于1种或几种妄想，或常有幻觉。

（2）下列表现均不明显：言语紊乱、行为紊乱、紧张症；行为、情感平淡或不适切。

2）编码：295.10（紊乱型）

是符合以下标准的一种精神分裂症类型：

（1）下列均很明显：

①言语紊乱；

②行为紊乱；

③情感平淡或适切。

（2）不符合紧张症型标准。

3）编码：295.20（紧张型）

是临床表现主要为下列2项以上的一种精神分裂症类型：

①不能动作，表现为僵住（包括蜡样屈曲）或木僵；

②动作过多（明显无目的地，也不受外界刺激所影响）；

③极度违拗（明显地对所有指令都作无目的的反抗，或维持某种僵硬姿势抗拒移动改变）幻缄默；

④特殊的自主动作，表现为作态（自愿处于不合适或怪异的姿势），刻板动作，明显的装相，或明显的扮鬼脸；

⑤模仿言语或模仿动作。

4）编码：295.90（未定型）

符合精神分裂症（1）标准，但又不符合偏执型、紊乱型或紧张症型的标准。

5）编码：295.60（残留型）

是符合下列标准的一种精神分裂症类型：

（1）缺乏明显妄想、幻觉、紊乱言诸、明显紊乱的行为或紧张症行为。

（2）一直有精神分裂症的迹象，例如呈现阴性症状或列于精神分裂症（1）标准的2项以上症状，只是较轻的类型（例如古怪想法，不寻常知觉体验）。

6）单纯衰退型精神分裂症

（1）至少1年以上逐渐发生以下各项：

①工作或学习成绩显著下降；

②阴性症状（如情感平淡、言语贫乏及意志减退）逐渐出

③人际交流差，在社交上显得孤独隔离或明显的社交退缩。

（2）从来没有达到精神分裂症（1）的标准。

（3）这些症状不可能归于分裂型或分裂样人格障碍、某种精神病性障碍、某种心境障碍、某种焦虑障碍、某种痴呆或精神发育迟缓，也不是由物质或一般躯体情况所致之直接生理效应。

7）精神分裂症后抑郁

（1）符合重性抑郁发作标准。

注：必须包括（1）①标准：抑郁心境。不包括应归于精神分裂症阴性症状或药物治疗副反应的表现。

（2）是叠加于或仅发生于精神分裂症残留期的重性抑郁发作。

（3）并非由物质或一般躯体情况所致的直接生理效应

8）长期病程的分类（适用于1年以上病期者）：

（1）发作性，伴有发作间期残留症状者（发作的定义是明显的精神病性症状的再度出现）；也可注明是否伴有明显阴性症状。

（2）发作性，发作期间没有残留症状。

（3）持续性，（在观察期间一直呈现明显的精神病性症状）也可注明是否伴有明显阴性症状。

（4）单次发作，部分缓解；也可注明是否伴有明显阴性症状。

（5）单次发作，充分缓解。

（6）其他或未注明的类型。

【治疗原则】

1. 治疗总论

（1）药物治疗　①抗精神病药物按作用机理可分为经典药物与非经典药物两类。经典药物又称神经阻滞剂，主要通过阻断D2受体起到抗幻觉妄想的作用。按临床特点分为高效价和低效价两类。前者以氯丙嗪为代表，镇静作用强，抗胆碱作用明显，对心血管和肝功能影响较大，锥体外系副作用较小，治疗剂量较大；后者以氟哌啶醇为代表，抗幻觉妄想作用较好，镇静作用较弱，心血管及肝脏毒性较小，但锥体外系副作用较大。近年非经典抗精神病药通过平衡阻滞5－HT及D2受体起到治疗作用，不但对幻觉妄想等阳性症状有效，对情感平淡、意志减退等阴性症状也有一定疗效。代表药物为利培酮、氯氮平、奥氮平、喹硫平等。②精神分裂症药物治疗应系统规范、早期、足量、足疗程。明确诊断后应及早开始用药，药物应达到治疗剂量，一般急性期治疗应维持2～6个月，从低剂量开始，逐渐加量，高剂量时应密切注意不良反应，门诊病人用药剂量通常低于住院病人，一般情况下不能突然停药。③维持治疗对于减少复发或再住院有肯定的作用。第一次发作维持治疗1～2年，第二次或多次复发者，维持治疗时间更长，甚至终身服药。药量一般为急性期剂量的1/2～2/3。④原则上为单一用药，作用机制相似的药物原则上不宜合用。⑤对于伴发抑郁情绪、躁狂状态、睡眠障碍的患者可酌情选用抗抑郁剂、心境稳定剂、镇静催眠剂，有锥体外系反应者可合并安坦。⑥必要时可常用电抽搐治疗，但要注意适应症和禁忌症。

（2）心理治疗　心理治疗是精神分裂症治疗的重要组成部

分，心理治疗不但可以改善病人的精神症状、提高自知力、增强治疗的依从性，并可改善家庭成员间的关系，促进患者与社会的接触。行为治疗有助于纠正病人的某些功能缺陷，提高人际交往技巧。家庭治疗是家庭成员发现存在已久的沟通方面的问题，有助于宣泄不良情绪。

(3) 社会康复　对痊愈病人应鼓励去参加社会活动和从事力所能及的工作；对慢性精神精神分裂症有退缩表现的患者，可进行日常生活能力、人际交往技能的训练和职业劳动训练，以减轻残疾程度。对病人的亲属进行健康教育，使其了解有关的精神分裂症的基础知识，以期增加对患者的理解、支持，减少可能为患者带来的压力如过多指责、过高的期望。影响公众，普及精神卫生知识，使社会对精神疾病患者多一些宽容和关怀，少一些歧视和孤立。

2. 急性期治疗

精神分裂症急性期是指首发患者和急性恶化复发患者的精神症状非常突出和严重的时期。

1) 急性期治疗的目标

(1) 尽快缓解精神分裂症的主要症状　包括阳性症状、阴性症状、激越兴奋、抑郁焦虑和认知功能减退，争取最佳预后。

(2) 预防自杀及防止危害自身或他人的冲动行为的发生。

2) 急性期治疗的具体措施

(1) 首发患者　首发患者的治疗非常重要，它直接关系到患者的预后和康复。应该做到：

①早发现、早确诊、早干预、早治疗。

②积极采用全病程治疗的概念。

③根据精神症状的特点及经济状况，尽可能选用疗效确切、症状作用谱广泛、不良反应轻、便于长期治疗、经济上能够负担的抗神病药物。

④积极进行家庭健康教育宣传，争取家属重视、配合对患者的全程治疗。

（2）复发患者　在开始治疗前仔细了解过去的用药史，参考患既往疗效最好的药物和有效剂量，在此基础上可适当提高药物剂量和适当延长疗程，如果有效则继续治疗；如果治疗无效，应虑换药或合并用药。复发患者的维持治疗应尽可能延长。同时行家庭教育，宣传长期治疗的意义，以取得患者和家属的积极配，提高服药依从性，有效预防复发。

3）急性期治疗药物的选择　应综合考虑患者的实际情况、医生的临床经验及药物的作用特点等因素。

（1）根据临床症状特点，这是药物选择的基础。

①以幻觉妄想等阳性症状为主的患者：可以选择第一代抗精病药物中的氟哌啶醇、氯丙嗪、奋乃静等；也可选择第二代抗精病药物，如利培酮、奥氮平、奎硫平等。两类药物对阳性症状的效相当。还应考虑急性期后巩固和维持治疗时的药物选择。

②以阴性症状为主的患者：首选第二代抗精神病药物。大量床研究证实第二代抗精神病药物对阴性症状的疗效优于第一代物，多项研究显示利培酮和奥氮平在治疗阴性症状方面的疗效优于氟哌啶醇，而奎硫平和齐拉西酮对阴性症状的疗效与氟哌醇相当。第一代药物中的舒必利、三氟拉嗪、氟奋乃静等也有改善阴性症状的作用，但仅仅是临床经验，缺乏大样本的对照研究。

③以精神运动性兴奋为主的患者：首选有一定镇静作用的抗神病药物，如氟哌啶醇、氯丙嗪、奥氮平等，或合并使用苯二氮卓类镇静催眠药物。

④伴有情感症状的患者：伴有抑郁症状的精神分裂症患者，宜选用奥氮平、奎硫平或利培酮，大量研究表明第二代抗精神病强物能改善精神分裂症患者伴发的抑郁症状，并且能减轻由于EPS引起的药源性抑郁，疗效优于第一代的氟哌啶醇。若单用抗

精神病药药物不能完全改善抑郁症状时可合并使用抗抑郁药物。对伴有躁狂症状的患者可首选第二代抗精神病药物，如奥氮平、奎硫平或利培酮，最近几年的临床研究证实上述3种第二代抗精神病药物有心境稳定剂的作用，尤其在控制躁狂发作方面的优势已初见端倪，奥氮平已获美国FDA批准用于躁狂治疗。当然也可选择第一代抗精神病药物如氟哌啶醇、氯丙嗪和舒必利等。

⑤以紧张症状群为主的患者：例如木僵状态等，首选静脉滴注舒必利或肌注舒必利。

（2）根据药物的作用特点　目前抗精神病药物分为第一代和第二代。第一代抗精神病药物以改善阳性症状和控制兴奋为主，但药物的不良反应比较突出，尤其是EPS。第二代药物的优点是作用谱较广，除对精神障碍的阳性症状有效外，对阴性症状、伴发的情感症状，以及认知障碍等也有明显的改善作用，且较少引起

EPS和TD，对催乳素的影响小等。因此第二代抗精神病药更适用于首发患者、阴性症状突出和伴有明显情感症状的患者；适用于对药物耐受性差的老年患者；适用于躯体情况差或躯体疾病伴发的精神障碍；适用于脑器质性精神障碍；适用于儿童以及青少年的精神障碍。

（3）根据药物的不良反应　首发患者对药物的不良反应较敏感，药物不良反应的大小直接影响患者对治疗的合作程度，以及维持治疗的依从性，因此首发患者应尽量选择药物不良反应小的，如第二代抗精神病药物或第一代抗精神病药物中不良反应相对小的，如奋乃静、甲硫达嗪等。

（4）根据患者的躯体状况和年龄　老年人、未成年人，或伴有躯体疾病的患者，宜选用疗效肯定、不良反应小、与躯体疾病治疗药物之间药物相互作用小的第二代抗精神病药物。

（5）对复发患者　首先参考以往药物治疗的经验，选择过

去有效的药物。所谓有效一方面是患者的主观感觉，这主要涉及药物的耐受性；另一方面是客观上或临床上对症状的控制程度。

（6）根据患者的经济状况　选择患者能够承担的费用。中国是一个经济发展非常不均衡的国家，医疗保障体系尚未完全建立，医生在选择药物时必须重视，以使患者能够接受长期治疗。

（7）妊娠问题　有研究表明，在抗精神病药物中氟哌啶醇是相对安全的，若患者必须在妊娠中使用药物时建议选择氟哌啶醇。

（8）急性期不建议使用长效制剂　原因有两方面，一是长效制剂起效慢，常常需要2~3个月；二是长效制剂无法缓慢加药，且进人体内逐步释放，不利于控制药物不良反应，由此会造成患者对治疗的抵触情绪并紧张医患关系。

《英国2001精神药物处方指南（第六版）》中建议首发患者的一线药物是第二代抗精神病药物，如利培酮、奥氮平和奎硫平。

《美国精神病学会推荐的治疗指南》中建议第一代和第二代抗精神病药物（除氯氮平外）均可作为一线药物使用。

《中国精神分裂症防治指南》中建议第一代和第二代抗精神病药物均可作为一线药物使用，氯氮平谨慎使用。

4）给药方式的选择　主要根据患者的合作程度和疾病的严重程度选择不同的给药方式。在疾病的急性期，患者的精神症状通常非常严重，且缺乏自知力，否认有病，不愿接受或拒绝治疗，所以在疾病的急性期应首先保证药物能进入体内。一般情况下，配合治疗的患者选择口服给药，病情严重、敌对不合作、拒绝接受治疗的患者宜首选肌内注射或静脉给药。选择静脉滴注要慎重，若必须使用时，应严格限定剂量和疗程，以氯丙嗪为例，每天的剂量不宜超过50~200mg，一日症状改善即可改为口服治疗。北京大学第六医院（精神卫生研究所）自20世纪60年代以来常规使用氯丙嗪和异丙嗪肌内注射或氟哌啶醇肌内注射连续14d，能有效控制患者的精神症状、兴奋及不合作。方法是氯丙嗪和异丙嗪各50mg加生理盐水40ml静脉推注（早），中午口服氯丙嗪100mg，晚上氯丙嗪和异丙嗪各50mg肌注；氟哌啶醇是每日肌注3次。每次5～10mg。

5）急性期治疗的剂量和疗程　剂量应充分，宜采用积极的强化性药物治疗，争取最大限度地缓解精神症状，防止病情波动。根据各种药物的特点和常规推荐剂量，以患者最大的疗效和最小的不良反应为合宜剂量，但是急性期应重点强调疗效，不能因为药物的不良反应而减小剂量或缩短疗程延误病情。急性期的治疗一般为6～8周。

6）急性期治疗的注意事项

（1）于治疗开始前详细询问病史，进行躯体、神经系统和精神检查，同时进行各项实验室检查，包括血尿常规、肝肾功能、血糖、血脂、心电图等，了解患者的躯体状况。

（2）若患者为首次使用抗精神病药物，医生还不了解患者对所选药物的反应，应从小剂量开始，逐渐加量，以避免严重不良反应的发生而影响治疗。

（3）单一药物治疗，除非两种单一药物治疗无效时。

（4）避免频繁换药。抗精神病药物的起效时间一般为2～4周，所以不应在短于4周时终止已开始的治疗；除非患者出现严重的、无法耐受的不良反应时。

（5）根据疾病的严重程度、家庭照料情况和医疗条件选择治疗场所，包括住院、门诊、社区和家庭病床治疗；当患者具有明显的危害社会安全和严重自杀、自伤行为时，应通过监护人同意紧急收住院治疗。

3. 恢复期治疗

（1）巩固期治疗　仍以药物治疗为主，以原有效药物、原有效剂量坚持继续巩固治疗，疗程至少3～6个月；治疗场所可继续住院接、结合试出院以适应社区生活，或出院门诊定期随访治疗，或社区治疗；同时配合家庭教育和对患者的心理治疗。

（2）维持期治疗　根据个体及所用药物情况，确定是否减少剂量，把握预防复发所需剂量；疗效稳定，无特殊不良反应，尽可能不换用药物，疗程视患者个体情况而定，一般不少于2～5年，治疗场所主要在门诊随访和社区随访治疗，在此期间加强对患者及家属的心理治疗。

4. 常见不良反应的处理

（1）过度镇静　抗精神病药物治疗早期最常见的不良反应是过度镇静、乏力、头晕，发生率超过10%。氯丙嗪、氯氮平和硫利达嗪等多见，与药物拮抗组胺H1等受体作用有关。治疗几天或几周后常可耐受，也有不少长期服用氯丙嗪、硫利达嗪和氯氮平者表现多睡和白天嗜睡。将每日剂量的大部分在睡前服用，可以避免或减轻白天的过度镇静。严重者应减量。

（2）体位性低血压　体位性低血压与药物对a肾上腺素受体作用有关。临床表现为服药后常于直立位时血压骤然下降，可引起患者猝倒，多见于低效价药物快速加量或剂量偏大时。此时应让患者平卧，头低位，监测血压。必要时静脉注射葡萄糖，有助于血压恢复，必要时减药或换药。

（3）流涎　流涎是氯氮平治疗早期最常见的一种不良反应，大约64.3%的患者出现流涎。过度流涎在睡眠时最明显。有建议外周抗肾上腺素能药物或者P物质可以拮抗氯氮平对唾液腺的毒蕈碱样胆碱能效应。可乐定和阿米替林也可用于睡眠时的流涎，最近发现氯氮平不增加唾液流量而是减少吞咽，因此在睡眠时流涎最明显。建议患者侧卧位，以便于口涎流出，防止吸入气管，必要时减量或换药。

（4）锥体外系不良反应　包括急性肌张力障碍、震颤、类帕金森症、静坐不能迟发性运动障碍等，与药物阻断多巴胺受体作用有关，该不良反应常见于高效价的第一代抗精神病药物，急性肌张力障碍、类帕金森症，可以合并抗胆碱能药物如安坦等治疗；静坐不能（严重的运动性不安），可通过减低药物剂量或者使用β受体拮抗剂治疗；合并使用抗焦虑药可以控制抗精神病药物所致的急性激越。

（5）泌乳素水平　典型抗精神病药物常引起泌乳素水平升高及高泌乳素血症相关障碍如闭经和溢乳、性功能改变，舒必利多见，阿里哌唑实际上能降低泌乳素水平。可通过减药、停药、中药、DA 激动剂和激素治疗。

（6）体温调节紊乱（下丘脑体温调节的影响）多见于氯氮平治疗者，氯氮平治疗头 3 周，部分患者出现良性发热，最多持续至治疗第 10 天左右。继续治疗几天后可恢复正常，没有临床意义。如体温超过 38.5 度，需要做血常规监测，停止氯氮平治疗。

（7）抗胆碱能作用引发的症状　低效价抗精神病药物如氯丙嗪、硫利达嗪等以及非典型抗精神病药物氯氮平等多见，外周抗胆碱作用表现有口干、视物模糊、便秘和尿潴留等。目前临床上多是对症处理，如用肠道软化剂、泻剂、补充含纤维较多的软食或增加液体摄入等以治疗便秘。中枢抗胆碱作用表现为意识障碍、谵妄、言语散漫、出汗、震颤和认知功能受损等，多见于老年人、伴有器质性病变和躯体病患者。应立即减药或停药，并对症治疗。临床用药需注意避免抗胆碱作用强的药物联合使用。

（8）体重增加及糖脂代谢异常　氯氮平引起的体重增加最明显，以下顺序为奥氮平、利培酮和喹硫平。阿里哌唑和齐拉西酮的体重增加较少报道。其不良反应以预防为主，如合理饮食、实施运动锻炼计划等。监测体重、腰围、血糖、血脂等指标，注意有无高血糖的临床症状，注意高酮血症的发生。必要时换药。

(9) 心血管系统　常表现为体位性低血压、心动过速、心动过缓和心电图改变（可逆性非特异性 ST－T 波改变，T 波平坦或倒置和 Q－T 间期延长）和传导阻滞。氯氮平治疗者避免使用阿替洛尔，可增加氯氮平致粒细胞缺乏症的危险。通常的处理办法是低起始剂量，缓慢加量，一旦出现体位性低血压，减低药物剂量，瞩患者体位改变时速度缓慢。如 Q－T 间期超过 500 毫秒，建议停止治疗。

(10) 肝脏　最常见的是无黄疸性肝功能异常，一过性的谷丙转氨酶（ALT）升高，多能自行恢复。低效价抗精神病药物及氯氮平常见，可合并保肝药物治疗并定期复查肝功能。

5. 严重不良反应

(1) 恶性综合征　临床表现为肌紧张、高热、意识障碍、植物神经系统症状（大汗、心动过速、血压不稳等），严重者死于肾、呼吸功能衰竭。一旦诊断应立即停药，并进行支持治疗如补液、降温、预防感染、抗痉挛、吸氧等，大剂量胞二磷胆碱可增加 DA 受体的活性，也可用 DA 激动剂溴隐亭治疗。有报道 ECT 治疗有效。

(2) 诱发癫痫发作　氯氮平较多见，监测氯氮平血浆浓度，剂量增加至 600mg/d 前查脑电图，如癫痫发作，降低药物剂量。避免合并使用氯氮平和卡马西平。

(3) 血液系统改变　粒细胞缺乏症，氯氮平较多见，主要是白细胞减少。需定期监测白细胞分类和计数，如果白细胞分类和计数明显降低，必须停药，给予支持疗法，隔离严防感染，重症者给予升白药。

(4) 猝死　目前发生机制尚不明了，积极地处理措施是进行复苏抢救。对于高危人群谨慎用药。

6. 其他不良反应

少数患者在药物治疗过程中可出现皮疹或多形性红斑，可用抗过敏药物扑尔敏等对症进行处理。如出现皮疹同时发热，应警惕剥脱性皮炎的发生。

第二节　偏执性精神障碍

偏执型精神障碍指一组以系统妄想为主要症状，而病因未明的精神障碍，若有幻觉则历时短暂且不突出，在不涉及妄想的情况下，无明显的其他心理方面的异常，30岁以后起病者较多。

【诊断标准】

1. CCMD-2-R的诊断标准

编码：22

1）症状标准，符合下述3项：

①以系统妄想为主要症状，内容比较固定。

②妄想内容与现实生活有联系，有一定的现实性，不经了解，多难辨是非，主要表现为被害、嫉妒、夸大、疑病、钟情等内容。

③病程标准：病程至少持续6个月。

2）严重程度标准　妄想使患者的社会功能明显受损。

3）排除标准　不符合脑器质性精神障碍、躯体疾病所致精神障碍、精神活性物质和非依赖性物质所致精神障碍、精神分裂症与情感性精神障碍的诊断标准。

说明：偏执狂（妄想狂）与偏执状态（类偏狂）已合并为一个诊断，使用同一编码，与ICD-10和DSM-Ⅳ草案（1993年3月）中意见一致。

2. CCMD－3 的诊断标准

1）症状标准　以系统妄想为主要症状，内容较固定，并有一定的现实性，不经了解，难辨真伪。主要表现为被害、嫉妒、夸大、疑病，或钟情等内容。

2）严重标准　社会功能严重受损和自知力障碍。

3）病程标准　符合症状标准和严重标准至少已持续 3 个月。

4）排除标准　排除器质性精神障碍、精神活性物质和非成瘾物质所致精神障碍、分裂症，或情感性精神障碍。

3. ICD－10 的诊断标准

1）编码：F22.0（妄想性障碍）

（1）必须存在一种或一组相互关联的妄想，但不应有 F20.0－F20.3 标准（1）①、中所列的典型的精神分裂症性妄想（即完全不可能或与文化不相应的）。常见的为被害、夸大、疑病、嫉妒（嫉妒型）以及色情内容的妄想。

（2）标准（1）中所指妄想须至少存在 3 个月。

（3）不符合精神分裂症（F20.0－F20.3）一般标准。

（4）不存在任何感觉通道的持续性幻觉（可有短暂或偶尔的幻听，但不是以第三者或追踪性评论的形式出现）。

（5）只要在没有心境障碍时仍持续存在妄想，就可有间歇出现的抑郁症状，甚至抑郁发作（F32.－）。

（6）需除外的最常见情况：必须没有 F00－F09 中所列的原发性或继发性器质性精神障碍，不存在由精神活性物质使用所致的精神病性障碍（F1 x.5）。

可能亚型的标明：

若愿意，则可标出以下亚型：被害性；诉讼性；自我援引性；夸大性；疑病性（躯体性）；嫉妒性；色情狂性。

2）编码：F22.8（其他持久的妄想性障碍）

本类别是为持久的妄想性障碍中不符合妄想性障碍（F22.0）标准者所保留的编码。在此处编码之障碍其妄想应伴有持久的幻听或伴有不足以诊断为精神分裂症（F20.-）的分裂性症状。妄想性障碍持续尚不足3个月者应在F23.-处编码（至少为暂时性）。

4. DSM-Ⅳ的诊断标准

编码：297

（1）并不怪异的妄想（即涉及现实生活中所发生的情境，例如被人跟踪、被投毒、被感染、被爱恋、被配偶或情人欺骗或患有某种疾病），至少1个月。

（2）不符合精神分裂症的（1）标准。（注：妄想性精神障碍可有与妄想主题有关的触幻觉或嗅幻觉。）

（3）除了妄想或其有关情况外，功能没有明显缺损，行为并不明显古怪或怪异。

（4）如与妄想同时发生情感（心境）发作，其持续时期比妄想的时期短。

（5）此障碍并非由某种物质（例如某种滥用药物、某种治疗药品）或由一般躯体情况所致之直接生理效应。

可注明类型（依据明显突出的妄想主题）：

色情狂型：妄想认为另一人（往往有较高地位者）在与患者谈恋爱。

夸大型：妄想认为自己有很大价值、权力、知识、身份或与一神仙或名人有特殊关系。

嫉妒型：妄想认为其配偶不忠贞。

被害型：妄想认为自己（或与自己有密切关系的某人）正被用某种方式陷害。

躯体型：妄想认为自己具有某种躯体缺陷或一般躯体情况。

混合型：妄想具有上述1种以上类型的特点，但都不特别突出。

未注明型。

【治疗原则】

（1）治疗原则　偏执性（妄想性）精神障碍（偏执性精神病）的治疗是非常困难的，患者往往不承认自己有精神障碍，拒绝接受治疗，一般情况下可以不治疗，但当患者在妄想的支配下出现激越行为、暴力行为，或社会功能受到严重损害时必须采取积极的治疗。

①尽可能住院治疗。

②建立良好的医患关系：因为患者不承认有病，所以医生首先要与患者建立起良好的医患关系，取得患者的信任和合作是治疗成功的基础。

③从非主要症状人手：治疗可以先从非主要症状开始，例如睡眠问题、情绪问题等，患者易于接受和配合。

④以非肠道给药为主：若拒绝口服药物，可以肌内注射短效或长效抗精神病药物；使用长效制剂时一定要注意从小剂量开始，在证实不良反应可以耐受时再进行常规剂量治疗。

（2）药物选择　药物选择上没有特殊性，只是考虑到患者的依从性比较差，不良反应小的药物更易于被患者接受而提高依从性，所以更适合妄想性精神障碍的患者。病程多呈持续性，有的可终生不愈；但老年后由于体力与精力日趋衰退，症状可有所缓解。个别病人经治疗缓解较彻底。

第三节　分裂情感性精神病

本病指分裂症状和情感症状同时存在又同样突出、常反复发作的一种精神病。分裂性症状为妄想、幻觉和忘维障碍等阳性精神病性症状，情感学症状为躁狂或抑郁。

【诊断标准】

1. CCMD-2-R 的诊断标准

1）编码：24

（1）符合精神分裂症和情感性精神障碍的症状标准。

（2）严重程度标准，符合以下2项：

①社会功能显著下降；

②自知力不全或缺乏。

（3）分裂性症状与情感性症状在整个病程中多同时存在，出现与消失的时间比较接近。但以分裂性症状为主要临床相的时间，必须持续两周以上。

（4）可排除0~3类中其他各种精神障碍。

说明：如果一个病人在不同发作中分别表现以分裂性症状或情感性症状为主的临床相，就仍按每次发作的主要临床相作出各自的诊断。

2）编码：24.0（分裂情感性精神病，躁狂型）

3）编码：24.1（分裂情感性精神病，抑郁型）

2. CCMD-3 的诊断标准

指一组分裂症状和情感症状同时存在又同样突出，常有反复发作的精神病。分裂症状为妄想、幻觉，及思维障碍等阳性精神病性症状，情感性症状为躁狂发作或抑郁发作症状。

1）症状标准　同时符合分裂症和情感性精神障碍躁狂或抑郁发作的症状标准。

2）严重标准　社会功能严重受损和自知力不全或缺乏。

3）病程标准　符合症状标准的分裂症状与情感症状在整个病程中同时存在至少2周以上，并且出现与消失的时间较接近。

4）排除标准　排除器质性精神障碍、精神活性物质和非成瘾物质所致精神障碍、分裂症，或情感性精神障碍。

如在不同发作中分别表现以分裂性症状或情感性症状为主要临床相，仍按每次发作的主要临床相作出各自的诊断分裂情感性精神病分型：

24.1 分裂情感性精神病，躁狂型 [F25.0]

24.2 分裂情感性精神病，抑郁型 [F25.1]

24.3 分裂情感性精神病，混合型 [F25.2]

3. ICD－10 的诊断标准

1）编码：F25

注：这一诊断视精神分裂症和情感性症状的数量、严重度及持续时间之间的近似"平衡"而定。

（1）本障碍符合中、重度的某一种情感障碍（F30.－，F31.－，F32.－），见相应类别的标准。

（2）至少下述症状群中某一组的症状在至少 2 周发作期的大部分时间内肯定存在（这些症状群与精神分裂症（F20.0－F20.3）几乎是相同的）。

①思维鸣响，思维被插人或被夺，思维被广播（F20.0－、F20.3 标准（1）①a）；

②被控制、被影响或被动性妄想，显著地与躯体或四肢运动或异乎寻常的思维、行为或感觉有关，妄想性知觉（F20.0－F20.3 标准（1）①）；

③幻觉的声音持续不断地评论病人的行为或声音彼此在讨论他；或来自身体某一部位的其他类型的言语性幻觉（F20.0－F20.3 标准（1）①）；

④其他持久的与文化不相称及完全不可能的妄想，但不仅是夸大性或被害性的（F20.0－F20.3 标准（1）①），如已访问过其他世界，通过呼吸能控制云层，不用言语能与植物幻动物交流等；

⑤显著离题或不连贯的言语，或频繁的语词新作（F20.0－

F20.3 标准（1）②中的一种显著的形式）；

⑥间歇性但频繁出现紧张性行为的某些表现如摆姿势、蜡样屈曲及违拗（：F20.0 – F20.3 标准（1）②）。

（3）在障碍的同一次发作中符合标准（1）和（2），且至少在发作的某一阶段同时并存。（1）和（2）中的症状在临床相中都必须突出。

（4）需除外的最常见情况：本障碍不是由器质性精神障碍（F00 – F09）或精神活性物质相关的中毒、依赖、戒断（F10 – F19）所致。

2）编码：F25.0（分裂情感性障碍，躁狂型）

（1）符合分裂情感性障碍（F25）的一般标准。

（2）符合躁狂障碍（F30.1 或 F31.1）的标准。

3）编码：F25.1（分裂情感性障碍，抑郁型）

（1）符合分裂情感性障碍（：F25）的一般标准。

（2）符合抑郁障碍（至少中度）的标准（F31.3，F31.4，F32.1 或 F32.2）。

4）编码：F25.2（分裂情感性障碍，混合型）

（1）符合分裂情感性障碍（F25）的一般标准。

（2）符合混合性双相情感障碍（F31.6）的标准。

4. DSM – Ⅳ的诊断标准

编码：295.70

（1）有一个不间断的疾病时期，在此期间出现一次重性抑郁发作、一次躁狂发作或一次混合发作，同时又有符合精神分裂症（1）标准的症状表现。

注：重性抑郁发作必须包括标准（1）①：抑郁心境。

（2）就在此疾病时期中，曾在没有明显情感（心境）症状之时，存在妄想或幻觉至少 2 周。

（3）在急性期及残留期的整个疾病时期的其一阶段出现符

合心境发作标准的症状。

（4）此障碍并非由某种物质（例如某种滥用药物、某种治疗药品）或由一般躯体情况所致之直接生理效应。

可注明类型：

双相型：如包括1次躁狂或1次混合发作（或者1次躁狂或1次混合发作及重性抑郁发作）。

抑郁型：如只包括重性抑郁发作。

（译者注：DSM－IV强调提出“疾病时期”（period of illness）指患者持续表现精神病性的急或残留症状的整个时期）。

【治疗原则】

1. 治疗总论

（1）常常联合用药。

（2）使用抗精神病药物治疗精神分裂症症状，建议首选第二代抗精神病药物。有大量研究证实，第二代抗精神病药物除对精神病性症状有效外，对情感症状也有非常显著的疗效，因此第二代药物更适合分裂情感性精神障碍。

（3）心境稳定剂一般用于当前有躁狂症状，或有躁狂病史的患者。

（4）若有抑郁心境时可以使用抗抑郁剂，但剂量宜小，且时间不宜过长，避免因使用抗抑郁药而加重精神病性症状和诱发躁狂。

（5）对于伴有严重自杀行为、极度兴奋冲动的患者可以首选电抽搐治疗。

2. 药物治疗

（1）分裂情感性躁狂的治疗：抗精神病药与锂盐合用，最常用的是氯丙嗪与锂盐合用。两者对控制急性症状均有效。氯丙嗪的剂量同一般的用药剂量，锂盐的剂量要检测血锂进行调整。

抗精神病药还可选用氯氮平或加用苯二氮卓类药物。近期文献报道维斯通疗效较好。氟哌啶醇对兴奋症状疗效较好，但有资料提示，氟哌啶醇与锂盐合用可使血锂浓度上升，导致明显的神经系统中毒症状。分裂情感性躁狂的控制速度不如躁狂症，缓解程度亦不如躁狂症完全。难治性病例可考虑用抗惊厥药卡马西平和丙戊酸钠，单独或合并使用。注意药物副作用，电休克治疗适合于极度兴奋病人及难治性病例。锂盐作为维持治疗，预防分裂躁狂型或双向型有效。

（2）分裂情感性精神障碍抑郁相的治疗：一般认为可以抗精神病药物和抗抑郁药物联合使用，但要考虑抗抑郁药物有可能会加重精神症状。随着第二代抗精神病药物的广泛应用，以及其特有的对情感症状的治疗作用，建议第二代抗精神病药物单一使用，在精神病性症状得到有效控制之后，若抑郁症状仍较突出，且排除了这种抑郁情绪是抗精神病药物的不良反应所致后，可采用抗抑郁药物治疗。联合 SSRI 类抗抑郁药物时应注意该类药物的肝酶抑制作用，适当降低合用抗精神病药物的剂量，以避免出现由于药物浓度过高产生的不良反应。若出现严重的自杀行为和木僵可首选电抽搐治疗。疗程一般需要长期维持治疗。以抗精神病药物为主。

另外，本病与心理社会因素关系密切，因此，在药物治疗的同时及疾病恢复期加强心理疏导与支持将有力于疾病的康复。

第四节　感应性精神病

受另一精神病人妄想的影响，以产生内容相同的妄想为主要临床表现，与原发患者隔离可使病情缓解包括二联、三联或多联性精神病。

【诊断标准】

1. CCMD－2－R 的诊断标准

编码：23.1

（1）起病前有一个关系密切的亲人（如配偶、父母或兄姐）已患具有妄想的某种精神病，在长期共处生活过程中，患者受到感应而接受其妄想，并出现精神障碍。

（2）被感应的患者多处在与外界社会缺乏交往而相对封闭的生活环境之中，与原发患者有思想上和感情上的共鸣，原发患者处于权威地位，受感应的患者处于从属、依赖地位。

（3）以妄想为主要临床表现，明显妨碍患者社会功能。

（4）病程有迁延趋势，与原发患者隔离可使症状缓解。

（5）不包括偶然同时或先后发病、但症状各异、没有明显相互影响的多发病例，不包括同时发作的癔症和不存在妄想的精神障碍。

2. CCMD－3 的诊断标准

1）症状标准

（1）起病前已有一位长期相处、关系密切的亲人患有妄想症状的精神病，继而病人出现精神病，且妄想内容相似；

（2）病人生活在相对封闭的家庭中，外界交往少。被感应病人与原发病人有思想情感上的共鸣，感应者处权威地位，被感应者具有驯服、依赖等人格特点；

（3）以妄想为主要临床相。

2）严重标准　社会功能严重受损。

3）病程标准　病程有迁延趋势，但被感应者与原发病者隔离后，被感应者可缓解。

4）排除标准　排除偶然同时或先后发病，但彼此没有明显影响的病例。

偶尔一位存在妄想症状的精神病人，可导致多个与之长期相处、关系密切的亲人发生类似病症。

3. ICD－10 的诊断标准

编码：F24（感应性妄想性障碍）

（1）患者的1个妄想或一系列妄想的产生必须是源于分类在 F20－F23 的另一患者的障碍。

（2）两人相互间有不寻常的亲密关系且与其他人是相对。

（3）患者在接触另一人之前须不持有该信念，且从未患过任何分类在 F20－F23 的其他精神障碍。

4. DSM－1V 的诊断标准

编码：297.3（分享（感应）性精神病性障碍）

（1）患者出现妄想于与其有密切关系的另一人出现妄想之后。

（2）此妄想与那个人已有妄想的内容相似。

（3）此障碍不可能归于其他精神病性障碍（例如精神分裂症）或伴精神病性表现的心境障碍，也并非由某种物质（例如某种滥用药物，某种治疗药品）或由一般躯体情况所致之直接生理效应。

【治疗原则】

（1）改变环境　首先将被感应者与与原发者隔离接触，避免继续受感应，可使妄想动摇，直至消除。

（2）心理治疗　本病的发病主要是受原发者的感应所致，因此对患者及其家属成员还要进行心理治疗和家庭治疗，鼓励患者参加一些有益的社会活动，增加与病人的交往，消除环境隔离状态。

（3）药物治疗　对妄想症状在较短时间内不能缓解的患者，可选用小剂量的抗精神病药物治疗。

第五节　周期性精神障碍

这是一组以反复发作、病程短暂、症状相仿、有内分泌失调与明显植物神经病状、抗精神病药物疗效不显著为特征的精神障碍，多见于青少年女性，常与月经周期相联系，则或称月经周期性精神病。

【诊断标准】

1. CCMD－2－R 的诊断标准

编码：25

（1）急性或突然起病，症状表现符合下述情况之一：

①明显不协调性运动兴奋，少数为运动抑制；

②伴有轻度意识障碍的行为紊乱；

③片断的幻觉、妄想与言语紊乱；

④明显的情感高涨或低落。

（2）每次发作时间短暂（不超过两周）。

（3）每次发作的症状几乎相同。

（4）在 6 个月内至少发作 3 次。

（5）间歇期完全缓解，恢复病前状态。

（6）精神障碍明显影响社会功能。

（7）应排除快速循环型情感性精神障碍、癔症性精神病和分裂样精神病。

2. CCMD－3 的诊断标准

1）症状标准

（1）内分泌失调与自主神经症状，并至少有下列 1 项：

①非协调性精神运动性兴奋，少数为运动抑制；

②伴有轻度意识障碍的行为紊乱；

③片断的幻觉、妄想与言语紊乱；

④明显的情感高涨或低落。

(2) 每次发作的症状几乎相同。

2) 严重标准　发作期社会功能严重受损，间歇期完全缓解，恢复病前状态。

3) 病程标准　急性起病，每次发作不超过2周；在6个月内至少发作3次。

4) 排除标准　排除快速循环型情感性精神障碍、癔症性精神病和分裂样精神病。

【治疗原则】

(1) 抗精神病药物　氯氮平25~50mg每日3次口服，用于急性期行为紊乱及情感高涨者；舒必利0.1-0.3g每日3次口服，用于运动抑制、情绪低落者。间歇期减量或停用。

(2) 调节间脑功能药物　谷维素10~30mg每日3次口服，间歇期仍可预防性使用，连续服用34个月。

(3) 内分泌激素治疗　黄体酮经前10天开始肌注，每天1次，每次10mg，至月经来时停用。或用避孕药建立人工周期，月经来潮后3~5天口服复方炔诺酮或复方甲地孕酮每晚1片，连续22天为一周期；也可用丙酸睾丸酮25mg肌注，每日1~2次；甲状腺素60~90mg每晚口服。以上疗法可单独或联合应用。

(4) 以情感症状为主的预防用药也可用碳酸锂，剂量同情感障碍的治疗。间歇期适当用维持量精神药物对预防再发也有一定作用。

(5) 电痉挛　有缩短发作和制止兴奋的作用。一般隔日一次，连用4~6次。

(6) 中医药治疗　中医认为本病由气滞血淤所致，用小柴胡汤、达营汤。

肝淤气滞者，丹栀逍遥散加减。气滞血淤者，加味血府逐淤汤、桃仁承气汤。痰结气郁者，理气豁痰汤。血淤痰浊互结者，血府逐淤汤加减或顺气导痰汤。

月经前心境恶劣障碍

DSM－Ⅳ的诊断标准

（1）过去几年中大多数月经周期时，在黄体期的最末一星期的大多数时间呈现以下5项以上症状，而在卵泡期一开始的几天之内开始缓解，在此后一直表现正常以至下一周期。5项症状必须包括①、②、③、④中的任1项：

①显著的心境抑郁、绝望感或自我懊悔的想法；

②显著的焦虑、紧张、“不耐烦”感；

③显著的感情脆弱（例如感到突然悲伤或眼泪汪汪或对被拒绝十分敏感）；

④持久显著的愤怒或激惹，或人际关系矛盾冲突加重；

⑤对日常活动兴趣减低（例如工作、学习、朋友、爱好）；

⑥主观感觉思想难以集中；

⑦倦睡、易疲倦或显著缺乏精力；

⑧食欲显著改变，吃得过多或挑食；

⑨睡眠过多或失眠；

⑩主观感觉到即将崩溃或失去控制；

⑪其他躯体症状，例如乳房胀痛、头痛、关节肌肉疼痛、“发胀”感、体重增加。

（2）明显影响工作或学习，或影响日常社交活动及与他人关系（例如回避社交活动、工作或学习的效率及成绩减退）。

（3）并不只是其他精神障碍的症状的恶化加重，例如重性抑郁障碍、惊恐障碍、心境恶劣障碍或某种人格障碍（虽然可以叠加于任一种障碍之上）。

（4）标准（1）、（2）及（3）应在至少2个连续周期予以逐日观察记录，并加以肯定（在肯定之前可以暂时作出诊断）。

【治疗原则】

症状较轻者，一般不需治疗，对症状较重者，针对精神症状给予小剂量的抗抑郁剂或抗焦虑药物。

第六节　急性短暂性精神病

这是一组短暂的精神病性障碍，起病急骤，缓解彻底。不包括周期性精神病和快速循环型情感性精神障碍等疾病。

【诊断标准】

1. CCMD－2－R 的诊断标准

1）编码：23

（1）症状标准　出现精神病性病状，至少符合下述中的 1 项：

①片断的妄想或多种妄想；

②片断的幻觉或多种幻觉；

③言语紊乱（disorganized speech）；

④行为紊（disorganized behavior）或紧张症。

（2）病程标准　数小时到 1 个月或另有规定。

（3）严重程度标准　严重损害社会功能，难于接触，生活不能自理或对社会造成威胁。

（4）排除标准　不符合脑器质性精神障碍、躯体疾病所致精神障碍、精神活性物质和非依赖性物质所致精神障碍、分裂样精神病与情感性精神障碍的诊断标准。

2）编码：23.0［妄想阵发（急性妄想发作）］

（1）符合短暂精神病性障碍的诊断标准，但部分病例病程可长达 3 个月。

(2) 以突然产生多种结构松散、变换不定的妄想为主要临床相，如被害、夸大、嫉妒、宗教妄想。

(3) 可伴有迷惑恍惚、错觉、短暂幻觉、人格解体，运动增多或减少。

(4) 应排除反应性精神病、精神活性物质和非依赖性物质所致精神障碍，伴有持续性幻觉与特征性思维障碍的分裂样精神病。

3) 编码：23.80（旅途精神病）

(1) 在长途旅行中（铁路、公路、水路航运或洲际航空）或刚结束旅行后，急性发病。

(2) 发病前有明显精神应激、躯体过度疲劳、过分拥挤．慢性缺氧、睡眠缺乏、营养水分缺乏等因素的综合作用。

(3) 病程短暂，停止旅行与充分休息之后，数小时至1周内自行缓解。

(4) 应排除癔症及旅途诱发的精神分裂症或情感性精神障碍。

2. CCMD－3 的诊断标准

1) 症状标准　精神病性症状，至少需符合下列1项：

(1) 片断妄想，或多种妄想；

(2) 片断幻觉，或多种幻觉；

(3) 言语紊乱；

(4) 行为紊乱或紧张症。

2) 严重标准　日常生活、社会功能严重受损或给别人造成危险或不良后果。

3) 病程标准　符合症状标准和严重标准至少已数小时到1个月，或另有规定。

4) 排除标准　排除器质性精神障碍、精神活性物质和非成瘾物质所致精神障碍、分裂症，或情感性精神障碍。

【治疗原则】

对出现的精神症状给予相应的抗精神病药物治疗，但剂量不宜过大，症状消除后可短期维持。此外，心理治疗有助于消除患者心理上的负担，增强战胜疾病的信心。

一、分裂样精神病

在症状学、严重程度以及排除标准方面符合精神分裂症的诊断标准，但病程标准不足的一种精神障碍。

【诊断标准】

1. CCMD－2－R 的诊断标准

编码：21

（1）除病程标准外，符合精神分裂症的各项诊断标准。

（2）持续病程不到 3 个月。

（3）如为多次发作，每次病程不到 3 个月即完全缓解，则始终维持诊断不变，只要其中一次病程超过 3 个月，即可确诊为精神分裂症。

2. CCMD－3 的诊断标准

符合分裂症的各项诊断标准，但符合症状标准的持续时间不到 1 个月。

3. ICD－10 的诊断标准

1）编码：F23.1（伴精神分裂症症状的急性多形性精神病性障碍）

（1）须符合急性多形性精神病性障碍（F23.0）标准（1）、（2）、（3）和（4）。

（2）在障碍发生后多数时间必须存在精神分裂症（F20.0－F20.3）的某些症状，但不完全符合诊断标准，即：至少存在标准（1）①a 到（1）②c 中的症状之一。

（3）标准（2）中的精神分裂症症状持续时间不超过 1 个月。

2）编码：F23.2（急性精神分裂症样精神病性障碍）

（1）须符合急性和短暂精神病性障碍（F23）的一般标准。

（2）除病程标准外需符合精神分裂症（F20.0 – F20.3）的标准。

（3）本障碍不符合急性多形性精神病性障碍（F23.0）标准（2）、（3）或（4）。

（4）本障碍总病程不超过 1 个月。

3）编码：F23.3（其他以妄想为主的急性精神病性障碍）

（1）须符合急性而短暂的精神病性障碍（F23）的一般标准。

（2）存在相对稳定的妄想和/或幻觉，但它们不符合精神分裂症 F20.0 – F20.3 的症状标准。

（3）本障碍不符合急性多形性精神病性障碍（F23.0）的标准。

（4）本障碍的总病程不超过 3 个月。

4）编码：F23.8（其他急性而短暂的精神病性障碍）

无法归入 F23 中其他类别的任何其他急性精神病性器障碍（例如出现明确的妄想或幻觉，但持续时间只占急性精神病性状态一小部分）应在此编码。如果缺乏器质性病因的证据，无法得到有关病人精神状态的更详细资料，那么未分化的兴奋状态也应在此处编码。

4. DSM – Ⅳ的诊断标准

编码：295.4

（1）符合精神分裂症（1）、（4）及（5）标准。

（2）一次发作（包括前驱、急性及残留期）至少持续 1 个月但不超过6个月。(如不能等待其恢复，先欲作出诊断，可注明“临时”)。

注明是否不伴有能预示良好结局的表现或伴有能预示良好结局的表现，具有下列之2项以上：

①日常行为或功能首次发现明显改变后4周内，出现明显的精神病性症状；

②在精神病性发作的高峰，出现意识混浊或迷茫恍惚；

③病前社交或职业功能良好；

④没有情感迟钝或平淡。

【治疗原则】

(1) 精神药物治疗　一般同精神分裂症的治疗，有明显的幻觉、妄想或言语、行为紊乱等精神病性症状者，应首先选用中小剂量的抗精神病药物；常用者有维思通、舒必利、氯氮平、氯丙嗪、奋乃静、氟哌啶醇等。

(2) 心理社会干预　采用个别或集体心理治疗、家庭治疗、调节环境支持等措施，促进康复、减少复发。

二、旅途性精神病

指一种病前存在明显的综合性应激因素（如精神刺激、过度疲劳、过分拥挤、慢性缺氧、睡眠缺乏、营养水分缺乏等)，在旅行途中（铁路、公路、水路，或空中旅行等)，急性起病的精神障碍。主要表现为意识障碍，片断的妄想、幻觉，或行为紊乱。病程短暂停止旅行与充分休息后，数小时至1周内可自行缓解。诊断应排除癔症和旅途中发生的其他精神障碍，如分裂症、情感性精神障碍等。

1. CCMD3 的诊断标准

1) 症状标准　在旅行途中（铁路、公路、水路，或空中旅行等），急性起病。病前有明显精神应激、过度疲劳、过分拥挤、慢性缺氧、睡眠缺乏、营养水分缺乏等综合因素作用。常可出现意识障碍，片断的妄想、幻觉，或行为紊乱。

2）严重标准　社会功能严重受损，或给别人造成危险或不良后果。

3）病程标准　病程短暂，停止旅行与充分休息后，数小时至1周内自行缓解。

4）排除标准　排除癔症和旅途中发生的其他精神障碍，如分裂症、情感性精神障碍等。

【治疗原则】

（1）针对精神症状可给予小剂量的抗精神病药物，症状消除后亦不宜维持时间过长。

（2）心理治疗有助于预防复发。

三、妄想阵发（急性妄想发作）

一般无明显发病诱因，常突然急性起病，多在1周内症状达到高峰，以短暂妄想为主，可有情感和行为障碍。多见于轻壮年，不发生于儿童，50岁以后罕见。

【诊断标准】

1. CCMD3 的诊断标准

（1）符合急性短暂性精神病的症状标准。以突然产生多种结构松散，变换不定的妄想为主，如被害、夸大、嫉妒，或宗教妄想。可伴有恍惚、错觉、短暂幻觉、人格解体，或运动增多或减少。

（2）病程短暂，但部分病例病程可长达3个月。

（3）排除反应性精神病、精神活性物质和非成瘾物质所致精神障碍，或有持续性幻觉与特征性思维障碍的分裂样精神病。

2. ICD－10 的诊断标准

1）编码：F23（急性而短暂精神病性障碍）

（1）急性发生的妄想、幻觉，不可理解或不连贯的言语或以上症状的任何组合，从任一精神病症状开始出现至障碍充分发展的间期不应超过2周。

（2）如存在短暂的迷惑、定向障碍或注意力受损状态。则不应符合 F05.－标准（1）中器质性意识混浊标准。

（3）本障碍不符合躁狂发作（F30.－），抑郁发作（F32.－）

或复发性的抑郁障碍（F33.－）的症状标准。

（4）没有证据说明新近使用精神活性物质而充分符合中毒（F1 x.0）、有害使用（F 1 x.1）、依赖（F1 x.2）或戒断状态 F 1 x.3 和 F1 x.4）的标准。持续中度及大量无变化地使用酒精业或药物，在剂量和频度上患者对其已成为习惯，则不一定排除使用 F23 的诊断；这种情况必须通过临床判断和拟探讨的研究课题的要求来决定。

（5）需除外的最常见情况　不存在器质性精神障碍（F00－F09）或影响中枢神经系统的代谢障碍（不包括分娩）。

应用第五位数编码来确定障碍的急性发作是否与急性应激有关（于首发精神病症状产生之前2周内发生的）。

F23. 如无相关的急性应激。

F23. x1 有相关的急性应激。

出于研究目的，我们主张进一步确定障碍的起始从非精神病性到显著的精神病状态是：爆发性（在48小时内发生）或急性（发生超过48小时但少于2周）。

2）编码：F23.0（不伴精神分裂症症状的急性多形性精神病性障碍）

（1）须符合急性和短暂精神病性障碍（F23）的一般标准。

（2）每天或在同1天内，症状的类型及强度均变化迅速。

3. DSM－Ⅳ的诊断标准

编码：298

（1）呈现下列症状1项以上：

①妄想；

②幻觉；

③言语紊乱（例如常乱扯或散漫）；

④明显紊乱的行为或紧张症行为。

注：不包括该文化认可的某种反应性症状。

（2）病情发作持续至少1天，但不超过1个月，最后能完全充分地回复到病前的功能水平。

（3）此障碍并不能归于伴精神病性表现的心境障碍、分裂情感性精神障碍或精神分裂症，也不是由于某种物质（例如某种滥用药物，某种治疗药品）或一般躯体情况所致之直接生理效应。

注明是否：

伴有显著应激因素（短暂反应性精神病）：如果症状是紧接在生活事件之后发生，并且是对它的反应；那么这种事件几乎对任何处在相似境遇下的人都会十分显著地产生应激。

不伴有显著的应激因素：如果精神病性症状并非接着发生于生活事件之后，而且也不是对它的反应，这种事件可能几乎对任何处在相似境遇下的人都会是十分显著的应激。

伴发于产后：如果起病于产后4周之内。

【治疗原则】

（1）精神药物治疗　对幻觉、妄想、行为紊乱者，首先选用抗精神病药物治疗，如维斯通、舒必利、氯丙嗪等，剂量不宜过大。情感症状明显者，给予抗焦虑药物或抗抑郁药物阿普唑仑、多虑平、氟西汀、博乐欣等，如果出现睡眠障碍，可以合并使用苯二氮卓类镇静催眠药物，治疗结束后可短期维持。

（2）心理治疗　因为急性短暂性精神障碍大多在一定的心理应激下起病，因此应该加强心理治疗，消除患者对疾病的错误理解和解除心理上的负担，增强战胜疾病的信心，愈合对其生活和工作给予指导，增强预防复发的信心。

第六章　情感性精神障碍（心境障碍）

以心境显著而持久的改变——高扬或低落为基本临床表现，伴有相应的思维和行为改变，有反复发作的倾向，间歇期完全缓解。发作症状较轻者尚达不到精神病的程度。

本病发作可表现为躁狂相或抑郁相。

第一节　躁　狂　发　作

患者心境高扬，与所处的境遇不相称，可以兴高采烈，易激惹、激越，甚至发生意识障碍，严重者可出现与心境协调或不协调的妄想、幻觉等精神病性症状。

【诊断标准】

1. CCMD－2－R 的诊断标准

1）编码：3

（1）症状标准　以情绪高涨或易激惹为主要特征，且症状持续至少1周，在心境高扬期，至少有下述症状中的3项：

①言语比平时显著增多；

②联想加快，或观念飘忽，或自感言语跟不上思维活动的速度；

③注意力不集中或者随境转移；

④自我评价过高，可达妄想程度；

⑤自我感觉良好，如感头脑特别灵活，或身体特别健康或精力特别充沛；

⑥睡眠的需要减少且不感疲乏；

⑦活动增多或精神运动性兴奋；

⑧行为轻率或追求享乐，不顾后果或具有冒险性；

⑨性欲明显亢进。

（2）严重程度标准，至少有下述情况之一：

①工作、学习和家务劳动能力受损；

②社交能力受损；

③给别人造成危险或不良后果。

（3）排除标准：

①不符合脑器质性精神障碍、躯体疾病与精神活性物质和非依赖性物质所致精神障碍；

②可存在某些分裂性症状，但不符合精神分裂症的诊断标准。或同时符合精神分裂症的症状诊断标准，鉴别诊断可参考分裂情感性精神病的诊断标准。

2）编码：30（躁狂症）

3）编码：30.0（单次发作躁狂症）

（1）符合躁狂发作的诊断标准。

（2）过去无躁狂或抑郁发作的依据。

4）编码：30.1（反复发作躁狂症）

（1）符合躁狂发作标准。

（2）过去有躁狂发作史，且躁狂发作之后无抑郁症状，也从来没有过单独的抑郁发作。

2. CCMD－3 的诊断标准

1）症状标准　以情绪高涨或易激惹为主，并至少有下列 3 项（若仅为易激惹，至少需 4 项）：

（1）注意力不集中或随境转移。

（2）语量增多。

（3）思维奔逸（语速增快、言语迫促等）、联想加快或意念飘忽的体验。

（4）自我评价过高或夸大。

（5）精力充沛、不感疲乏、活动增多、难以安静，或不断改变计划和活动。

（6）鲁莽行为（如挥霍、不负责任，或不计后果的行为等）。

（7）睡眠需要减少。

（8）性欲亢进。

2）严重标准 严重损害社会功能，或给别人造成危险或不良后果。

3）病程标准

（1）符合症状标准和严重标准至少已持续1周。

（2）可存在某些分裂性症状，但不符合分裂症的诊断标准。

若同时符合分裂症的症状标准，在分裂症状缓解后，满足躁狂发作标准至少1周。

4）排除标准 排除器质性精神障碍，或精神活性物质和非成瘾物质所致躁狂。

本躁狂发作标准仅适用于单次发作的诊断。

【躁狂发作的分型】

（1）轻性躁狂症（轻躁狂）

除了社会功能无损害或仅轻度损害外，发作符合躁狂发作标准。

（2）无精神病性症状的躁狂症

除了在躁狂发作的症状标准中，增加“无幻觉、妄想，或紧张综合征等精神病性症状”之外，其余均符合该标准。

（3）有精神病性症状的躁狂症

除了在躁狂发作的症状标准中，增加“有幻觉、妄想，或紧张综合征等精神病性症状”之外，其余均符合该标准。

（4）复发性躁狂症

【诊断标准】

（1）目前发作符合上述某一型躁狂标准，并在间隔至少2个月前，有过1次发作符合上述某一型躁狂标准。

（2）从未有抑郁障碍符合任何一型抑郁、双相情感障碍，或环性情感障碍标准。

（3）排除器质性精神障碍，或精神活性物质和非成瘾物质所致的躁狂发作。

【复发性躁狂症的分型】

（1）复发性躁狂症，目前为轻躁狂

符合复发性躁狂的诊断标准，目前发作符合轻躁狂标准。

（2）复发性躁狂症，目前为无精神病性症状的躁狂

符合复发性躁狂的诊断标准，目前发作符合无精神病性症状的躁狂标准。

（3）复发性躁狂症，目前为有精神病性症状的躁狂。

符合复发性躁狂的诊断标准，目前发作符合有精神病性症状的躁狂标准。

3. ICD－10的诊断标准

编码：F30

1）编码：F30.0（轻躁狂）

（1）情感增高或易激惹，对个体来讲已达到肯定异常的程度，并且持续至少4天。

（2）必须具备以下至少3条，且对日常的个人功能有一定影响：

①活动增加或坐卧不宁；

②语量增多；

③注意集中困难或随境转移；

④睡眠需要减少；

⑤性功能增强；

⑥轻度挥霍，或其他类型轻率的或不负责任的行为；

⑦社交性增高或过分亲昵（见面熟）。

（3）此种障碍不符合躁狂（F30.1 和 F30.2）和双相情感障碍（F31. –）、抑郁发作（F32. –）、环性心境（F34.0）或神经性厌食（F50.0）的标准。

（4）需除外的最常见情况：此种发作不是由精神活性物质使用（F10 – F19）或任何器质性精神障碍（F00 – F09）所致。

2）编码：F30.1（躁狂，不伴精神病性症状）

（1）情感明显增高，兴高采烈，易激惹，对个体来讲已属肯定的异常。此种情感变化必须突出且持续至少 1 周（若严重到需要住院则不受此限）。

（2）至少具有以下 3 条（如果情感仅表现为易激惹，则需具有 4 条），导致对日常个人功能的严重影响。

①活动增多或坐立不安；

②言谈增多（“言语急促杂乱”）；

③观众飘忽或思想奔逸的主观体验；

④正常的社会约束力丧失，以致行为与环境不协调和行为出格；

⑤睡眠需要减少；

⑥自我评价过高或夸大；

⑦随境转移或活动和计划不断改变；

⑧愚蠢鲁莽的行为，如挥霍、愚蠢的打算、鲁莽的开车，病人不认识这些行为的危险性；

⑨明显的性能亢进或性行为失检点。

（3）无幻觉或妄想，但可能发生知觉障碍（如主观的过分敏锐（hvperacusis），感到色彩格外鲜艳）。

（4）需除外的最常见情况：发作不是由于酒精或药物滥用、

内分泌障碍、药物治疗或任何器质性精神障碍所致。

3）编码：F30.2（躁狂，伴精神病性症状）

（1）发作符合不伴精神病性症状躁狂（F301）除标准（3）之外的标准。

（2）发作不同时符合精神分裂症（F20.0 – F20.3）或分裂—情感障碍躁狂型（F25.0）的标准。

（3）存在妄想和幻觉，但不应有 F20.0 – F20.3 中标准（1）①b、c 和 d 所列典型精神分裂性的幻觉和妄想（即：不包括完全不可能或与文化不相应的妄想，不包括对病人进行跟踪性评论的幻听或第三人称的幻听），常见的情况为带有夸大、自我援引、色情、被害内容的妄想。

（4）需除外的最常见情况：发作不是由于精神活性物质使用（F10 – F19）或任何器质性精神障碍（F00 – F09）所致。

可使用第五位数编码来说明幻觉或妄想与心境是否相协调：F30.20 躁狂，伴有与心境相协调的精神病性症状（例如夸大妄想或告知病人他/她有超人能力的声音）。

F30.21 躁狂，伴有与心境不相协调的精神病性症状（如对病人的说话声，内容为无情感意义的话题，或关系、被害妄想）。

4. DSM – Ⅳ的诊断标准

编码：296

1）轻躁狂

（1）持续至少 4 天的，清楚地与平时正常不抑郁的心境并不相同的持续心境，表现为高涨、夸大或易激惹。

（2）在此心境障碍时期内，持续的表现出下列 3 项以上（如心境为激惹，便需 4 项），并有显著的程度；

①自我估计过高或夸大；

②睡眠需要减少（例如，感到只需 3 小时的睡眠便休息

好了)。

③比平时更健谈，或感到一直要讲话的紧迫感；

④意念飘忽，或主观上体验到思想在赛跑；

⑤随境转移，容易分心（即注意很易转移到无关紧要的外界刺激上去)；

⑥有目的的活动增加（不论社交、工作、学习或者性活功都是如此）或精神运动性激越；

⑦过分地参与某些有乐趣的活动，而这种活动有潜在可能会乐极生悲地造成痛苦的后果（例如，无节制地狂欢狂饮轻率的性行为或愚蠢的商业投资)。

（3）此发作伴有并非患者特征的功能改变。

（4）心境障碍与功能改变均是由他人所观察到的。

（5）此发作并未严重到会产生社交或职业功能的显著缺损，或严重到需要住院，并且也无精神病性表现。

（6）这些症状并非由于某种物质（例如某种滥用药物、某种治疗药品或其他治疗方法）或由于一般躯体情况（例如甲亢）所致之直接生理性效应。

注：清楚地由躯体性抗抑郁治疗（例如治疗药品、由休克治疗、光疗）所引起的轻躁狂样发作，不应归于双相Ⅱ型障碍。

2）躁狂发作

（1）持续至少1周（或更短时期，只要达到必须住院程度）的一个异常的心境而且持续的心境高涨、夸大或激惹。

（2）在此心境障碍时期内，持续地表现出下列症状3项以上，并有较显著的程度：

①自我估价过高或夸大；

②睡眠需要减少（例如，感到只要3小时睡眠便休息好了)；

③比平时更健谈或感到一直要讲话的紧迫感；

④意念飘忽或主观上体验到思想在赛跑；

⑤随境转移，容易分心（即注意很易转移到无关紧要的外界刺激上去）；

⑥有目的的活动增多（不论社交、工作、学习或者性活动都是如此）或精神运动性激越；

⑦过分地参与某些有乐趣的活动，而这种活动有潜在可能会乐极生悲地造成痛苦的后果（例如，无节制地狂欢狂饮，轻率的性行为或愚蠢的商业投资）。

（3）这些症状并不符合混合性发作的标准。

（4）此心境障碍已严重到会产生职业和日常社交活动及人际关系的明显缺损，或严重到必须予以住院以防伤人或自杀，或者具有精神病性表现。

（5）这些症状并非由于某种物质（例如某种滥用药物、某种治疗药品或其他治疗方法）或由于一般躯体情况（例如甲状腺功能亢进）所致之直接生理性效应。

注：清楚地由躯体性抗抑郁治疗（例如治疗药品、电休克治疗、光疗）所致引起的躁狂样发作，不应归于双相工型障碍。

（6）躁狂严重程度及缓解程度

x1——轻度：足够诊断躁狂发作的最少症状。

x2——中度：活动极度增多或判断有缺损。

x3——重度而不伴有精神病性表现：几乎需要不停的监护，以免伤人或伤己。

x4——重度且伴有精神病性表现：妄想或幻觉的内容与典型躁狂的主题完全一致，例如对自我价值、权力、知识、身份或与神仙或名人的关系都作了夸大。与心境不协调的精神病性表现：妄想或幻觉的内容并不涉及典型的上述躁狂主题；却包括一些症状如被害妄想（与夸大观念或主题无直接关系）、思想被插人或被控制妄想。

x5——部分缓解：躁狂发作的症状还存在，但已不符合所有标准或者已有一段时间毫无躁狂症状，但时间不到2个月。

x6——充分缓解：在2个月内，不存在明显的心境症状。

x0——未注明。

【治疗原则】

躁狂症的治疗应采取精神药物、躯体治疗、物理治疗、心理治疗等综合措施，目的在于提高疗效、改善依从性、预防复发，改善社会功能和患者的生活质量。

1. 使用安全有效的药物，以心境稳定剂为主

心境稳定剂是指对躁狂或抑郁发作具有治疗和预防作用，而不会引起躁狂和抑郁转相，或导致发作变频的药物。目前，心境稳定剂包括碳酸锂及抗抽搐药物丙戊酸盐、卡马西平等。

2. 根据病情需要，及时联合用药

药物联用方式有两种：心境稳定剂联用，心境稳定剂加抗精神病药或苯二氮卓类药物。在联合用药时，要了解药物对代谢酶的诱导或抑制所产生的药物相互作用。以达到最好疗效并尽可能减少副作用。

3. 定期检测血药浓度，评估疗效及不良反应

由于锂盐的治疗指数低，治疗量和中毒量接近，应对血锂浓度进行动态监测。卡马西平和丙戊酸盐治疗躁狂也应达到抗癫痫的血药浓度水平，取血时间应在末次服药后12小时。

4. 一种药物疗效不好，可换用或加用另一种药物

要判断一种心境稳定剂无效，应排除依从性差和血药浓度过低等因素，且用药时间不应短于3周，频繁换药只会增加治疗的难道。

5. **药物的选择**

躁狂发作的治疗首选锂盐和丙戊酸盐。锂盐对于躁狂即以情感高涨为主的发作以及既往采用锂盐治疗有效的病人可为首选，而对于混合发作，快速循环发作或既往对锂盐治疗缺乏疗效者则宜选用丙戊酸盐或卡马西平。

心境稳定剂：①碳酸锂一般从小剂量开始，根据病情及服药反应逐日增加剂量，日量不超过1.5~2克，分2~3服用。治疗期最佳血锂浓度为0.8~1.2mmol/L。不良反应主要有胃肠道反应、疲乏、肌肉无力、口渴及细微震颤等，碳酸锂中毒量与治疗量接近，用药期间应定时测定血锂浓度。当血药浓度达到或超过1.5mmol/L，会出现不同程度的中毒症状，表现为视力模糊、共济失调、极度无力、频繁呕吐、腹泻、反射亢进、癫痫发作、无尿、循环衰弱、高热及昏迷等，中毒一旦发生，应立即停药，注意水电解质平衡，用氨茶碱碱化尿液，以甘露醇利尿排锂，不宜使用排钠利尿药。严重病例进行血液分析，并给予对症治疗及支持疗法。退热药、利尿药、泻药、含钠药物、含钠食物及降压药α-甲基多巴等可影响血锂浓度。12岁以下儿童、孕妇前3个月禁用。哺乳期妇女应停止哺乳，改为人工喂养。②丙戊酸盐开始200~400mg/d，缓增至800~1200mg/d，分2~3次服用，高量不超过1800mg/d。可参考血药浓度调整剂量，有效血药浓度为50~100ug/ml。丙戊酸盐有一个优点，即它的起效速度要比其它心境稳定剂要快，例如使用“丙戊酸盐负荷（Valproate Loading, 20 mg/kg/d)”可在1~4天内显效。可能是由于病人对丙戊酸盐的耐受性好，而与其它心境稳定剂相比允许快速加量。白细胞减少、严重肝脏疾病患者、6岁以下儿童与孕妇禁用。肝脏功能不全者应减量。治疗期间应定期检查肝功能和白细胞计数。哺乳期妇女停止哺乳。6岁以上儿童剂量为20~30mg/kg/d，老年患者酌情减量。常见副作用有恶心、呕吐、厌食、腹泻等，少数出现嗜睡、震颤、共济失调、脱发、异常兴奋与烦躁不安等。偶见过敏性皮疹、血小板减少或血小板凝聚抑制引起的异常出血或瘀斑、白细胞减少或中毒性肝损害。③卡马西平治疗剂量 600～1200mg/d，分 2～3 次服用。治疗血药浓度为 6～12ug/ml，维持剂量为 300～600mg/d，血药浓度为 6ug/d。常见副作用有复视、视物模糊、眩晕、头痛和共济失调。少见的不良反应有口干、恶心、呕吐、腹泻和皮疹等，偶见白细胞减少、血小板减少、再生障碍性贫血及肝肾功能异常，黄疸等。突然停药可诱发癫痫，孕妇、哺乳期、有骨髓抑制病史者及心、肾、肝功能损害者禁用。④其他心境稳定剂：在常规心境稳定剂疗效不好时，可考虑换用。包括拉莫三嗪、妥泰、加巴喷丁或第二代抗精神病药物如氯氮平、奥氮平、维斯通、喹硫平等。

第二节　抑 郁 发 作

患者心境低落，与所处的境遇不相称，可以从闷闷不乐到悲痛欲绝，甚至发生木僵状态。严重者可出现妄想、幻觉等精神病性症状，某些病例中焦虑与运动性激越比抑郁更为显著。

【诊断标准】

1. CCMD－2－R **的诊断标准**

1）编码：3

（1）症状标准，以心境低落为主要特征且持续至少 2 周，在此期间至少有下述症状中的 4 项：

①对日常活动丧失兴趣，无愉快感；

②精力明显减退，无原因的持续疲乏感；

③精神运动性迟滞或激越；

④自我评价过低，或自责，或有内疚感，可达妄想程度；

⑤联想困难或自觉思考能力显著下降；
⑥反复出现想死的念头或有自杀行为；
⑦失眠，或早醒，或睡眠过多；
⑧食欲不振或体重明显减轻；
⑨性欲明显减退。

（2）严重程度标准，精神障碍至少造成下述情况之一：
①社会功能受损；
②给本人造成痛苦或不良后果。

（3）排除标准：与躁狂发作所列内容相同。

2）编码：32（抑郁症）

（1）符合抑郁发作的诊断标准。

（2）过去无躁狂发作的依据。

3）编码：32.0（单次发作抑郁症）

（1）符合抑郁症的诊断标准。

（2）过去从无躁狂发作或抑郁发作的依据。

4）编码：32.1（反复发作抑郁症）

（1）本次发作符合抑郁症的诊断标准。

（2）过去有抑郁发作史，但无躁狂发作史。

2. CCMD－3 的诊断标准

1）症状标准　以心境低落为主，并至少有下列4项：

（1）兴趣丧失、无愉快感；

（2）精力减退或疲乏感；

（3）精神运动性迟滞或激越；

（4）自我评价过低、自责，或有内疚感；

（5）联想困难或自觉思考能力下降；

（6）反复出现想死的念头或有自杀、自伤行为；

（7）睡眠障碍，如失眠、早醒，或睡眠过多；

（8）食欲降低或体重明显减轻；

（9）性欲减退。

2）严重标准　社会功能受损，给本人造成痛苦或不良后果。

3）病程标准

（1）符合症状标准和严重标准至少已持续2周。

（2）可存在某些分裂性症状，但不符合分裂症的诊断。若同时符合分裂症的症状标准，在分裂症状缓解后，满足抑郁发作标准至少2周。

4）排除标准　排除器质性精神障碍，或精神活性物质和非成瘾物质所致抑郁。

说明：本抑郁发作标准仅适用于单次发作的诊断。

【抑郁发作的分型】

1）轻性抑郁症（轻抑郁）

除了社会功能无损害或仅轻度损害外，发作符合32抑郁发作的全部标准。

2）无精神病性症状的抑郁症

除了在抑郁发作的症状标准中，增加“无幻觉、妄想，或紧张综合征等精神病性症状”之外，其余均符合该标准。

3）有精神病性症状的抑郁症

除了在抑郁发作的症状标准中，增加“有幻觉、妄想，或紧张综合征等精神病性症状”之外，其余均符合该标准。

4）复发性抑郁症

（1）目前发作符合某一型抑郁标准，并在间隔至少2个月前，有过另1次发作符合某一型抑郁标准。

（2）以前从未有躁狂符合任何一型躁狂、双相情感障碍，或环性情感障碍标准。

（3）排除器质性精神障碍，或精神活性物质和非成瘾物质所致的抑郁发作。

【复发性抑郁症的分型】

1）复发性抑郁症，目前为轻抑郁

符合复发性抑郁的诊断标准，目前发作符合轻抑郁标准。

2）复发性抑郁症，目前为无精神病性症状的抑郁

符合复发性抑郁的诊断标准，目前发作符合无精神病性症状的抑郁标准。

3）复发性抑郁症，目前为有精神病性症状的抑郁

符合复发性抑郁的诊断标准，目前发作符合有精神病性症状的抑郁标准。

3. ICD－10 **的诊断标准**

1）编码：F32

（1）抑郁发作须持续至少 2 周。

（2）在病人既往生活中，不存在足以符合轻躁狂或躁狂（F30. －）标准的轻躁狂或躁狂症状。

（3）需除外的最常见情况　此种发作不是由于精神活性物质使用（F10~F19）或任何器质性精神障碍（F00－F09）所致。

躯体性综合征：

有些抑郁症状被广泛地认为具有特殊的临床意义，此处称作“躯体性”（其他分类使用了其他的术语，如生物学的、生命性的、忧郁性的或内源性的）。

第五位数字（如在 F31. 3；F32. 0 和 F32. 1；F33. 0 和 F33. 1 中指出的那样）可用来说明躯体综合征存在与否。要符合躯体性综合征的条件，下列症状必须有其中 4 项：

①对平日感兴趣的活动丧失兴趣或失去乐趣；

②对正常时能产生情感反应的事件或活动缺乏反应；

③比通常早醒 2 个小时以上；

④早晨抑郁加重；

⑤具有明显的精神运动性迟滞或激越的客观证据（他人的观察或报告）；

⑥食欲明显丧失；

⑦体重减轻（上个月体重的5%以上）；

⑧性欲明显丧失。

在《ICD－10精神与行为障碍分类：临床描述与诊断要点》一书中，由于假定重度抑郁发作中大多存在躯体综合征。故诊断未标明存在与否。但是从研究的目的出发，还是建议对不存在躯体综合征的重度抑郁给出编码。

2）编码：F32.0（轻度抑郁发作）

（1）符合F32抑郁发作一般标准。

（2）至少具有下述3条症状中的2条：

①抑郁心境，对个体来讲肯定异常，存在于1天中大多数时间里，且几乎每天如此，基本不受环境影响，持续至少2周；

②对平日感兴趣的活动丧失兴趣或愉快感；

③精力不足或过度疲劳。

（3）附加下述症状，共计至少4项：

①自信心丧失和自卑；

②无理由的自责或过分和不恰当的罪恶感；

③反复出现死或自杀想法，或任何1种自杀行为；

④主诉或有证据表明存在思维或注意能力降低，例如犹豫不决或踌躇；

⑤精神运动性活动改变，表现为激越或迟滞（主观感受或客观证据均可）；

⑥任何类型的睡眠障碍；

⑦食欲改变（减少或增加），伴有相应的体重变化。

应采用第五位数字来标明是否存在“躯体综合征”：

F32.00不伴躯体综合征。

F32.01 伴躯体综合征。

3）编码：F32.1（中度抑郁发作）

（1）符合 F32 抑郁发作的一般标准。

（2）至少具有 F32.02）中 3 个症状中的 2 条。

（3）F32.0（3）中附加症状，共计至少 6 个症状。

应采用第五位数字标明是否存在“躯体综合征”：

F32.10 不伴躯体综合征。

F32.11 伴躯体综合征。

4）编码：F32.2（重度抑郁发作，不伴精神病性症状）

注：若激越或迟滞等重要症状十分明显，病人可能不愿或不能对许多症状加以详细描述。在这种情况下，根据总体状况评为重度发作也是合理的。

（1）符合 F32 抑郁发作的一般标准。

（2）具有 F32.0（2）中全部 3 个症状。

（3）F32.0（3）中所列症状，总计应存在至少 8 条。

（4）不存在幻觉、妄想或抑郁性木僵。

5）编码：F32.3（重度抑郁发作，伴精神病性症状）

（1）符合 F32 抑郁发作的一般标准。

（2）除标准（4）外，符合不伴精神病性症状的重度抑郁发作（F32.2）的标准。

（3）不符合精神分裂症（F20.0 - F20.3）或分裂情感性障碍抑郁型（F25.1）的标准。

（4）存在下述两者之一：

①存在妄想和幻觉，但不应有 F20.0 - F20.3 中标准 1）①b、c 和 d 所列典型精神分裂性的幻觉和妄想（即：不应有完全不可能或与文化不相应的妄想，不应有对病人进行跟踪性评论的幻听或第三人称的幻听）。常见的情况为带有抑郁、自罪、虚无、自我援引及被害内容的妄想；

②抑郁性木僵。

应采用第五位数字来标明精神病性症状与心境是否协调：

F32.30 与心境协调的精神病性症状（即罪恶妄想、无价值妄想、躯体疾病或大祸临头（灾难）妄想、嘲弄性的或谴责性的听幻觉）。

F32.31 与心境不协调的精神病性症状（即被害或自我援引妄想，没有情感色彩的幻听）。

6）编码：F33（复发性抑郁障碍）

（1）既往曾有至少1次抑郁发作，可为轻度（F32.0）、中度（F32.1）或重度（F32.2 或 F32.3），持续至少2周，与本次发作之间至少有2个月的时间无任何明显的情感障碍。

（2）既往从来没有符合轻躁狂或躁狂发作（F30. -）标准的发作。

（3）需除外的最常见情况：发作不是由于精神活性物质使用（F10 - F19）或任何器质性精神障碍（F00 - F09）所致。

建议标明既往发作占优势的类型（轻度，中度，重度，未定）。

编码：F33.0（复发性抑郁障碍，目前为轻度发作）

编码：F33.1（复发性抑郁障碍，目前为中度发作）

编码：F33.2（复发性抑郁障碍，目前为不伴精神病性症状的重度发作）

编码：F33.3（复发性抑郁障碍，目前为伴精神病性症状的重度发作）

编码：F33.4（复发性抑郁障碍，目前为缓解状态）

4. DSM - Ⅳ（重性抑郁发作）的诊断标准

（1）在同一个2周时期内，出现与以往功能不同的明显改变，表现为下列5项以上，其中至少1项是心境抑郁或丧失兴趣或乐趣。

注：不包括明显是由于一般躯体情况或者与心境协调的妄想幻觉所致的症状。

①几乎每天的一天中大部分时间都心境抑郁，这或者是主观的体验（例如感到悲伤或空虚），或者是他人的观察（例如看来在流泪）（注：儿童或青少年，可能是心境激惹）；

②几乎每天的一天中大部分时间，对于所有（或几乎所有）活动的兴趣都显著减低；

③显著的体重减轻（未节食）或体重增加（1个月内体重变化超过原体重的5%），或几乎每天食欲减退或增加（注：儿童则为未达到应增体重）；

④几乎每天失眠或嗜睡；

⑤几乎每天精神运动性激越或迟缓（由他人观察到的情况，不仅是主观体验到坐立不安或缓慢下来）；

⑥几乎每天疲倦乏力或缺乏精力；

⑦几乎每天感到生活没有价值，或过分的不合适的自责自罪（可以是妄想性的程度，不仅限于责备自己患了病）；

⑧几乎天天感到思考或集中思想的能力减退，或者犹豫不决（或为自我体验，或为他人观察）；

⑨反复想到死亡（不只是怕死），想到没有特殊计划的自杀意念，或者想到某种自杀企图或一种特殊计划以期实行自杀。

（2）这些症状并不符合混合发作的标准。

（3）这些症状产生了临床上明显的痛苦烦恼，或在社交、职业或其他重要方面的功能缺损。

（4）这些症状并非由某种物质（例如某种滥用药物、某种治疗药品）或由一般躯体性情况（例如甲亢）所致之直接生理性效应。

（5）这些症状不可能归于离丧；后者即在失去所爱者后出现这些症状并持续2个月以上，其特点为显著的功能缺损、病态地沉湎于生活无价值、自杀意念、精神病性症状或精神运动性迟缓。

1）编码：296.2x（重性抑郁障碍，单次发作）

（1）呈现1个单次的重性抑郁发作。

（2）此重性抑郁发作不可能归于分裂情感性障碍，也不是叠加于精神分裂症、精神分裂样障碍、妄想性精神障碍或他处未注明的精神病性障碍。

（3）从来没有过躁狂发作、混合性发作或轻躁狂发作。

注：这一条排除标准不适用于所有因物质或治疗所致躁狂样、混合样或轻躁狂样发作，也不适用于一般躯体情况所致之直接生理性效应。

2）编码：296.3x（重性抑郁障碍，反复发作）

（1）呈现2次以上重性抑郁发作。

注：作为2次单独的发作，其间期至少为连续2个月，在此期间的表现不符合重性抑郁发作的标准。

（2）此重性抑郁发作不可能归于分裂情感性障碍，也不是叠加于精神分裂症、精神分裂样障碍、妄想性精神障碍或他处未注明的精神病性障碍。

（3）从来没有过躁狂发作、混合性发作或轻躁狂发作。

注：这1条排除标准不适用于所有因物质或治疗所致躁狂样、混合样或轻躁狂样发作，也不适用于一般躯体情况所致直接生理性效应。

抑郁严重程度及缓解程度：

x1——轻度：症状基本上不超过诊断所需的项数，其结果只是轻度影响了职业功能或者轻度影响了日常社交或人际关系。

x2——中度：症状或功能缺损在“轻度”与“重度”之间。

x3——重度而不伴有精神病性表现：症状数超过诊断所需项数，而且症状严重影响了职业功能或者影响了日常社交或人际关系。

x4——重度且伴有精神病性表现：妄想或幻觉。如果可能的话，注明精神病性表现与心境是否协调：与心境协调的精神病性表现：妄想或幻觉的内容与典型的抑郁主题如个人的不足处、罪责、疾病、死亡、虚无或应得的惩罚，均相协调一致。

与心境不协调的精神病性表现：妄想或幻觉的内容与上述典型的抑郁主题不相协调一致，却包括一些被害妄想（与抑郁主题不直接有关）、思想被插入、思想被广播或被控制妄想等。

x5——部分缓解：重性抑郁发作的症状还存在，但已不符合所有标准，或者已有一段时间毫无重性抑郁症状，但时间不满2个月。（如重性抑郁发作诊断是叠加在心境恶劣障碍之上的，那么此时可只下后一诊断。）

x6——充分缓解：在过2个月内，不存在明显的心境状。

x0——未注明。

【治疗原则】

抑郁发作的治疗原则是早期发现，早期治疗，消除症状，恢复患者功能和防止复发。

1. **药物治疗**

（1）药物选择应考虑它的有效性、安全性、耐受性、现实社会能力和经济价值。根据国外抑郁障碍的治疗原则，急性期推荐使用新型抗抑郁药物，如SSRIs、SNRIS、NASSAs等类药物。我国目前临床用药调查，TCAs如阿米替林、氯米帕明、马普替林等在不少地区作为作为治疗抑郁症的药物，所以也可作为首选药物。总之，因人而异，合理用药。

（2）不同类型的治疗　①轻性抑郁症，以TCAs为主，各种TCAs总的疗效不相上下，临床上根据它们的振奋和镇静等副作用及病人的耐受情况进行选择，丙咪嗪和去甲丙咪嗪有振奋作用，阿米替林和多虑平有较强的镇静作用，后者更适用于焦虑、激越的病人。对不能耐受 TCAs 副作用的病人应采用新一代抗抑郁剂。②反复发作抑郁症，在应用抗抑郁剂的同时，合用碳酸锂，不仅有治疗作用而且有预防复发的效果。③伴有焦虑的病人，合并使用抗焦虑药如阿普唑仑、丁螺环酮等。④伴精神病性症状者，合并使用小剂量抗精神病药，如舒必利、喹硫平、维斯通等。⑤难治性抑郁症，可以两药合并使用，如 TCAs + SSRIs 或 TCAs + 一种其他新型抗抑郁剂，或抗抑郁药物 + 甲状腺素、碳酸锂等。

2. 心理治疗

心理治疗有助于抑郁症状的改善，通常在疾病初期、病情程度比较轻的抑郁或恢复期进行。近年发展的认知治疗效果较好。

3. 电抽搐治疗

电抽搐治疗对于严重抑郁症以及难治性抑郁症是最佳选择之一。对于重度抑郁症电抽搐治疗有效率可达 90%，而且起效较快，尤其适用于存在严重自杀危险的病人。目前临床上多采用无抽搐的治疗方法，安全性更高。

4. 其他治疗

光治疗适用于季节性抑郁症患者，尤其是对于冬季发病的患者。

第三节　双相情感性精神障碍

目前发作符合某一型躁狂或抑郁标准，以前有相反的临床相或混合性发作，如在躁狂发作后又有抑郁发作或混合性发作。

【诊断标准及分型】

1. CCMD－2－R 的诊断标准

1）编码：31

至少符合下列 2 项中的 1 项：

①过去曾有躁狂发作，本次为符合诊断标准的抑郁发作；

②过去曾有抑郁发作，本次为符合诊断标准的躁狂发作。

2）编码：31.0（双相情感性精神障碍，躁狂相）

3）编码：31.1（双相情感性精神障碍，抑郁相）

4）编码：31.2（双相情感性精神障碍，混合相）

（1）符合双相情感性精神障碍的诊断标准。

（2）本次发作表现为躁狂相与抑郁相症状的同时混和存在，例如情感高涨而运动减少。情绪低落而思维奔逸，持续病期不短于两周。包括在抗抑郁治疗时诱发躁狂或在抗躁狂治疗时诱发抑郁。

5）编码：31.3（双相情感性精神障碍，快速循环型）

（1）符合双相情感性精神障碍的诊断标准。

（2）躁狂和抑郁反复发作，每年至少 4 次，发作时分别符合躁狂发作和抑郁发作的诊断标准。

（3）每次循环周期不短于 48 小时。

2. CCMD－3 的诊断标准及分型

1）双相障碍，目前为轻躁狂

目前发作符合轻躁狂标准，以前至少有 1 次发作符合某一型抑郁标准。

2）双相障碍，目前为无精神病性症状的躁狂

目前发作符合无精神病性症状的躁狂标准，以前至少有 1 次发作符合某一型抑郁标准。

3）双相障碍，目前为有精神病性症状的躁狂

目前发作符合有精神病性症状的躁狂标准，以前至少有 1 次发作符合某一型抑郁标准。

4）双相障碍，目前为轻抑郁

目前发作符合轻抑郁标准，以前至少有 1 次发作符合某一型躁狂标准。

5）双相障碍，目前为无精神病性症状的抑郁

目前发作符合无精神病性症状的抑郁标准，以前至少有 1 次发作符合某一型躁狂标准。

6）双相障碍，目前为有精神病性症状的抑郁

目前发作符合 32.3 有精神病性症状的抑郁标准，以前至少有 1 次发作符合某一型躁狂标准。

7）双相障碍，目前为混合性发作

（1）目前发作以躁狂和抑郁症状混合或迅速交替（即在数小时内）为特征，至少持续 2 周躁狂和抑郁症状均很突出。

（2）以前至少有 1 次发作符合某一型抑郁标准或躁狂标准。

8）其他或待分类的双相障碍

双相障碍，目前为快速循环发作

在过去 12 个月中，至少有 4 次情感障碍发作，每次发作符合轻躁狂或躁狂发作、轻抑郁或抑郁发作，或情感障碍的混合性发作标准。

3. ICD－10 的诊断标准

编码：F31

注：界定为 1 次发作其后需有反相或混合相发作，或继以缓解状态。

1）编码：F31.0（双相情感障碍，目前为轻躁狂发作）

（1）本次发作符合轻躁狂（F30.0）标准。

（2）既往至少有过 1 次其他情感（障碍）发作，符合轻躁狂或躁狂发作（F30.－）、抑郁发作（F32.－）或混合性情感发

作（F38.00）的标准。

2）编码：F31.1（双相情感障碍，目前为不伴有精神病性症状的躁狂发作）

（1）本次发作符合不伴精神病性症状躁狂的标准（F30.1）。

（2）既往至少有过1次其他情感（障碍）发作，符合轻躁狂或躁狂发作（F30.-），抑郁发作（F32.-）或混合性情感发作（F38.00）的标准。

3）编码：F31.2（双相情感障碍，目前为伴有精神病性症状的躁狂发作）

（1）本次发作符合伴有精神病性症状躁狂的标准（F30.2）。

（2）既往至少有过1次其他情感（障碍）发作，符合轻躁狂或躁狂发作（F30.-），抑郁发作（F32.-）或混合性情感发作（F38.00）的标准。

可使用第五位数字来标明精神病性症状是否与心境相协调：

F31.20 与心境相协调的精神病性症状。

F31.21 与心境不相协调的精神病性症状。

4）编码：F31.3（双相情感障碍，目前为中度或轻度抑郁发作）

5）编码：F31.4（双相情感障碍，目前为重度抑郁发作，不伴精神病性症状）

6）编码：F31.5（双相情感障碍，目前为重度抑郁发作，伴有精神病性症状）

7）编码：F31.6（双相情感障碍，目前为混合状态）

（1）本次发作以轻躁狂、躁狂和抑郁症状混合或迅速交替（即在数小时内）为特点。

（2）至少在2周期间的大部分时间内躁狂和抑郁症状必须同时突出。

4. DSM－IV 的诊断标准

1）编码：296.2－296.6（混合性发作）

（1）既符合躁狂发作标准，又符合重性抑郁发作标准（除病期外），在至少1周内几乎每天如此。

（2）此心境已严重到会产生职业或日常社交活动及人际关系的明显缺损，或严重到必须予以住院以防伤人或自伤，或者具有精神病性表现。

（3）这些症状并非由某种物质（例如某种滥用药物、某种治疗药品或其他治疗方法）或由一般躯体情况（例如甲状腺功能亢进）所致之直接生理性效应。

注：清楚地由躯体性抗抑郁治疗（例如治疗药品、电休克治疗、光疗）所致引起的混合样发作，不应归于双相Ⅰ型障碍。

2）编码：296.0x（双相Ⅰ型障碍，单次躁狂发作）

（1）呈现仅只一次的躁狂发作，而无重性抑郁发作的历史。（注：复发是指至少在没有从躁狂相转为抑郁相或没有躁狂症状之后2个月才出现的发作。）

（2）此躁狂发作不可能归于分裂性情感样精神障碍，也不是叠加于精神分裂症、精神分裂样精神障碍、妄想性精神障碍或他处未注明的病性障碍。

3）编码：296.40（双相Ⅰ型障碍，最近一次为轻躁狂发作）

（1）当前（或最近1次）为轻躁狂发作。

（2）以前至少曾有1次躁狂发作或混合性发作。

（3）此心境障碍产生了临床上明显的痛苦烦恼，或在社交、职业或其他重要方面的功能缺损。

（4）（1）及（2）的发作都不可能归于分裂情感性障碍，也不是叠加于精神分裂症、精神分裂样精神障碍、妄想性精神障碍或他处未注明的精神病性障碍。

4）编码：296.4x（双相Ⅰ型障碍，最近一次为躁狂发作）

5）编码：296.6x（双相Ⅰ型障碍，最近一次为混合性发作）

6）编码：296.5x（双相Ⅰ型障碍，最近一次为重性抑郁发作）

7）编码：296.89（双相Ⅱ型障碍）

（1）呈现（或曾有）1次以上重性抑郁障碍。

（2）呈现（或曾有）至少1次轻躁狂发作。

（3）从未有过躁狂发作或混合性发作。

（4）（1）及（2）的心境症状都不可能归于分裂情感性障碍，也不是叠加于精神分裂症、精神分裂样精神障碍、妄想性精神障碍或他处未注明的精神病性障碍。

（5）此障碍产生了临床上明显的痛苦烦恼，或在社交、职业或其他重要方面的功能缺损。

快速循环：

快速循环（用于双相Ⅰ型或Ⅱ型障碍）至少在过去12个月中有4次心境发作，符合重性抑郁、躁狂、混合性或轻躁狂发作的诊断标准。（注：所谓发作是指两者之间至少有2个月的部分或充分缓解，或者从一相转变成另一相［例如从重性抑郁发作转为躁狂发作)］。

【治疗原则】

双相情感障碍的治疗原则针对其临床相进行，但其与抑郁症及躁狂症的治疗特别是与抑郁症的治疗存在差异。在双相情感障碍的治疗中特别注意不要加速抑郁向躁狂或由躁狂向抑郁状态的转化。因为这种转化可能会导致双相情感障碍的循环频度的加速，增加治疗难道。

1. 药物治疗

（1）对于双相情感障碍的病人，特别是病程较长的病人，应用心境图来指导临床用药的选择，很有必要。

（2）安定类药物的应用，在情绪稳定剂起效之前，应用具有镇静催眠的安定类药物，可以改善睡眠进而改善与失眠有关的激动和不安症状。临床多使用氯硝西泮和罗拉。

（3）抑郁状态，双相情感障碍的抑郁发作可采用抗抑郁剂治疗，如三环类、SSRI 以及其他新型抗抑郁剂。这些药物对抑郁发作都有较好的抗抑郁作用，但对双相情感障碍均有诱发躁狂的可能。而反复诱发的躁狂有可能使循环加速，更接近快速循环型障碍，使治疗难度加大。有资料显示 SSRI 诱发躁狂的可能性小于三环类而更适用于双相情感障碍抑郁的发作。另外，三环类药物不良反应较明显，因此，目前一般主张将 SSRI 类药物作为一线药物。其中氟西汀的应用受到一定限制，可能的原因是半衰期较长，停药后药理作用仍能持续较长的时间，一旦出现躁狂发作（无论是否因药物引起），抗躁狂治疗的发动困难会受到影响。有资料显示，双相障碍抑郁相对锂盐的反应显著高于单相或重性抑郁病人，与三环类疗效相近。部分对抗抑郁剂甚至锂盐反应差的病人常用丙戊酸盐或卡马西平可以收到满意疗效。

（4）躁狂状态，可选用碳酸锂、丙戊酸盐、卡马西平等心境稳定剂，也可选用抗精神病药或二者合用。

（5）维持治疗，双相障碍具有反复发作性，因此在缓解后可采用维持治疗。锂盐对情感障碍的复发有确切预防效果。但因其有效维持的血浓度在 0.8～1.0mmol/L 左右，如长期维持治疗有引起甲状腺功能低下的可能。丙戊酸盐对双相情感障碍的维持治疗效果与锂盐相当，但不良反应较少。关于维持治疗的时程应考虑用药的利弊关系。从预防复发角度考虑，特别是对复发次数多，复发频繁的病人，维持治疗的时限应尽量延长。

2. 电抽搐治疗

疗效确切，突出优点是见效快，特别适用于急需控制症状，兴奋躁动及自杀意图明显者，注意禁忌症。

3. **心理治疗**

用于心理治疗的理论派别主要是支持性心理治疗、认知行为治疗、人际关系治疗和短程精神分析治疗。治疗形式包括个别治疗、夫妻治疗、家庭治疗和小组治疗。双相障碍的心理治疗应选择适当时期。急性期应以药物治疗为主。巩固期和维持期应在药物治疗的基础上加强心理治疗。

【抗精神病药物使用的注意事项】

（1）剂量宜小，一般小于治疗精神分裂症的剂量。

（2）不宜长期使用，因为其没有预防复发的作用。

（3）双相障碍对抗精神病药物的耐受性较差，EPS 的发生率较高。

（4）注意与其他药物合用时，药物之间的相互作用。

第四节　环性心境障碍

是一种慢性情绪障碍，主要表现为轻躁狂症状和抑郁症状交替出现，但其症状数量和严重程度均未达到躁狂或抑郁发作的标准。

【诊断标准】

1. **CCMD－2－R 的诊断标准**

编码：33

（1）至少 2 年时间内出现心境的多次反复高涨与低落，其心境改变程度达不到躁狂发作或抑郁发作的症状标准。

（2）2 年之内有心境正常的间歇期，间歇期可长达数月

（3）心境变化不是由躯体疾病（如甲状腺功能亢进症）和精神活性物质（如酒类或药物依赖）的直接后果所致，亦非精神分裂症及其他精神病性障碍的附加症状。

（4）从未出现过符合诊断标准的躁狂发作或抑郁发作，一

且出现，即应诊断为其他类型的情感性精神障碍。

2. CCMD－3 的诊断标准

1）症状标准 反复出现心境高涨或低落，但不符合躁狂或抑郁发作症状标准。

2）严重标准 社会功能受损较轻。

3）病程标准 符合症状标准和严重标准至少已 2 年，但这 2 年中，可有数月心境正常间歇期。

4）排除标准

（1）心境变化并非躯体病或精神活性物质的直接后果，也非分裂症及其他精神病性障碍的附加症状。

（2）排除躁狂或抑郁发作，一旦符合相应标准即诊断为其他类型情感障碍。

3. ICD－10 的诊断标准

编码：F34.0

（1）至少 2 年的心境不稳定，其间有若干抑郁和轻躁狂的周期，伴有或不伴有正常心境的间歇期。

（2）在上述 2 年之间，没有任何一种抑郁或躁狂的表现其严重度或持续时间足以符合躁狂或抑郁发作（中度或重度）的

标准；然而在此种持续的心境不稳定期之前可能曾经发生过躁狂或抑郁发作，或在此之后也可能出现。

（3）在某些抑郁周期中至少存在下列症状中的 3 条：

①精力下降或活动减少；

②失眠；

③自信心丧失或感到自信心不足；

④集中注意困难；

⑤社会退缩；

⑥在性活动和其他乐事中失去兴趣和乐趣；

⑦言谈比平日减少；

⑧对前途悲观或沉思过去。

（4）在某些情感高涨周期中至少存在下列症状中的3条：

①精力和活动增加；

②睡眠需要减少；

③自我评价过高；

④思维敏捷或具有不同寻常的创造性；

⑤比平日更合群；

⑥比平日更善辩或更诙谐；

⑦兴趣增加，对性活动或其他乐事的兴趣增强；

⑧过分乐观或夸大既往的成就。

注：如果需要，就说明是早发（少年后期或20岁左右）还是晚发（通常是在30~50岁继发于一次情感发作之后）。

4. DSM－Ⅳ的诊断标准

编码：301.13

（1）至少2年呈现多次轻躁狂症状及多次抑郁症状，但不符合重性抑郁发作。（注：儿童或青少年，病期至少1年）。

（2）在这上述2年中（儿童及青少年为一年），患者从无1次没有（1）症状长达2个月。

（3）在这2年中，从无躁狂抑郁发作、躁狂发作或混合性发作。（注：在环性心境障碍的2年中（儿童及青少年为1年），可以叠加躁狂或混合发作（此时可诊断为双相Ⅰ型障碍及环性心境障碍）或重性抑郁障碍（此时可诊断为双相Ⅱ型障碍及环性心境障碍）。）

（4）（1）的症状不可能归于分裂情感性精神障碍，也不是叠加于精神分裂症、精神分裂样精神障碍、妄想性精神障或未注明精神病性障碍。

（5）这些症状并非由于某种物质（例如滥用药物、治疗药品）或由于一般躯体情况所致之直接生理性效应。

（6）这些症状产生了临床上明显的痛苦烦恼，或在社交、职业或其他重要方面的功能缺损。

【治疗原则】

药物治疗大体同其他类型的情感障碍，部分病例应用丙戊酸盐的疗效较锂盐为好，心理治疗可以试用，但疗效难以定论。电抽搐治疗不适用本病。

第五节　恶劣心境

心境恶劣是重性抑郁障碍的较轻和持久的形式。在概念上与既往所谓的“抑郁性神经症”相通，但不包含轻而短暂的焦虑抑郁发作或符合重性抑郁发作标准的持久性抑郁状态。

【诊断标准】

1. CCMD-3 的诊断标准

1）症状标准

持续存在心境低落，但不符合任何一型抑郁的症状标准，同时无躁狂症状。

2）严重标准

社会功能受损较轻，自知力完整或较完整。

3）病程标准

符合症状标准和严重标准至少已 2 年，在这 2 年中，很少有持续 2 个月的心境正常间歇期。

4）排除标准

（1）心境变化并非躯体病（如甲状腺机能亢进症），或精神活性物质导致的直接后果，也非分裂症及其他精神病性障碍的附加症状。

（2）排除各型抑郁（包括慢性抑郁或环性情感障碍），一旦符合相应的其他类型情感障碍标准，则应作出相应的其他类型诊断。

（3）排除抑郁性人格障碍。

其他或待分类的持续性心境障碍

2. ICD－10 的诊断标准

编码：F34.1

（1）至少2年内抑郁心境持续存在或反复出现，其间的正常心境很少持续几周，同时没有轻躁狂发作期。

（2）在此2年期间的每次抑郁发作，没有或极少在严重程度或持续时间上足以符合复发性轻度抑郁障碍的标准（F33.0）。

（3）在某些抑郁周期内，至少应具有以下症状中的3项：

①精力或活动减少；

②失眠；

③自信心丧失或感到自信心不足；

④集中注意困难；

⑤经常流泪；

⑥对性活动或其他乐事的兴趣及乐趣丧失；

⑦无望感或绝望；

⑧感到无能力承担日常生活中的常规责任；

⑨对前途悲观或沉湎于过去；

⑩社会退缩；

⑪言谈比平时减少。

注：如果需要，说明是早发（少年后期或20岁左右）还是晚发（通常是在30～50岁继发于一次情感发作之后）。

3. DSM－Ⅳ的诊断标准

编码：300.4（心境恶劣障碍）

（1）至少2年内，多数日子里，1天的多数时间出现抑郁心境，或者是主观的体验，或者是他人的观察。（注：如是儿童或青少年，心境可为激惹，而病期至少1年。）

（2）在抑郁时，至少呈现下列2项以上：

①食欲差或食量过多；

②失眠或睡眠过多；

③精力不足或疲劳乏力；

④自我估计过低；

⑤注意集中差或难以作出决断；

⑥感到绝望。

（3）在此障碍的2年病期中（儿童或青少年为一年），没有一次（1）及（2）症状消失长达2个月以上。

（4）在此障碍的2年病期中（儿童或青少年为一年），从无主抑郁发作；即不可能归于慢性重性抑郁障碍或重性抑郁碍，部分缓解。（注：在心境恶劣障碍之前可以先有1次重性抑郁发作，随之为充分缓解（无明显症状2个月之久）。此外，在2年（儿童或青少年为1年）心境恶劣障碍中，可以叠加重性抑郁发作，此时可以同时给予2种诊断，只要诊断标准符合）。

（5）从来没有过躁狂发作、混合性发作或轻躁狂发作，而且也从不符合环性心境障碍的标准。

（6）此障碍并非发生于某种慢性精神病性障碍，例如精神分裂症或妄想性精神障碍。

（7）这些症状并非由某种物质（例如滥用药物或治疗药品）或由一般躯体情况所致之直接生理性效应。

（8）这些症状产生了临床上明显的痛苦烦恼，或在社交、职业或其他重要方面的功能缺损。

【治疗原则】

1. 药物治疗

（1）三、四环类抗抑郁药物，常见的药物有阿米替林、丙咪嗪、氯丙米嗪、多虑平、麦普替林等。两类药对 NE 和 5 - HT 再摄取有阻断作用。抗抑郁疗效均在 60%~70% 之间。起效时间需两周左右，三到四周才能达到高峰，有些病例则需更长时间。因此，在服药的前两周，需向病人或家属解释清楚，防止病人放弃治疗。另外，这些药物的副作用较为明显，主要表现为抗胆碱能和拟交感等方面的副作用，如视物模糊、口干、便秘、排尿困难、头晕、心动过速、镇静、体重增加、性功能障碍等。但由于其价格低廉，仍有较大的应用空间。单胺氧化酶抑制剂由于其明显的副作用和换药时需较长的清洗期，近年来很少应用。

（2）新型抗抑郁药物，以 5 - HT 再摄取抑制剂 SSRIs 为代表，如氟西汀、帕罗西汀、舍曲林、西太普兰等。这类药相对于三环类抗抑郁药物有如下优点，毒副反应轻、服药方便、治疗的依从性高。但其价格昂贵限制了其使用范围。

（3）弱安定剂，有苯二氮卓类，可以改善睡眠、减轻焦虑，并有非特异性镇静作用，但可引起头昏、困倦、乏力等副反应。丁螺环酮和佐匹克隆等新药也可对症选用。

2. 心理治疗

心境恶劣的心理治疗可以选择支持性心理治疗、认知治疗和森田治疗等方法。良好互信的医患关系是各种心理治疗的基础。支持性心理治疗要求仔细的倾听，坚定的支持和鼓励，耐心的解释和指导，使病人了解其所患疾病的性质和核心内容，培养治疗的信心和希望，调整对自身疾病和各种应激的看法，增加自控力的训练，善于利用自己能够掌握的各种资源，使之转化为在医生的指导下战胜疾病的有力因素。认知治疗则侧重于病人认知的重新组合，改变原有的病态认知，建立合符逻辑的正常认知，从而改变病人的病态角色，恢复健康。森田疗法则更强调对自身现状的接收，带着症状做事情，顺其自然，为所当为，而不是专注于自己的病态情绪和各种不适，使病人从病态的自我中走出来，回归正常的生活。

第六节　其他或待分类的心境障碍

由于各种躯体情况所致的心境以及心境障碍的发生与特定物质的使用在病因上有关系的心境障碍统称为心境障碍。

【诊断标准及分型】

1. CCMD－2－R的诊断标准

情感性精神障碍的第四位编码表示：

3x. x0 轻型。

基本符合躁狂发作与抑郁发作的诊断标准，但各项症状表现程度较轻，可分别称为轻躁狂发作与轻抑郁发作。

3x. x1 谵妄或木僵。

严重的躁狂发作可以出现谵妄，称为谵妄性躁狂；严重的抑郁发作，可以出现木僵，称为抑郁性木僵。

3x. x2 伴精神病性症状。

精神病性症状指各种妄想、幻觉和紧张综合征等，不包括谵妄与木僵症状。

3x. x3 伴躯体症状。

在抑郁发作或躁狂发作中，有显著的躯体症状与植物神经系统症状，而无相应的躯体疾病可以解释，抑郁发作中尤为明显，甚至掩盖了抑郁症状，有人称为“隐匿性抑郁症”，这一名称，未获国际公认，本分类系统亦不列入。

3x. x4 慢性。

抑郁发作或躁狂发作，1次病程持续2年以上而无缓解。

2. CCMD－3的诊断标准

1）意识障碍（如谵妄）

严重躁狂发作可出现意识障碍（如谵妄），可称谵妄性躁狂等。

2）伴躯体症状

在抑郁发作中，有显著的躯体症状与自主神经症状，而无相应的躯体疾病可以解释，有时甚至掩盖了抑郁症状，有人称为“隐匿性抑郁症”，这一名称未获国际公认，本分类系统亦不列入。

3）慢性

一次抑郁或躁狂发作的病程至少持续2年。

4）缓解期

曾有1次以上情感性精神障碍发作史，目前已完全缓解至少2个月。

3. ICD-10的诊断标准

编码：F38.0（其他单次发作的心境（情感）障碍）

1）编码：F38.00（混合性情感发作）

(1) 发作以轻躁狂、躁狂和抑郁症状的混合或迅速交替（即在数小时内）为特点。

(2) 在至少2周发作期内，躁狂和抑郁两种症状在多数时间都必须突出。

(3) 既往无轻躁狂、抑郁或混合的发作。

2）编码：F38.1（其他复发性心境（情感）障碍）

3）编码：F38.10（复发性短暂的抑郁障碍）

(1) 本障碍符合轻度（F32.0）、中度（F32.1）或重度抑郁发作（F32.2）的症状学标准。

(2) 抑郁发作在过去1年几乎每月发生1次。

(3) 每次发作持续少于2周（典型的是2~3天）。

(4) 此种发作不只是发生在月经周期。

4. DSM－Ⅳ的诊断标准

1）季节性发作

季节性发作——可用于双相Ⅰ型障碍、双相Ⅱ型障碍或复发性重性抑郁障碍的本次重性抑郁发作属于此种类型

（1）在双相Ⅰ型或Ⅱ型障碍或复发性重性抑郁障碍的重性抑郁发作的起病与一年的特殊时间之间，有规律性临时；联系（例如重性抑郁发作规则地在秋冬季发病）。

注：不包括那些具有季节性的有关社会心理应激因素的情况（例如每年冬季失业）。

（2）在1年的某个时期（例如春季抑郁消失能充分缓解［或从抑郁转向躁狂或轻躁狂）］。

（3）在过去2年中，有2次重性抑郁发作能表明（1）与（2）标准所示的季节之间，并无关系的发作。

（4）季节性重性抑郁发作（如上述）比患者一生中曾发生的非季节性发作的次数要多得多。

2）不典型表现

不典型表现——可用于重性抑郁障碍的重性抑郁发作或双相Ⅰ型或Ⅱ型障碍，当前或最近一次重性抑郁发作之最近2周内此表现明显突出之时，或者心境恶劣障碍最近2年内此表现明显突出之时。

（1）心境有反应性的表现（即对于现实的或潜在的积极事件会出现心境好转）；

（2）下列表现的2项以上：

①显著的体重增加或食欲增加；

②睡眠过多；

③灌铅样麻痹（即上肢或下肢有灌了铅一样的沉重感）；

④长期的人际关系的敏感拒绝性（不仅限于心境障碍发作时），导致显著的社交或职业功能缺损。

（3）在同一次发作中不符合伴忧郁表现或伴紧张症表现。

3）产后起病

产后起病——可用于重性抑郁障碍，双相Ⅰ型或Ⅱ型障碍的当前或最近一次重性抑郁、躁狂或混合性发作；也可用于短暂精神病性障碍。

发作起病于产后4周之内。

4）慢性

慢性——可用于重性抑郁障碍的当前或最近一次重性抑郁发作，也可用于双相Ⅰ型或Ⅱ型障碍的重性抑郁发作，如果它是最近一次心境发作形式。充分符合重性抑郁发作标准，已持续至少2年。

【治疗原则】

1. 病因治疗

（1）积极治疗原发躯体疾病，大多数患者随着原发躯体疾病的好转，心境障碍亦有不同程度的缓解。

（2）物质中毒患者需根据物质的特性，选择性给予洗胃、导泻、吸附、输液、解毒、保肝等处理，以保证生命体征稳定。

（3）物质戒断患者需针对性地进行戒断治疗，如：应用安定类药物或美沙酮等。

2. 对症治疗

对于心境高涨的患者可给予碳酸锂或丙戊酸盐口服治疗，如果兴奋症状明显者，可合并安定类药物，如罗拉西泮、氯硝西泮等，或小剂量抗精神病药物氯氮平、氟哌啶醇等进行治疗；心境抑郁的患者可给予抗抑郁药物口服治疗如氟西汀、帕罗西汀等，如果伴有明显焦虑者，可合并抗焦虑药物如阿普唑仑、罗拉西泮等。

第七章　神经症与心理因素相关的精神障碍

本症为一组精神障碍，除癔症外，没有精神病性症状，主要可表现为烦恼、紧张、焦虑、恐怖、强迫症状、疑病症状、心情抑郁、分离症状或转换症状等。除癔症表现为短暂的发作外，病程大多是持续迁延的，病前多有一定的素质和人格基础，起病常与心理社会因素有关。其症状无可证实的器质性病变作基础。

【诊断标准】

1. CCMD－2－R 的诊断标准

编码：40

（1）症状标准，以下述神经症性综合征之一为主要临床相：

①癔症性分离症状或转换症状；

②轻度抑郁症状；

③恐怖症状；

④强迫症状；

⑤惊恐发作；

⑥广泛性焦虑症状；

⑦疑病症状；

⑧神经衰弱症状；

⑨其他神经症症状或上述症状的混合。

（2）严重程度标准，因上述症状，造成至少下述情况之一：

①妨碍工作、学习、生活或社交；

②无法摆脱的精神痛苦，以致主动求医。

（3）病程标准，除癔症或惊恐障碍另有规定外，持续病程至少 3 个月。

(4) 排除标准，确诊必须排除下述障碍：器质性精神障碍、精神活性物质与非依赖性物质所致精神障碍、精神分裂症、偏执性精神病、各种精神病性障碍和情感性精神障碍等。

2. CCMD-3 的诊断标准

1) 症状标准　至少有下列 1 项：①恐惧；②强迫症状；③惊恐发作；④焦虑；⑤躯体形式症状；⑥躯体化症状；⑦疑病症状⑧神经衰弱症状。

2) 严重标准　社会功能受损或无法摆脱的精神痛苦，促使其主动求医。

3) 病程标准　符合症状标准至少已 3 个月，惊恐障碍另有规定。

4) 排除标准　排除器质性精神障碍、精神活性物质与非成瘾物质所致精神障碍、各种精神病性障碍，如精神分裂症、偏执性精神病，及心境障碍等。

第一节　恐怖性神经症（恐怖症）

以恐怖症状为主要临床相的神经症。所害怕的客体或处境是外在的（病人身体以外的），尽管当时并无危险。恐怖发作时往往伴有显著的植物神经症状。病人极力回避所害怕的客体或处境，是特征性的。病人知道他的害怕是过分的、不应该的或不合理的，但这种认知并不能防止恐怖发作。所害怕的客体或处境若非外在的，如对疾病或畸形的恐怖则不属于恐怖症而应归之于疑病性神经症。恐怖症常伴有抑郁，但抑郁是继发的，且在临床相中不占主要地位。

【诊断标准分型】

1. CCMD－2－R 的诊断标准

1）编码：40.0

（1）符合神经症的诊断标准。

（2）以恐怖为主要临床相，符合以下各点：

①对某些客体或处境有强烈恐怖，恐怖的程度与实际危险不相称；

②发作时伴有植物神经症状；

③有回避行为；

④知道恐怖过分、不合理、不必要，但无法控制。

2）编码：40.00（场所恐怖症）

（1）符合恐怖性神经症的诊断标准。

（2）恐怖又寸象主要为某些特定的环境，如高处、广场、闭室、黑暗和拥挤的场所等。

3）编码：40.01（社交恐怖症）

（1）符合恐怖性神经症的诊断标准。

（2）恐怖对象主要为社交场合和人际接触。

4）编码：40.02（物体恐怖症）

（1）符合恐怖性神经症的诊断标准。

（2）恐怖对象主要为某些特定的物体，如动物、鲜血、尖锐锋利物品等。

5）编码：40.08（其他恐怖症）

6）编码：40.09（未特定的恐怖症）

2. CCMD－3 的诊断标准

【诊断标准】

（1）符合神经症的诊断标准。

（2）以恐惧为主，需符合以下4项：

①对某些客体或处境有强烈恐惧，恐惧的程度与实际危险不相称；

②发作时有焦虑和自主神经症状；

③有反复或持续的回避行为；

④知道恐惧过分、不合理，或不必要，但无法控制。

（3）对恐惧情景和事物的回避必须是或曾经是突出症状。

（4）排除焦虑症、分裂症、疑病症。

1）场所恐惧症

（1）符合恐惧症的诊断标准。

（2）害怕对象主要为某些特定环境，如广场、闭室、黑暗场所、拥挤的场所、交通工具（如拥挤的船舱、火车车厢）等，其关键临床特征之一是过分担心处于上述情境时没有即刻能用的出口。

（3）排除其他恐惧障碍。

2）社交恐惧症（社会焦虑恐惧症）

（1）符合恐惧症的诊断标准。

（2）害怕对象主要为社交场合（如在公共场合进食或说话、聚会、开会，或怕自己作出一些难堪的行为等）和人际接触（如在公共场合与人接触、怕与他人目光对视，或怕在与人群相对时被人审视等）。

（3）常伴有自我评价低和害怕批评。

（4）排除其他恐惧障碍。

3）特定的恐惧症

（1）符合恐惧症的诊断标准。

（2）害怕对象是场所恐惧和社交恐惧未包括的特定物体或情境，如动物（如昆虫、鼠、蛇等）、高处、黑暗、雷电、鲜血、外伤、打针、手术，或尖锐锋利物品等。

（3）排除其他恐惧障碍。

3. ICD－10 的诊断标准

编码：F40

1）编码：F40.0（广场恐怖）

（1）至少对下述情境中之两种表现出明显和持续的恐惧或回避：

①人群；

②公共场所；

③独自旅行；

④离家旅行。

（2）发病后处于恐怖情境时至少有过 1 次出现 2 项焦虑症状并存，其中 1 项必须是①至④之一：

植物神经唤起症状：

①心悸或心脏剧跳或心率加快；

②出汗；

③震颤或发抖；

④口干（非药物或脱水所致）；

涉及胸腹部的症状：

⑤呼吸困难；

⑥窒息感；

⑦胸痛或不适；

⑧恶心或腹部难受（如胃内翻腾感）；

涉及精神状态的症状：

⑨头昏、站立不稳或头重脚轻感；

⑩感到物体不真实（现实解体）或感到自身疏远或“不是真的在这儿”（人格解体）；

⑪害怕失控、发疯或昏倒；

⑫害怕会死；

⑬一般症状；

⑭燥热、潮红或寒战；

⑮针刺、麻木感。

（3）由于回避或焦虑症状带来明显情绪痛苦，并知道回避或焦虑是过分或不合理的。

（4）症状仅限于或主要发生在处于或想起恐怖情境时。

（5）需除外的最常见情况：对情境的害怕或回避不是由妄想、幻觉、精神分裂症及相关障碍（F20－F29）、情感性障碍（F30－F39）或强迫性障碍（F42.－）等的其他症状所致；也不是继发于文化信仰。

采用第五位数编码标明广场恐怖在大多数情况下是否伴有惊恐障碍（F41.0）：

F40.00（不伴惊恐障碍）

F40.01（伴惊恐障碍）

严重度评定（任选）：

F40.00 中的严重度可在考虑特定义化背景的基础上用回避的程度来评定，F40.01 中的严重度可通过计算惊恐发作的次数来评定。

2）编码：F40.1（社交恐怖）

（1）必须存在下述 2 条中之 1 条：

①十分害怕成为注意的焦点，或害怕作出令自己感到难堪或羞辱的举止；

②对于成为注意焦点的情境或对于害怕会作出令自己感到难堪或羞辱举止的情境，表现出明显的回避。

这类害怕表现在社交情境，例如：在公共场合进食或讲话、在公共场合遇到认识的人、加入或是坚持某些小组活动（如晚会、会议、教室活动）。

（2）在发病后某个时候，处于恐怖情境时至少存在 F40.0 标准（2）列出的焦虑症状中 2 条，同时还具有下述症状之一：

①脸红或发抖；

②害怕呕吐；

③急切想上厕所或害怕要大小便。

(3) 由于症状或回避产生明显的情绪痛苦，并知道害怕和回避是过分或不合理的。

(4) 症状仅限于或主要发生在处于或想到恐怖情境时。

(5) 需除外的最常见情况：标准(1)和(2)的症状不是由幻觉、妄想、器质性精神障碍(F00－F09)、精神分裂症及相关障碍(F20－F29)、心境(情感)障碍(F30－F39)或强迫障碍(F42.－)等障碍所致，也不是继发于文化信仰。

3) 编码：F40.2(特定的(孤立的)恐怖)

(1) 必须存在下述2种情形之一：

①对于广场恐怖(F40.0)和社交恐怖(F40.1)中未包括的特定物体或情境表现出明显的害怕；

②对于广场恐怖(F40.0)和社交恐怖(F40.1)中未包括的特定物体或情境表现出明显的问题。

这类情境最常见的有：兽类、鸟类、高处、雷电、飞行、狭小的封闭空间、看到外伤或流血、打针、牙科诊所和医院等。

(2) 发病后某个时候，处于恐怖情境时存在F40.0标准规(2)定的某些焦虑症状。

(3) 由于症状或回避带来明显的情绪痛苦，并能知道症状或回避是过分的或不合理的。

(4) 症状仅限于处于恐怖情境或想到恐怖情境时。

如愿意，可对特定的恐怖情境细布如下：

①动物型(昆虫、狗)；

②自然力型(风暴、水)；

③流血、注射、损伤型；

④情景型(电梯、隧道)。

4. DSM－Ⅳ的诊断标准

1）编码 300.2（广场恐怖）

（1）对置身于某处或某情景感到焦虑，觉得难以逃逸（或感到难堪），或感到在意想不到的情景或情景所诱发的惊恐发作或惊恐样症状时会找不到帮助。典型的广场恐怖是在下列情景时，例如独自离家在外；在一个人群中或正在站队；在一座桥上；在公共汽车火车中旅行。

注：如果只是某一个或一两个特殊情景，那就可以考虑特殊恐怖症的诊断；如果只限于社交情景，那就诊断社交恐怖症。

（2）患者设法避免这种情景（例如限制旅行）或者带着痛苦烦恼忍耐着，或者带着焦虑心情担心发生惊恐发作，或者就此要人陪伴。

（3）此种焦虑或恐怖性避免，不可能归于其他精神障碍，例如社交恐怖（例如因害怕窘迫难堪而只限于避免社交场合）特殊恐怖症（例如只限于避免像电梯那样一种场合）创伤后应激障碍（例如避免伴有严重应激因素的某种刺激）或离别性焦虑障碍（例如避免离家或离开亲戚）。

2）编码 300.22（广场恐怖症，无惊恐障碍史）

（1）具有与担心出现惊恐样症状（例如头晕或腹泻）有关的广场恐怖。

（2）不符合惊恐障碍的诊断标准。

（3）此障碍并非由某种物质（例如滥用物质治疗药品）或一般躯体情况所致之直接生理生理效应。

（4）如伴有某种一般躯体情况，则（1）所述的害怕明显超出平常在此情况下所见的程度。

3）编码 300.29（特殊恐怖症）

（1）由于存在或预期某种特殊物件或情景（例如飞行高度动物在注射时看到血）而出现的过度或不合理的显著而持续的

害怕。

（2）一接触（暴露于）所恐怖的刺激。几乎毫无例外地立即发生焦虑反应，采取一种仅限于此情景或由此情景所诱发的惊恐发作形式。

注：如是儿童，则焦虑表现为哭闹发脾气惊呆或紧紧拖住他人。

（3）患者认识到这种害怕是过度的或不合理的。注：如是儿童，则没有这一点。

（4）患者一般都没法避免这种情景，否则便以极度的焦虑或痛苦烦恼忍耐着。

（5）这种对所恐怖的情景的避免、焦虑的期待或痛苦烦恼，会显著地干扰个人的正常生活、职业（或学业）、社交活动或关系，或者对于具有这种恐怖感到显著的痛苦烦恼。

（6）如患者年龄小于18岁，应有至少6个月病期。

（7）这种伴于特殊物体或情景的焦虑、惊恐发作或恐怖性避免，都不可能归于其他精神障碍，如强迫症（例如对污染有强迫思维的人在接触脏物时的害怕）、创伤后应激性精神障碍（例如避免伴有严重应激因素的刺激）、分离性焦虑障碍（例如逃避上学）、社交恐怖症（例如因害怕窘迫难堪而避免社交场合）、伴广场恐怖的惊恐障碍或不伴惊恐障碍病史的广场恐怖。

注明类型：

①动物型；

②自然环境型（例如高度、雷雨、水）；

③流血—注射—外伤型；

④情景型（例如飞机、电梯、闭室）；

⑤其他型（例如惊恐性地躲避会导致窒息、呕吐或感染疾病的情景场合；如是儿童，躲避响声或某种服装）。

4）编码：300.23（社交恐怖症）

(1) 在不熟悉的人们面前或被他人作仔细端详时（可能如此），所害怕的是他（或她）自己可能会作出一些使人难堪的行为（或显示出焦虑症状）。

注：如为儿童，则可能是在与所熟悉的人们作与年龄相称的社交关系时发生问题或在同伴中出现焦虑，而不是与成人的交往问题。

(2) 处于所害怕的社交场合，几乎必然不可避免地会产生焦虑，因而可能采取限制这个场合或为此场合所诱发的形式。

注：如为儿童，此焦虑可能表现为哭闹、发脾气、惊呆或者从有不熟悉人们的场合退缩出来等。

(3) 患者认识到这种害怕是过分的或不合理的。

注：如为儿童，则无此项。

(4) 患者一般都设法避免这种场合，否则便以极度的焦虑或痛苦烦恼而忍耐着。

(5) 这种对所恐怖的情景的设法避免、焦虑的期待或痛苦烦恼，显著地干扰了个人的正常生活、职业（或学业）、社交活动或关系，或者对具有这种恐怖感到显著的痛苦烦恼。

(6) 如患者年龄小于18岁，则应有至少6个月病期。

(7) 这种害怕或逃避都不是由于某种物质（例如滥用物质、治疗药品）或由于一般躯体情况所致之直接生理性效应，也不可能归于其他精神障碍（例如伴或不伴广场恐怖的惊恐障碍、离分性焦虑障碍、躯体变形障碍、某种广泛性发育障碍或分裂样人格障碍）。

(8) 如存在某种一般躯体情况或其他精神障碍，那么(1)的害怕也与之无关，例如不是害怕自己的口吃，帕金森病的震颤，或神经性厌食或贪食症的异常进食行为。

【治疗原则】

(1) 一般心理治疗　如心理教育，保证和支持疗法。鼓励患者建立战胜疾病的信心，减轻预期焦虑，敢于进入所害怕的场所。

(2) 认知行为治疗　根据患者的不同情况，选用认知疗法、暴露疗法、脱敏疗法及催眠疗法。行为疗法是治疗恐惧症的首选方法。系统脱敏疗法、暴露冲击疗法对恐惧症效果良好。基本原则：一是消除恐惧对象与焦虑恐惧反应的条件性联系；二是对抗回避反应。但行为疗法只强调可观察到的行为动作，是治表未治本，疗效是否持久，结论不一。

(3) 药物治疗　可适量选用抗焦虑药物如氯硝西泮、罗拉、阿普唑仑及丁螺环酮；抗抑郁剂如三环、四环类（多虑平、阿米替林、氯丙米嗪、马普替林等）及选择性 5 - HT 回收抑制剂（氟西汀、美抒玉、西太普兰等）。苯二氮卓类与普萘洛尔也因可缓解病人的焦虑而有效，β 受体阻滞剂仅对躯体焦虑为主的患者有效。

第二节　焦虑性神经症（焦虑症）

本症是以焦虑为主要临床相的神经症。焦虑是没有明确客观对象和具体观念内容的提心吊胆和恐惧不安的心情，除了焦虑心情外，还有显著的植物神经症状和肌肉紧张，以及运动性不安。焦虑性神经症的焦虑症状是原发的，凡是继发于妄想、强迫症、疑病症、抑郁症、恐怖症等的焦虑都不应该诊断为焦虑性神经症。焦虑性神经症有两种主要的临床形式：惊恐障碍和广泛性焦虑。

【诊断标准及分型】

1. CCMD - 2 - R **的诊断标准及分型**

编码：40. 1

1）编码：40.10（惊恐障碍）

惊恐障碍是以惊恐发作为原发的和主要临床相的一种神经症类型。惊恐发作，作为继发症状，可见于多种不同的精神障碍，如恐怖性神经症、抑郁症等。惊恐障碍应与某些躯体疾病鉴别，如癫痫、心脏病发作、内分泌失调等。

（1）符合神经症的诊断标准。

（2）1个月内至少有3次惊恐发作，或者首次典型发作后继之以害怕再发作的焦虑而持续1个月。

（3）惊恐发作符合以下4项：

①在没有任何客观危险的环境下发作，或者发作无明显而固定的诱因，以致发作不可预测；

②2次发作中的间歇期，除了害怕再发作外，没有明显的症状；

③发作表现为强烈的恐惧，伴有显著的植物神经症状，还往往有人格解体、现实解体、濒死恐怖、失控感等痛苦体验；

④发作来得突然，10分钟内达到高峰，一般不超过1小时，发作时意识清晰，事后能回忆发作的经过。

（4）排除恐怖性神经症、抑郁症等继发的惊恐发作。

2）编码：40.11（广泛性焦虑）

（1）符合神经症的诊断标准。

（2）以持续的焦虑症状为原发的和主要的临床相。焦虑症状的表现符合下述2项：

①经常或持续的无明确对象和固定内容的恐惧或提心吊胆；

②伴植物神经症状或运动性不安。

（3）排除强迫症、恐怖症、疑病症等。

2. CCMD－3的诊断标准及分型

【惊恐障碍】

1）症状标准

(1) 符合神经症的诊断标准。

(2) 惊恐发作需符合以下4项：

①发作无明显诱因、无相关的特定情境，发作不可预测；

②在发作间歇期，除害怕再发作外，无明显症状；

③发作时表现强烈的恐惧、焦虑，及明显的自主神经症状，并常有人格解体、现实解体、濒死恐惧，或失控感等痛苦体验。

④发作突然开始，迅速达到高峰，发作时意识清晰，事后能回忆。

2) 严重标准 病人因难以忍受又无法解脱，而感到痛苦。

3) 病程标准 在1个月内至少有3次惊恐发作，或在首次发作后继发害怕再发作的焦虑持续1个月。

4) 排除标准

(1) 排除其他精神障碍，如恐惧症、抑郁症，或躯体形式障碍等继发的惊恐发作；

(2) 排除躯体疾病如癫痫、心脏病发作、嗜铬细胞瘤、甲亢或自发性低血糖等继发的惊恐发作。

【广泛性焦虑】

1) 症状标准

(1) 符合神经症的诊断标准。

(2) 以持续的原发性焦虑症状为主，并符合下列2项：

①经常或持续的无明确对象和固定内容的恐惧或提心吊胆；

②伴自主神经症状或运动性不安。

2) 严重标准 社会功能受损，病人因难以忍受又无法解脱，而感到痛苦。

3) 病程标准 符合症状标准至少已6个月。

4) 排除标准

(1) 排除甲状腺机能亢进、高血压、冠心病等躯体疾病的继发性焦虑；

2）排除兴奋药物过量、催眠镇静药物，或抗焦虑药的戒断反应，强迫症、恐惧症、疑病症、神经衰弱、躁狂症、抑郁症，或精神分裂症等伴发的焦虑。

3. ICD-10 的诊断标准及分型

编码：F41

1）编码：F41.0［惊恐障碍（间歇发作性焦虑）］

（1）反复的惊恐发作，并不总是与特定处境或物体相关，常常为自发性的（即发作具不可预测性）。惊恐发作并由于过度用力或面临危险的或危及生命的处境。

（2）一次惊恐发作应具有以下所有特点：

①是一次强烈的害怕或其他难受的独立发作；

②突然开始；

③在几分钟内即达到顶峰，持续至少数分钟；

④下述症状中至少存在4条，且其中之一必须出自到：

植物神经唤起症状：

心悸，心慌或心剧加快；

出汗；

震颤或发抖；

口干（非药物或脱水所致）；

涉及胸腹部的症状：

呼吸困难；

窒息感；

胸痛或不适；

恶心或腹部难受（如胃内翻腾感）；

涉及精神状态的症状：

头昏、站立不稳或头重脚轻感；

感到物体不真实（现实解体）或感到自身疏远或“不是真的在这儿”（人格解体）；

害怕失控、发疯或昏倒；

害怕会死；

一般症状：

燥热潮红或寒战；

针刺、麻木感。

（3）需除外的最常见情况：惊恐发作不是由于躯体障碍、器质性精神障碍（F00－F09）或精神分裂症及相关障碍（F20－F29）、心境（情感）障碍（F30－F39）、躯体形式障碍（F45.－）等其他精神障碍。发作的表现和严重程度的个体变异范围很大，为此可采用第五位编码区分中度和重度2个等级：

F41.00 惊恐障碍，中度

4周内至少4次惊恐发作。

F41.01 惊恐障碍，重度

4周内每周至少4次惊恐发作。

2）编码：F41.1（广泛性焦虑障碍）

注：在儿童和少年，广泛性焦虑所表现的主诉比成人局限一些，植物神经唤起的特异性症状也不那么突出，对于这类个体，在F93.80（儿童的广泛性焦虑障碍）给出了一套替代的标准。

（1）至少有6个月时间，存在明显的紧张、烦恼或为日常事件或问题感到担忧。

（2）至少存在下述症状中的4条，且其中之一必须出自①到④：

植物神经唤起症状：

①心悸，心脏剧跳，心跳加速；

②出汗；

③震颤或发抖；

④口干（非药物或脱水所致）；

涉及胸腹部的症状：

①呼吸困难；
②窒息感；
③胸痛或不适；
④恶心或腹部难受（如胃内翻腾感）；
涉及精神状态的症状：
①头昏、站立不稳或头重脚轻感；
②感到物体不真实（现实解体）或感到自身疏远或“不是真的在这儿”（人格解体）；
③害怕失控、发疯或昏倒；
④害怕会死；
一般症状：
①燥热、潮红或寒战；
②针刺、麻木感；
紧张症状：
①肌肉紧张或疼痛；
②坐立不安或不能放松；
③焦虑不安、提心吊胆或精神紧张；
④咽喉哽塞感或吞咽闲难；
其他非特异性症状：
①对细微的变故产生过度的反应或处于惊吓状态；
②由于烦恼或焦虑，注意力难以集中或脑子变得空白；
③持续的易激惹；
④因烦恼而难以入睡。

（3）表现的障碍不符合惊恐障碍（F41.0）、恐怖性焦虑障碍（F40.－）、强迫障碍（：F42.－）及疑病障碍（F45.2）的诊断标准。

（4）需除外的最常见情况：焦虑障碍不是由于躯体障碍（如甲状腺功能亢进）、器质性精神障碍（F00－F09）或精神活性物质使用（F10－F19），如过度摄人苯丙胺类物质戒断）所引起。

3）编码：F41.2（混合性焦虑与抑郁障碍）

这些障碍的相对轻微的症状可有许多可能的组合方式，故而，除了在“临床描述与诊断要点”中所列之外，没有给出其他具体的标准。建议有意研究这类病人的研究人员的诊断要点的指导下，根据各自的研究背景与目的，制订出自己的标准。

4. DSM－Ⅳ的诊断标准

编码：300.0（惊恐发作）

一段时间的极度害。怕或不舒服，有下列4种以上症状突然发生，并在10分钟内达到顶峰：

①心悸，心慌或心率增快；

②出汗；

③颤抖；

④觉得气短或气闷；

⑤窒息感；

⑥胸痛或不舒服；

⑦恶心或腹部难受；

⑧感到头昏、站不稳、头重脚轻或晕倒；

⑨环境解体（非现实感）或人格解体（感到并非自己）；

⑩害怕失去控制或将要发疯；

⑪害怕即将死亡；

⑫感觉异常（麻木或刺痛感）；

⑬寒颤或潮热。

1）编码：300.01（不伴广场恐怖的惊恐障碍）

（1）下列两者：

①复发性难以预料的惊恐发作；

②在下列1项以上症状表现1个月（以上）以后，至少出

现1次上述发作：

持续地担心会再次发作；

担心发作会产生并发症或其他后果（例如失去控制、心脏病发作、“发疯”）；

与发作有关的行为显著改变。

(2) 没有广场恐怖。

(3) 这种惊恐发作并非由某些物质（例如药物滥用、治疗药品）或由一般躯体情况所致之直接生理性效应。

(4) 这种惊恐发作不可能归于其他精神障碍，如社交恐怖症（例如发生在出现所害怕的社交场合时）、特殊恐怖症（例如在接触所害怕的特殊物件时）、强迫症（例如对于污染有强迫思维的人在接触脏物时的害怕）、创伤后应激性精神障能。（例如对于伴有严重应激因素的刺激所发生的反应）或离别性焦虑障碍（译者注）（例如对于离家或离开亲人时的反应）。

2）编码：300.02（广泛性焦虑障碍）

(1) 至少在6个月以上的多数日子里，对不少事件和活动（例如工作或学习），呈现过分的焦虑和担心（忧虑的期望）。

(2) 患者发现难以控制自己不去担心。

(3) 这种焦虑和担心都伴有下列6种症状之3项以上（在6个月中，多数日子里至少有几种症状）：（注：儿童只需1项）。

①坐立不安或感到紧张；

②容易疲倦；

③思想难以集中或头脑一下子变得空白；

④激惹；

⑤肌肉紧张；

⑥睡眠障碍（难以入睡或常醒转，或转辗不安地令人不满意的睡眠）。

(4) 这种焦虑和担心不仅限于某种轴I精神障碍上，例如这种焦虑或担心不在于患有惊恐发作（如惊恐性障碍）、不在于在公众场合感到难堪（如社交恐怖症）、不在于被污染（如强迫症）、不在于离家或离开亲人（如离分性焦虑障碍）、不在于体重增加（如精神性厌食）、不在于多种躯体诉述（如躯体化障碍）、不在于患严重疾病（如疑病症），而且这种焦虑和担心并不是发生在创伤的应激障碍之时。

（5）此障碍并非由某种物质（例如某种滥用药物、治疗药品），或由于一般躯体情况（例如甲状腺功能亢进）所致之直接生理性效应，也排除心境障碍、精神病性障碍或广泛性发育障碍的可能。

【治疗原则】

（1）药物治疗　一般首选苯二氮卓类抗焦虑药，如阿普唑仑、氯硝西泮、罗拉等，另外可视具体情况选用丁螺环酮、三环类药物及选择性 5 - HT 再摄取抑制剂。

（2）心理治疗　除一般心理治疗外，可采用焦虑控制训练和认知重建，如通过诱发焦虑后再进行放松训练，减轻紧张和焦虑时的躯体症状；对导致焦虑的认知成分，运用认知重建，以矫正患者的歪曲认知。

第三节　强迫性神经症（强迫症）

本症是以强迫症状为主要临床相的神经症。强迫症状的特点是有意识的自我强迫和自我反强迫同时存在，两者的尖锐冲突使病人焦虑和痛苦，病人体验到，观念或冲动系来源于自我，但违反他的意愿，遂极力抵抗和排斥，但无法控制，病人认识到强迫症状是异常的，但无法摆脱。病程迁延的强迫可表现为以仪式化动作为主而精神痛苦显著减轻，但此时社会功能严重受损。

【诊断标准】

1. CCMD－2－R 的诊断标准

编码：40.2

（1）符合神经症的诊断标准。

（2）以强迫症状为主要临床相，表现为下述形式之一种或混合：

①以强迫思想为主的临床相包括强迫观念、强迫回忆、强迫表象、强迫性对立观念、强迫性穷思竭虑、强迫性害怕丧失自控能力等；

②以强迫动作为主的临床相，表现为反复洗涤、反复核对检查、反复询问或其他反复的仪式化动作等。

（3）排除其他精神障碍的继发性强迫症状，如抑郁症和精神分裂症等。

2. CCMD－3 的诊断标准

1）症状标准

（1）符合神经症的诊断标准，并以强迫症状为主，至少有下列 1 项：

①以强迫思想为主，包括强迫观念、回忆或表象，强迫性对立观念、穷思竭虑、害怕丧失自控能力等；

②以强迫行为（动作）为主，包括反复洗涤、核对、检查，或询问等；

③上述的混合形式；

（2）病人称强迫症状起源于自己内心，不是被别人或外界影响强加的。

（3）强迫症状反复出现，病人认为没有意义，并感到不快，甚至痛苦，因此试图抵抗，但不能奏效。

2）严重标准　社会功能受损。

3）病程标准　符合症状标准至少已3个月。

4）排除标准

（1）排除其他精神障碍的继发性强迫症状，如精神分裂症、抑郁症，或恐惧症等。

（2）排除脑器质性疾病特别是基底节病变的继发性强迫症状。

3. ICD－10的诊断标准

编码：F42

（1）至少有2周时间在大多数日子里存在强迫思维和/或强迫行为。

（2）强迫思维（思想、观念或表象）和强迫行为（动作）具有下述共同特征，必须全部符合：

①病人承认它们起源于自己的内心，不是别人或外界影响所强加的；

②它们反复出现，令人不快，其中至少有一种强迫思维或行为被病人视为毫无意义；

③病人试图抵制它们（不过，对长期存在的强迫思维或行为的抵制可以是微弱的）。至少存在一种强迫思维或行为，病人未能成功地加以抵制；

④强迫思维或强迫行为的实施不能给本人带来愉快（应与暂时摆脱紧张和焦虑区分开来）。

（3）强迫思维或行为造成痛苦，或干扰病人的社会或个人功能，往往是由于耗费时间。

（4）需除外的最常见情况：强迫思维或行为不是由其他精神障碍所致，如精神分裂症及相关障碍（F20－F29）、心境（情感）障碍（F30－F39）。

诊断可用下列第四位数码进一步标明：

F42.0 强迫性思维和穷思竭虑为主。

F42.1 强迫行为（强迫性仪式动作）为主。

F42.2 混合性强迫性思维和行为。

4. DSM－Ⅳ的诊断标准

编码：300.3

（1）或者是强迫思维，或者是强迫动作：

强迫思维的定义是下列四者：

①在病程中某一时间所体验过的思想、冲动意念或想象，会反复或持久地很不合适地闯人头脑，以致引起显著的焦虑或痛苦烦恼；

②这种思想、冲动意念或想象并不单纯是对于现实生活中一些问题的过分担心；

③患者企图忽视或压制这些思想、冲动意念或想象，或者用其他思想或行动来中和它们；

④患者认识到这些强迫性思想、冲动意念或想象都是他（或她）自己头脑的产物（并不是被强加的思想插入）。

强迫动作的定义是下列两者：

①患者感到为了被迫作为强迫思维的反应或按照应该僵硬执行的规则而不得不进行的反复行为（例如洗手、排次序、核对）或精神活动（例如祈祷、计数、默默地重复字词）；

②目的在于预防或减少痛苦烦恼，或者为了预防某可怕的事件或情景而进行这些行为或精神活动；然而这些行为或精神活动实际上并不能起到所设计的中和或预防作用，或者实际上是明显的过分。

（2）在病程中的某一时，患者自己曾认识到这种强迫思维或强迫动作是过分的或不合理的。（注：这一点不适用于儿童）。

（3）这种强迫思维或强迫动作产生了明显的痛苦烦恼，有时是费时的（1天花费1小时以上）或明显地干扰了正常的日常活动、职业（或学业）功能、平常的社交活动或关系。

（4）如有另一种轴Ⅰ型诊断存在，那么强迫思维或强迫动作的内容并不仅限于其它（例如，进食障碍之沉湎于食物；拔毛症之拔除毛发；躯体变形症之考虑到自己的外貌；物质滥用障碍的沉湎于滥用药物；疑病症之沉湎于患有重病；性变态之沉湎于性冲动欲望或性幻想；重性抑郁障碍之反复地自责自罪）。

（5）此障碍并非由由于某种药物（例如某种滥用约物、治疗药品）或由于一般躯体情况所致之直接生理性效应。

注明如果：

伴自知力不全：如当前发作的大部分时间，患者不能认识这种强迫思维或强迫动作是过分的或不合理的。

【治疗原则】

（1）药物治疗　一般首选氯丙米嗪（氯米帕明），常用剂量150mg～300mg/d，分2次服，一般2～3周开始显效。一定要从小剂量开始，4～6周左右无效者可考虑改用或合用其他药物，治疗时间不宜短于6个月，部分患者需长期用药。其对强迫症状及伴随的抑郁症状均有治疗作用；选择性5HT再摄取抑制剂具有抗胆碱能副反应小的优点，可单独使用或当一种药物效果不佳时与氯丙米嗪联合使用。

（2）心理治疗　采用支持性心理治疗与行为疗法（如暴露疗法、反应防止法等等）。强迫症患者一般病程较长，大多经过自己的努力未能战胜强迫症状，因此往往自信心受挫，存在焦虑情绪，此时心理治疗尤为重要。治疗的目的是使患者对自己的个性特点和所患疾病有正确客观的认识，对现实状况有正确客观的判断，丢掉精神包袱以减轻不安全感；学习合理的应激处理方法，增强自信，以减轻其不确定感；不好高骛远，不过分精益求精，以减轻其不完美感。同时要教育其亲属同事，对患者既不姑息迁就，也不矫枉过正，鼓励患者积极从事有益的文体活动，使其逐渐从强迫的境地中解脱出来。

（3）对药物治疗和心理治疗效果不佳的患者可以经知情同意后进行电抽搐治疗。强迫症伴抑郁时可以进行电抽搐治疗。

（4）精神外科治疗　极少数患者经上述治疗确系无效后，可考虑手术治疗。

第四节　躯体形式障碍

是一种以持久地担心或相信各种躯体症状的优势观念为特征的神经症。病人因这些症状反复就医，各种医学检查阴性和医生的解释，均不能打消其疑虑。即使有时存在某种躯体障碍也不能解释所诉症状的性质、程度，或其痛苦与优势观念。经常伴有焦虑或抑郁情绪。尽管症状的发生和持续与不愉快的生活事件、困难或冲突密切有关，但病人常否认心理因素的存在。本障碍男女均有，为慢性波动性病程。

CCMD－3 的诊断标准

1）症状标准

（1）符合神经症的诊断标准。

（2）以躯体症状为主，至少有下列 1 项：

①对躯体症状过分担心（严重性与实际情况明显不相称），但不是妄想；

②对身体健康过分关心，如对通常出现的生理现象和异常感觉过分关心，但不是妄想；

（3）反复就医或要求医学检查，但检查结果阴性和医生的合理解释，均不能打消其疑虑。

2）严重标准　社会功能受损。

3）病程标准　符合症状标准至少已 3 个月。

4）排除标准　排除其他神经症性障碍（如疑病症、焦虑、惊恐障碍，或强迫症）、抑郁症、精神分裂症、偏执性精神病。

说明：本障碍有时合并存在某种躯体障碍，必须注意以免漏诊。

一、躯体化障碍

是一种以多种多样、经常变化的躯体症状为主的神经症。症状可涉及身体的任何系统或器官，最常见的是胃肠道不适（如疼痛、打嗝、返酸、呕吐、恶心等），异常的皮肤感觉（如瘙痒、烧灼感、刺痛、麻木感、酸痛等），皮肤斑点，性及月经方面的主诉也很常见，常存在明显的抑郁和焦虑。常为慢性波动性病程，常伴有社会、人际及家庭行为方面长期存在的严重障碍。女性远多于男性，多在成年早期发病。

1. CCMD－3 的诊断标准

1）症状标准

（1）符合躯体形式障碍的诊断标准。

（2）以多种多样、反复出现、经常变化的躯体症状为主，在下列4组症状之中，至少有2组共6项：

①胃肠道症状，如：腹痛；恶心；腹胀或胀气；嘴里无味或舌苔过厚；呕吐或反胃；大便次数多、稀便，或水样便；

②呼吸循环系症状，如：气短；胸痛；

③泌尿生殖系症状，如：排尿困难或尿频；生殖器或其周围不适感；异常的或大量的阴道分泌物；

④皮肤症状或疼痛症状，如：疤痕；肢体或关节疼痛、麻木，或刺痛感；

（3）体检和实验室检查不能发现躯体障碍的证据，能对症状的严重性、变异性、持续性或继发的社会功能损害作出合理解释。

（4）对上述症状的优势观念使病人痛苦，不断求诊，或要求进行各种检查，但检查结果阴性和医生的合理解释，均不能打消其疑虑。

（5）如存在自主神经活动亢进的症状，但不占主导地位。

2）严重标准　常伴有社会、人际及家庭行为方面长期存在的严重障碍。

3）病程标准　符合症状标准和严重标准至少已 2 年。

4）排除标准　排除精神分裂症及其相关障碍、心境精神障碍、适应障碍，或惊恐障碍。

未分化躯体形式障碍［F45.1］

（1）躯体症状的主诉具有多样性、变异性的特点，但构成躯体化障碍的典型性不够，应考虑本诊断。

（2）除病程短于 2 年外，符合躯体化障碍的其余标准。

2. ICD－10 的诊断标准

1）编码：F45.0（躯体化障碍）

（1）病情至少 2 年，主诉各种变化不定的躯体症状，不能依据任何可查出的躯体障碍作出解释（任何已知存在的躯体障碍不能解释躯体主诉的严重性、范围、变异性、持续性或相伴随的社会功能缺陷）。如果存在某些显然是由植物神经活动亢进引起的症状，那么他们不应是本障碍的主要特点，即不是特别持续或令人痛苦。

（2）关于症状的先占观念使病人持续痛苦，不断求诊，或要求基层或专科医生进行各种检查（至少 3 次）。如果由于经济原因或自然条件没有医疗服务，则必须存在不断地自己服药或反复找当地治疗人员咨询。

（3）总是拒绝接受医生关于其躯体症状没有充分的躯体原因的意见（在检查过程中或刚刚检查完几周的短期之内能接受不能排除这一诊断）。

（4）总共存在下列清单中的至少 6 条症状，症状至少要出自独立的两组之中。

胃肠道症状：

①腹痛；

②恶心；

③感到腹胀或胀气；

④嘴里没味或舌苔过厚；

⑤呕吐或反胃的主诉；

⑥主诉大便次数多、稀便或水样便。

心血管症状：

①不用力时气短；

②胸痛。

泌尿生殖系症状：

①排尿疼痛或主诉尿频；

②生殖器或其周围不适感；

③主诉异常的或大量的阴道分泌。

皮肤和疼痛症状：

①主诉皮肤斑疤、脱色；

②肢体、手足或关节疼痛；

③不快的麻木、刺痛感。

（5）需除外的最常见情况：不是发生在精神分裂症或相关障碍（F20－F29）、心境（情感）障碍（F30－F39）期间，不是由惊恐障碍（F41.0）所致。

2）编码：F45.1（未分化的躯体形式障碍）

（1）符合躯体化障碍（F45.0）的标准（1）、（3）、（5），但本障碍的病程要求至少6个月。

（2）部分符合躯体化障碍标准（2）、（4）之一或两条。

3. DSM－Ⅳ的诊断标准

1）编码：300.81（躯体化障碍）

（1）在30岁前起病，有持续几年的、众多躯体诉述的历史，结果是到处求治，或产生了在社交、职业或其他重要方面的功能明显缺损。

（2）符合以下每1项，而且在病程中任何时候都有个别症状：

①4种疼痛症状：至少4处不同部位的疼痛病史（例如头、腹、背、关节、四肢、胸、直肠、月经时、性交时或排尿时）；

②2种胃肠道症状：至少2种除疼痛之外的胃肠道症状病史（例如恶心、腹胀、除妊娠以外的呕吐、腹泻、或不能忍受几种不同食物）；

③1种性症状：至少1种性的或生殖系症状的历史，除疼痛之外（例如性冷淡、阴茎勃起或射精不佳、月经不规则、月经过多、整个孕期呕吐）；

④1种假性神经系情况，除疼痛之外（转换症状，例如协调或平衡不良，麻痹或局限性的肌力软弱，吞咽困难或咽喉感到有堵块，失嗓音，尿潴留，幻觉，丧失触觉或痛觉，复视，失明，失聪，抽搐；分离症状如遗忘；或者是除晕厥之外的意识丧失）。

（3）下列①或②：

①经适当调整了解，（2）的每种症状都不能用一般躯体情况或某种物质（例如某种滥用药物、治疗药品）的直接效应来解释；

②如存在某种有关的一般躯体情况，那么躯体诉述或所造成的社交或职业缺损都比从病史、体验或实验检查所能期望的更为严重。

（4）这些症状都不是有意识地产生的或假装的（例如人为性障碍或诈病）。

2）编码：300.7（躯体变形障碍）

（1）沉湎于自己的外貌有一种想象出来的缺陷。如确有轻度的躯体性异常之处，患者的考虑明显过了分。

（2）这种想法产生了临床十分明显的痛苦烦恼，或在社交、职业或其他重要方面的功能缺损。

（3）这种想法不可能归于其他精神障碍（例如神经性厌食者对体型的不满意）。

二、躯体形式自主神经紊乱

是一种主要受自主神经支配的器官系统（如心血管、胃肠道、呼吸系统）发生躯体障碍所致的神经症样综合征。病人在自主神经兴奋症状（如心悸、出汗、脸红、震颤）基础上，又发生了非特异的，但更有个体特征和主观性的症状，如部位不定的疼痛、烧灼感、沉重感、紧束感、肿胀感，经检查这些症状都不能证明有关器官和系统发生了躯体障碍。因此本障碍的特征在于明显的自主神经受累，非特异性的症状附加了主观的主诉，以及坚持将症状归咎于某一特定的器官或系统。

1. CCMD－3 的诊断标准

（1）符合躯体形式障碍的诊断标准。

（2）至少有下列 2 项器官系统（心血管、呼吸、食管和胃、胃肠道下部、泌尿生殖系统）的自主神经兴奋体征：①心悸；②出汗；③口干；④脸发烧或潮红。

（3）至少有下列 1 项病人主诉的症状：①胸痛或心前区不适；②呼吸困难或过度换气；③轻微用力即感过度疲劳；④吞气、呃逆、胸部或上腹部的烧灼感等；⑤上腹部不适或胃内翻腾或搅拌感；⑥大便次数增加；⑦尿频或排尿困难；⑧肿胀感、膨胀感或沉重感。

（4）没有证据表明病人所忧虑的器官系统存在结构或功能的紊乱。

（5）并非仅见于恐惧障碍或惊恐障碍发作时。

被病人视为症状起源的器官或系统用第5位编码表示：

①心血管系统功能紊乱

包括心脏神经症、神经循环衰弱、DaCosta 综合征。

②高位胃肠道功能紊乱

包括心因性吞气症、呃逆、胃神经症。

③低位胃肠道功能紊乱

包括心因性激惹综合征、心因性腹泻、胀气综合征。

④呼吸系统功能紊乱

包括过度换气症。

⑤泌尿生殖系统功能紊乱

包括心因性尿频和排尿困难。

2. ICD－10 的诊断标准

编码：F45.3（躯体形式的植物神经紊乱）

（1）存在植物神经兴奋症状，病人将其归因于下述1种或多种系统或器官的躯体障碍：

①心脏血管系统；

②上消化道（食管和胃）；

③下消化道；

④呼吸系统；

⑤泌尿生殖系统。

（2）至少2条下列植物神经症状：

①心悸；

②出汗（冷或热）；

③口干；

④脸发烧或潮红；

⑤上腹部不适或胃内翻腾或搅拌感。

（3）必须存在1条或更多的下列症状：

①胸痛或心前区不适；

②呼吸闲难或过度换气；

③轻微用力即感过度疲倦；

④吞气、呃逆、胸部或上腹部的烧灼感；

⑤报告大便次数增加；

⑥尿频或排尿疼痛；

⑦肿胀感、膨胀感或沉重感。

(4) 没有证据表明病人所忧虑的器官或系统存在结构或功能的紊乱。

(5) 需除外的最常见情况：不仅见于恐怖障碍（F40.0－F40.3）或惊恐障碍（F41.0）发作时。

采用第五位数码对这一组障碍分类，指明被病人视为症状起源的器官或系统。

F45.30 心脏血管系统。

包括：心脏神经症、神经循环衰弱、DaCosta 综合征。

F45.31 上消化道。

包括：心因性吞气症、呃逆、胃神经症。

F45.32 下消化道。

包括：心因性肠激惹综合征、心因性腹泻、胀气综合征

F45.33 呼吸系统。

包括：过度换气症。

F45.34 泌尿生殖系统。

包括：心因性尿频和排尿疼痛。

F45.38 其他器官或系统。

三、持续性躯体形式疼痛障碍

是一种不能用生理过程或躯体障碍予以合理解释的持续、严重的疼痛。情绪冲突或心理社会问题直接导致了疼痛的发生，经过检查未发现相应主诉的躯体病变。病程迁延，常持续6个月以

上，并使社会功能受损。诊断需排除抑郁症或精神分裂症病程中被假定为心因性疼痛的疼痛、躯体化障碍，以及检查证实的相关躯体疾病与疼痛。

【诊断标准】

1. CCMD－3 的诊断标准

1）症状标准

（1）符合躯体形式障碍的诊断标准。

（2）持续、严重的疼痛，不能用生理过程或躯体疾病作出合理解释。

（3）情感冲突或心理社会问题直接导致疼痛的发生。

（4）经检查未发现与主诉相应的躯体病变。

2）严重标准　社会功能受损或因难以摆脱的精神痛苦而主动求治。

3）病程标准　符合症状标准至少已 6 个月。

4）排除标准

（1）排除检查出的相关躯体疾病与疼痛；

（2）排除精神分裂症或相关障碍、心境障碍、躯体化障碍、未分化的躯体形式障碍、疑病症。

2. ICD－10 的诊断标准

编码：F45.4（持续性躯体形式疼痛障碍）

（1）持续性的（至少 6 个月的多数日子里）严重的令人痛苦的疼痛，可发生在身体的任何部位，不能用生理过程或躯体障碍来充分解释，疼痛始终足病人注意的焦点。

（2）需除外的最常见情况：不是与下述障碍同时发生：精神分裂症或相关障碍（F20－F29）、心境（情感）障碍（F30－F39）、躯体化障碍（F45.0）、未分化的躯体形式障碍（F45.1）、疑病障碍（F45.2）。

编码：F45.8（其他躯体形式障碍）

本障碍中，病人主诉的症状不是通过植物神经系统中介，且局限于身体的特定系统或部位，这与躯体化障碍（F45.0）和未分化的躯体形式障碍（F45.1）不同，后两类障碍中，病人关于症状起源和痛苦的主诉多种多样，且经常变化。不存在组织损伤。

任何其他不是由躯体障碍引起、在时间上与应激性事件或问题密切相关或能引起对病人注意的明显增加（人际或医疗方面）的疼痛，也可划归于此。

四、疑病症

本症的主要临床相是担心或相信患有1种或多种严重躯体疾病的持久的先占观念。病人诉述躯体症状，反复就医。各种医学检查阴性，医生的解释不能打消病人的疑虑，病人常伴有焦虑或抑郁，对身体畸形（虽然根据不足）的疑虑或先占观念也属于本症。

【诊断标准】

1. CCMD-2-R的诊断标准

编码：40.5

（1）符合神经症的诊断标准。

（2）以疑病症状为主要临床相，表现为下述中的至少1项：

①对身体健康或疾病过分担心，其严重程度与实健康情况很不相称；

②对通常出现的生理现象和异常感觉作出疑病性解释；

③牢固的疑病观念，缺乏充分根据，但不是妄想。

（3）反复就医或反复要求医学检查，但检查结果阴性和医生的合理解释不能打消其疑虑。

（4）排除强迫症、抑郁症、偏执性精神病等诊断，疑病症状不仅限于惊恐发作。

2. CCMD－3 的诊断标准

1）症状标准

（1）符合神经症的诊断标准。

（2）以疑病症状为主，至少有下列1项：

①对躯体疾病过分担心，其严重程度与实际情况明显不相称；

②对健康状况，如通常出现的生理现象和异常感觉作出疑病性解释，但不是妄想；

③牢固的疑病观念，缺乏根据，但不是妄想；

（3）反复就医或要求医学检查，但检查结果阴性和医生的合理解释，均不能打消其疑虑。

2）严重标准　社会功能受损。

3）病程标准　符合症状标准至少已3个月。

4）排除标准　排除躯体化障碍、其他神经症性障碍（如焦虑、惊恐障碍，或强迫症）、抑郁症、精神分裂症、偏执性精神病。

3. ICD－10 的诊断标准

编码：F45.2（疑病性障碍）

（1）必须存在以下2条之一：

①在至少6个月里，总是认为患有不多于2种的严重躯体疾病（其中病人至少必须具体说出1种病名）；

②存在持续性先占观念，认为有畸形或变形（躯体变形障碍）。

（2）关于信念和症状的先占观念导致持续的痛苦或社会功能缺陷，或致使病人寻求医疗帮助或检查（或从当地治疗人员处寻找相应帮助)。

(3) 总是拒不接受医生关于其躯体症状没有充分躯体原因的劝告(在检查过程中或刚刚检查完几周的短期之内能接受不排除这一诊断)。

(4) 需除外的最常见情况：不是仅见于精神分裂症和有关障碍(F20-F29，特别是F22)或情感性障碍(F30-F39)时。

4. DSM-Ⅳ的诊断标准

编码：300.7

(1) 根据对躯体症状的错误解释，沉湎于害怕患有或已经患有某些严重疾病的想法。

(2) 尽管有合适的医学评价与保证，仍然坚持这种想法。

(3) 上述(1)的这种想法没有达到妄想的强度(如妄想性精神障碍，躯体型)，也不只限于外貌的有限方面(如躯体变形障碍)。

(4) 这种想法产生了临床上明显的痛苦烦恼，或在社交、职业或其他重要方面的功能缺损。

(5) 此障碍的病期至少6个月。

(6) 此种想法不可能归于广泛焦虑障碍、强迫症、惊恐障碍、重性抑郁发作、离分性焦虑或另一种躯体化精神障碍。

【躯体形式障碍的治疗原则】

(1) 心理治疗　躯体形式障碍患者大多数常年饱受心理压力与躯体不适的折磨，常常由于治疗效果不是很理想，丧失了对医生的信赖和治疗疾病的信心。因此心理治疗是主要治疗形式，其目的在于让患者逐渐了解所患疾病之性质，改变其错误的观念，解除或减轻精神因素的影响，使患者对自己的身体情况与健康状态有一个相对正确的评估。目前常用的心理治疗有精神分析、行为治疗与认知治疗等，森田疗法对消除疑病观念可能产生良好影响，值得试用。

（2）药物治疗　主要为抗焦虑剂及抗抑郁剂，抗焦虑剂主要针对焦虑与失眠障碍，不主张长期大量使用。三环、四环类抗抑郁剂副作用较突出，患者依从性较差，宜小量应用。目前认为SSRI类药物及黛力新、丁螺环酮等，患者比较容易接受，且有一定疗效。用药时应注意从小剂量开始，应向病人说明可能的副作用及起效的时间以增加病人对治疗的依从性。

（3）其他治疗　中药、针灸、理疗及松弛疗法，生物反馈疗法均可选用，对患者缓解症状具有一定疗效。

【治疗时应注意的问题】

（1）重视医患关系　治疗开始时，要重视医患关系的建立。要以耐心、同情、接纳的态度对待病人的痛苦和诉述，理解他们的确是有病，而不都是“想象的问题”或“装病”。因为，多数病人有过漫长的求医经历，其症状和痛苦可能曾被其它医生否定过。事实上，确有不少病人是带着被其它医生否定后的愤怒心情前来再次就诊的。

（2）重视早期的医学评估　对于这类病人的处理，早期阶段应做彻底的医学评估和适当的检查，医生应对检查的结果给予清楚的报告并给予口头的补充说明。如果轻率地要求病人去看精神科医生，只可能引起病人的反感。治疗可以从药物开始，但要重视心理和社会方面的评估。

（3）尽早引入心理社会因素致病的话题　一旦确诊为躯体形式障碍，医生应尽可能早地选择适当的时机向病人提出心理社会因素与躯体疾病关系问题的讨论。要鼓励病人把他们的疾病看成是涉及躯体、情绪和社会方面的疾病。

（4）给予适当的解释、保证　根据医学检查结果给予解释和保证本身就具有一定的治疗作用。但保证应在适当的时机给予，不能在各项检查之前和病人未能适当诉述他们的苦恼之前就轻易做出。

(5) 适当控制病人的要求和处理措施　医生要避免承诺安排过多的检查，以免强化病人的疾病行为。医生可以定期约见病人，提供必要的检查但不能太频繁，这样一方面可以避免误诊，另一方面可减轻病人的焦虑。要对病人的家庭成员进行相关疾病知识的教育，因为家庭成员也可能强化病人的疾病行为。

第五节　癔　症

癔症的主要表现有分离症状和转换症状两种。“分离”指对过去经历与当今环境和自我身份的认知完全或部分不相符合。生活事件或处境引起情绪反应，接着出现躯体症状，一旦躯体症状出现，情绪反应便褪色或消失，这种躯体症状便叫做转换症状，转换症状的确诊必须排除器质性病变。

癔症可以表现为精神病状态，诊断为癔症性精神病。

【诊断标准】

1. CCMD-2-R 的诊断标准

1) 编码：40.4

(1) 有心理社会因素作为诱因。

(2) 表现有下述情况之一：

①分离性遗忘症（癔症性遗忘）；

②分离性漫游症（fugue）（癔症性漫游）；

③分离性身份障碍（癔症性双重或多重人格）；

④癔症性精神病；

⑤转换性运动和感觉障碍（转换性癔症）；

⑥其他癔症形式。

(3) 症状妨碍社会功能。

（4）有充分根据排除器质性病变或非依赖性物质所致的精神障碍。

2）编码：40.40［分离性遗忘症（癔症性遗忘）］

（1）符合癔症诊断标准。

（2）以阶段性或事件性遗忘为主要临床表现，所遗忘的那一段时间或事件对病人是创伤性的和使病人痛苦的。

（3）不具有器质性遗忘症的特点，如以短程记忆损害为主的进行性遗忘症、头部外伤后的逆行性遗忘症、意识障碍当时以瞬间记忆（即时回忆）损害为主的遗忘症和意识障碍（中毒、癫痫发作或其他急性器质性障碍）恢复后的遗忘症等。

3）编码：40.41［分离性漫游症（癔症性漫游）］

（1）从住所和常去的地方离开出走，不辞而别。

（2）发生在白天醒觉时。

（3）事先无任何目的构想，开始和结束都是突然的。

（4）在漫游过程中保持着基本的自我照料（饮食、个人卫生等）以及与陌生人的简单交往（如搭车、问路），肤浅的短暂接触，看不出有明显的精神异常。

（5）有身份觉察障碍。

（6）事后有遗忘。

4）编码：40.42［分离性身份障碍（癔症性双重或多重人格）］

（1）急起的一过性精神障碍。

（2）主要表现为自己身份的觉察障碍，常见形式为神怪或死者的亡灵等附体，取代这病人的身份。

（3）对周围环境缺乏充分的觉察，注意和知觉限于周围人和物的某些方面，且与病人改变了的身份相联系。

（4）没有妄想、幻觉等精神病性症状。

5）编码：40.43（癔症性精神病）

必须符合下列各项：

（1）以反复出现的幻想性生活情节与片断的幻觉、妄想、意识朦胧、神游症、表演性矫饰动作、幼稚与紊乱的行为主要临床相。

（2）病程持续数周，其中可有短暂间歇期，此时仍有衰弱无力、多处疼痛、失眠或嗜睡，或癔症性躯体障碍。

（3）自知力不充分，对疾病泰然漠视。

6）编码：40.44［转换性运动和感觉障碍（转换性癔症）］

（1）有心理社会因素作为诱因。

（2）主要临床表现为肢体瘫痪，站立不能，步行不能，失音，失明，耳聋，皮肤感觉脱失等（所谓假性神经病性症状）。

（3）临床表现形式与神经解剖生理相矛盾。

（4）有充分根据排除神经系统器质性疾病。

7）编码：40.48（其他癔症性障碍）

如 Ganser 综合征

编码：40.49（未特定的癔症）

2. CCMD-3 的诊断标准及分型

1）症状标准

（1）有心理社会因素作为诱因，并至少有下列1项综合征：①癔症性遗忘；②癔症性漫游；③癔症性多重人格；④癔症性精神病；⑤癔症性运动和感觉障碍；⑥其他癔症形式；

（2）没有可解释上述症状的躯体疾病。

2）严重标准　社会功能受损。

3）病程标准　起病与应激事件之间有明确联系，病程多反复迁延。

4）排除标准　排除器质性精神障碍（如癫痫所致精神障碍）、诈病。

（1）癫痫可并有癔症表现，此时应并列诊断；

（2）癔症性症状可见于分裂症和情感性精神障碍，假如有分裂症状或情感症状存在，应分别作出后两者的相应诊断。

【癔症性精神障碍】

1）癔症性遗忘

（1）符合癔症诊断标准。

（2）对曾经是或仍然是创伤性或应激性事件有部分或完全遗忘。

（3）排除器质性遗忘，如头部外伤后的遗忘和意识障碍（中毒、癫痫发作，或其他急性器质性障碍）恢复后的遗忘。

2）癔症性漫游

（1）符合癔症诊断标准。

（2）在觉醒状态，作无计划和无目的漫游；漫游中能保持基本的自我照顾，以及与陌生人简单乏往（如搭车，问路），与其不深入的短暂接触看不出有精神异常。

（3）有自我身份识别障碍，但不是癔症性多重人格。

（4）事后有遗忘。

（5）开始和结束都是突然的。

【癔症性身份识别】

（1）符合癔症诊断标准；以自我身份识别障碍为主，丧失自我同一感，有双重人格或多重人格。

（2）对周围环境缺乏觉察，周围意识狭窄或对外界刺激异乎寻常的注意狭窄和选择性注意，并与病人改变了的身份相联系。

（3）上述症状必须是非己所欲，发生在宗教或文化背景认可情境中的类似状态之外或系其延伸。

（4）无幻觉、妄想等精神病性症状。

（5）排除分裂症及其相关障碍、情感性精神障碍。

【癔症性精神病】

1）症状标准

（1）符合癔症诊断标准。

（2）反复出现的以幻想性生活情节为内容的片断幻觉或妄想、意识朦胧、表演性矫饰动作，或幼稚与混乱的行为，或木僵为主。

2）严重标准　日常生活和社会功能受损，或自知力障碍，对疾病泰然漠视。

3）病程标准　符合症状标准和严重标准至少已1周，其中可有短暂间歇期。

4）排除标准　排除分裂症或相关障碍、情感性精神障碍。

癔症性附体障碍　符合癔症性精神病的诊断标准和以神怪或死者的亡灵等附

体的自我身份识别障碍为主，因此取代了自己的身份，可达妄想程度。

与文化相关的癔症性附体障碍（与文化相关的癔症性附体障碍

是一种在浓重的宗教或迷信背景下，由明显心理社会因素作为发病诱因的与文化相关的癔症。临床表现以神鬼、灵魂附体为主，病人常有癔症性格，有的已有过癔症发作史。应排除由巫师、巫医等通过祈祷、祭奠等仪式活动，自我诱导出现的附体状态。

【诊断标准】

1）符合癔症性附体障碍的诊断标准和症状的产生及内容都与作为诱因的心因和宗教迷信有关，可达妄想程度，伴有情感爆发、苦笑无常、暗示性明显增高，或癔症性双重人格或多重人格等癔症症状。

2）有部分的或完全的选择性遗忘，可伴有虚构。

3）症状突然发生和终止，持续时间短暂。

【癔症性木僵】

（1）符合癔症性精神病的诊断标准。

（2）以木僵为主。

【癔症性躯体障碍】

1）癔症性运动障碍

（1）符合癔症的诊断标准；有心理社会因素作为诱因。

（2）有躯体运动不能障碍，如肢体瘫痪、站立不能，或步行不能。

（3）临床表现缺乏神经解剖生理基础。

（4）排除器质性疾病。

2）癔症性抽搐发作

符合癔症的诊断标准和突然和出乎意料的抽搐发作，类似于癫痫发作的某种形式，但并无意识丧失、咬舌、严重摔伤，或小便失禁。应注意与癫痫发作的同病情况相鉴别。

3）癔症性感觉障碍

（1）符合癔症的诊断标准和有心理社会因素作为诱因。

（2）有躯体感觉障碍，如失音、失明、耳聋，或部分或整个躯体的某种或所有正常皮肤感觉的部分或全部丧失（应标明触觉、针刺觉、震动觉、热觉、冷觉等）。

（3）临床表现缺乏神经解剖生理基础和根据排除器质性疾。

【混合性癔症躯体一精神障碍】

上述解离障碍或转换障碍的任何混合形式。

【其他或待分类癔症】

符合癔症的诊断标准，但不符合上述所列各癔症亚型标准。

（1）Ganser 综合征。

（2）见于童年和青少年的短暂的癔症性障碍（转换）性障碍。

3. ICD－10 的诊断标准

1）编码：F44（分离（转换）性障碍）

（1）不存在可以解释本障碍特征性症状的躯体疾病证据（但可以存在导致其他症状的躯体疾病）。

（2）有证据表明特征性症状的发作与应激事件、问题或需要之间有令人信服的时间联系。

2）编码：F44.0（分离性遗忘）

（1）必须符合分离性障碍（F44.）的一般标准。

（2）对曾是或仍是创伤性或应激性的事件或问题部分或完全地遗忘。

（3）遗忘过于广泛而持久，难以用一般的健忘或有意的伪装来解释（不过遗忘的深度和内容在不同评定时可有变异）。

3）编码：F44.1（分离性漫游）

（1）必须符合分离性障碍（F44）的一般标准。

（2）离开家庭、通常的工作地点或社会活动进行出人意料的旅行，但可以把旅行安排得很好，其间可大致保持自我料理。

（3）对旅行有部分或完全的遗忘，即同时符合分离性遗忘（F44.0）的标准（3）。

4）编码：F44.2（分离性木僵）

（1）必须符合分离性障碍（F44）的一般标准。

（2）随意运动和言语以及对声、光、触摸的反应均明显减少或缺失。

（3）保留有正常的肌张力、静态姿势和呼吸（并常保留有限的协调的眼动）。

5）编码：F44.3（出神（trance）与附体障碍）

（1）必须符合分离性障碍（F44）的一般标准。

（2）下述两者之一：

①出神：暂时性意识状态改变，表现为下述之二：

a 丧失本人的身份感；

b 对身边的环境察觉狭窄，或对环境刺激呈异乎寻常的狭窄的和选择性的注意；

c 运动、姿势和言语局限于小范围的重复；

②附体障碍：坚信自身已被神仙、鬼妖或他人所操纵。

（3）标准（2）的①和②的症状都必须是非己所欲并令人苦恼的，发生在宗教或其他文化认可情境中的类似状态之外或系其延伸。

（4）需除外的最常见情况：并非发生于精神分裂症或相关障碍（F20－F29）、或伴幻觉或妄想的心境（情感）障碍（F30－F39）时。

6）编码：F44.4（分离性运动障碍）

（1）必须符合分离性障碍（F44）的一般标准。

（2）下述两者之一：

①完全或部分丧失正常时由意志控制的运动能力（包括言语）；

②程度不等的或因时而异的共济失调、运动失调或无人扶持时站立不能。

7）编码：F44.5（分离性抽搐）

（1）必须符合分离性障碍（F44）的一般标准。

（2）突然的出乎预料的痉挛性运动，十分类似于癫痫发作的某种形式，但并不继之以意识丧失。

（3）标准（2）中的症状不伴有咬舌、严重摔伤或碰伤、小便失禁。

8）编码：F44.6（分离性感觉麻木和感觉丧失）

（1）必须符合分离性障碍（F44）的一般标准。

（2）下述两者之一：

①部分或整个躯体的某种或所有正常皮肤感觉的部分或全部丧失（标明：触觉、针刺觉、震动觉、热觉、冷觉）；

②部分或全部丧失视觉、听觉或嗅觉（标明）。

9）编码：F44.7（混合性分离（转换）性障碍）

10）编码：F44.8（其他分离（转换）性障碍）

符合.F44.标准（1）和（2），但不符合上述所列 F44.0－F44.8 标准的其他分离性和转换性障碍，可用此编码。

11）编码：F44.80［Ganser 综合征（近似回答）］

12）编码：F44.81（多重人格障碍）

（1）人体存在两种或多种不同的人格，某个时候仅有 1 种人格突出。

（2）每种人格都有其记忆、偏好和行为模式，并在某个时间（且反复地）全面控制着个体的行为。

（3）对重要的个人情况不能回忆，涉及内容十分广泛。不能用一般的健忘解释。

（4）症状不是由于器质性精神障碍（F00－F09）（如癫痫性障碍）或精神活性物质使用（F10－F19）（如中毒或戒断）所致。

13）编码：F44.82（见于童年或青少年的短暂的分离（转换）性障碍）

14）编码：F44.88（其他特异的分离（转换）性障碍）

由于这些其他分离性障碍罕见，没有很好的描述，故未就上述所有障碍给出具体的研究标准。深人研究这些障碍的研究者可根据各自的研究目的来确定自己的标准。

4. DSM－IV 的诊断标准

编码：300.1

1）编码：300.12（分离性遗忘）

（1）明显突出的障碍是：1次以上的发作，发作时不能回忆重要的个人问题；往往属于创伤性或应激性质，而且太过分以致不能用通常的健忘来解释。

（2）这种障碍并非发生于分离性身份障碍、分离性漫游、创伤后应激障碍、急性应激障碍、或躯体化精神障碍的病程之中，也不是由于某种物质（例如滥用药物、治疗药品），或某种神经系或其他一般躯体情况（例如颅脑外伤所致遗忘性障碍）所致之直接生理效应。

（3）这些症状产生了临床上明显的痛苦烦恼，或在社交、职业或其他重要方面的功能缺损。

2）编码：300.13（分离性漫游）

（1）明显突出的障碍是：突然、出乎意料地离家或离开平常工作单位出外旅行，而否能回忆自已的过去。

（2）对于个人的身份搞不清楚或假设了一种新的身份（部分的或全部的）。

（3）此障碍并非发生于分离性身份障碍的病程中，也不是由于某种物质（例如某种滥用药物、治疗药品）或一般躯体情况（例如颞叶癫痫）所致之直接生理性效应。

（4）这些症状产生了临床上明显的痛苦烦恼，或在社交、职业或其他重要方面的功能缺损。

3）编码：300.14（分离性身份识别障碍）

（1）存在2种以上明显的身份或人格（每一种都有他自已相对长久的对环境和自我的认识、关系或想法）。

（2）至少有2种身份或人格反复地控制他的行为。

（3）不能回忆重要的个人问题，而且太广泛以致不能用通常的健忘来解释。

（4）此障碍不是由于某种物质（例如急性酒中毒时的丧失理智或混乱行为）或一般躯体情况（例如复合性部分性抽搐）

所致之直接生理性效应。(注：如是儿童，则症状并非由于想象性的游戏伙伴或其他幻想性游戏。)

4) 编码：300.11 (转换障碍)

(1) 影响着自主运动或感觉功能，并提示是一种神经系或其他一般躯体情况的1种以上症状。

(2) 可以判断有心理因素伴随于这些症状或缺陷，因为在症状的发生或恶化之前都有心理冲突或其他应激。

(3) 这些症状或缺陷都不是有意识地产生或伪装的(如人为性障碍或诈病)。

(4) 在适当地调查了解后，可以发现这些症状或缺陷不可能用一般躯体情况或某种物质的直接效应来解释也不像其文化所认可的行为或体验。

(5) 这些症状或缺陷产生了临床上明显的痛苦烦恼，或在社交、职业或其他重要方面的功能缺损，或者要找内外科评价保证。

(6) 这些症状缺陷不限于疼痛或性功能失调，可以排除在躯体化障碍中发生的，也不可能归于其他精神障碍。

【治疗原则】

癔症的症状是功能性的，所以，以心理治疗为主。早期充分治疗对防止症状反复发作和疾病的慢性化十分重要，有反复发作倾向者，宜根据病情，制定精神治疗与药物治疗和物理治疗相配合的整体治疗计划。药物治疗主要是对有抑郁、焦虑症状者，给予抗抑郁药、抗焦虑药，有时药物暗示也可收到一定的效果。

(1) 暗示治疗　由于病人具有高度暗示性的特点，所以，在采取具体治疗措施时，应把暗示这一因素充分利用，最常用的是言语暗示。在言语暗示的同时，应针对症状采取相应措施，如针刺、用注射用水肌肉注射、静脉注射10%葡萄糖酸钙等。在施行具体治疗措施以前，应告诉病人将要取得的良好效果，尽可能造成病人迫切期待治愈的心情。随着暗示治疗症状逐步减轻的同时，应即时抓住每一个转变，肯定病人的进步，鼓励病人继续努力。

（2）催眠治疗　在催眠状态下，可使被遗忘的创伤性体验重现。，受压抑的情绪获得释放，从而达到消除症状的目的。适合于治疗癔症性遗忘症、多重人格、缄默症、木僵状态以及情绪受到伤害或压抑的患者。

（3）行为治疗　多采用系统脱敏法、逐步强化地对患者进行训练，适用于肢体或语言有功能障碍的慢性病例。

（4）其他心理治疗　可采用说理开导、疏泄鼓励、支持保证、自我松弛等心理治疗，主要目的在于引导患者正确评价精神刺激因素，充分了解疾病的性质，帮助其克服个性缺陷，加强自我锻炼，促进心身健康。

（5）物理治疗　针刺或电兴奋治疗对癔症性瘫痪、耳聋、失明、或肢体抽动等功能障碍，都有良好效果，可以选用。

需要特别指出的是，在实施任何一种心理疗法之前，要制定好完整、周密的治疗程序，充分估计到可能出现的各种情况，以便及时采取有效的措施，保证治疗的成功。一旦治疗失败，将增加下一步治疗的难度，甚至还可能使病情加重。

第六节　神经衰弱

其主要临床相是与精神易兴奋相联系的精神易疲劳，心情紧张、烦恼和易激惹等情绪症状，以及肌肉紧张性疼痛和睡眠障碍等生理功能紊乱症状。症状不是继发于躯体或脑的疾病，也不是其他任何精神障碍的一部分。

【诊断标准】

1. CCMD－2－R 的诊断标准

编码：40.6

（1）符合神经症的诊断标准。

（2）以脑功能衰弱症状为主要临床相，至少有下述症状中的3项：

①衰弱症状　脑力易疲劳，感到没有精神，自感脑子迟钝，注意不集中或不能持久，记忆差，脑力易疲劳，效率显著下降，体力亦易疲劳；

②情绪症状　烦恼，心情紧张而不能松弛，易激惹等，可有轻度焦虑或抑郁，但在病程中只占很少一部分时间；

③兴奋症状　感到精神易兴奋，表现为回忆和联想增多且控制不住，伴有不快感，但没有言语运动增多；

④肌肉紧张性疼痛　紧张性头痛，肢体肌肉酸痛；

⑤睡眠障碍　如人睡困难，为多梦所苦，醒后感到不解乏，睡眠感丧失（实际已睡，自感未睡），睡眠－醒觉节律紊乱（夜间不眠，白天无精打采和打瞌睡）。

（3）不符合上述任何1种神经症的诊断。

2. CCMD－3 的诊断标准

1）症状标准

（1）符合神经症的诊断标准。

（2）以脑和躯体功能衰弱症状为主，特征是持续和令人苦恼的脑力易疲劳（如感到没有精神，自感脑子迟钝，注意不集中或不持久，记忆差，思考效率下降）和体力易疲劳，经过休息或娱乐不能恢复，并至少有下列2项：

①情感症状，如烦恼、心情紧张、易激惹等，常与现实生活中的各种矛盾有关，感到困难重重，难以应付。可伴有焦虑或抑

郁，但不占主导地位；

②兴奋症状，如感到精神易兴奋（如回忆和联想增多，主要是对指向性思维感到费力，而非指向性思维却很活跃，因难以控制而感到痛苦和不快），但无言语运动增多。有时对声光很敏感；

③肌肉紧张性疼痛（如紧张性头痛、肢体肌肉酸痛）或头晕。

④睡眠障碍，如入睡困难、多梦、醒后感到不解乏，睡眠感丧失，睡眠觉醒节律紊乱。

⑤其他心理生理障碍，如头晕眼花、耳鸣、心慌、胸闷、腹胀、消化不良、尿频、多汗、阳痿、早泄，或月经紊乱等。

2）严重标准　病人因明显感到脑和躯体功能衰弱，影响其社会功能，为此感到痛苦或主动求治。

3）病程标准　符合症状标准至少已 3 个月。

4）排除标准

（1）排除以上任何一种神经症亚型。

（2）排除分裂症、抑郁症。

说明：（1）神经衰弱症状若见于神经症的其他亚型，只诊断其他相应类型的神经症；（2）神经衰弱症状常见于各种脑器质性疾病和其他躯本疾病，此时应诊断为这些疾病的神经衰弱综合征。

第七节　其他待分类的神经症

【诊断标准】

1. CCMD－3 的诊断标准

（1）指病人主诉的症状主要不是通过自主神经系统中介，

并仅仅局限于身体的特定系统或部位。

（2）在时间上与应激性事件或与当前面临的困难和问题密切相关并能引起对病人注意的明显增加（人际关系或医疗方面）的主诉症状，例如疼痛、肿胀感、皮肤蚁行感以及感觉异常（麻刺感或麻木感）。

（3）通过检查表明并非躯体疾病所致。

（4）咽喉部哽咽感引起吞咽困难等各种形式的吞咽困难；心因性斜颈及其他痉挛性障碍（不包括 Tourette 综合征等属于童年或/步年期抽动障碍者）；心因性瘙痒症（不包括特殊皮肤损害，如，斑秃、皮炎、湿疹、或心因性荨麻疹）；心因性痛经（不包括性交疼痛或性冷淡等），也归属本类。

2. ICD－10 的诊断标准

编码：F48.0

（1）下述两者之一：

①在轻微的脑力劳动后，感到持续的令人苦恼的精神疲劳（如进行或试图完成不需很大的精神努力的日常工作）；

②在轻微的体力活动后，感到持续的令人苦恼的身体疲乏和虚弱。

（2）在下述症状中至少有 1 个：

①肌肉疼痛；

②头晕；

③紧张性头痛；

④睡眠障碍；

⑤不能放松；

⑥易激惹。

（3）经过正常的休息、放松或娱乐，不能从上述（1）①或（1）②的状态中恢复。

（4）障碍的持续时间至少 3 个月。

（5）需除外的最常见情况，与下述障碍不同时发生：器质性情绪不稳定（F06.0）、脑炎后综合征（F07.1）、脑震荡后综合征（F07.2）、心境（情感）障碍（F30－F39）、惊恐障碍（F41.0）、广泛性焦虑障碍（F41.1）。

【治疗原则】

1. 心理治疗

包括集体心理治疗、个别心理治疗及森田疗法。通过认知与启迪，使患者了解本病，分析病因，寻求对策，以积极的态度战胜疾病。①认知疗法：神经衰弱大多可找到一些心理冲突的原因，而心理冲突的产生除与外界因素有关外，也与患者的易感素质有关。因此，促进患者的认知转变，尤其是帮助患者调整对生活的期望，减轻现实生活中的精神压力，往往有事半功倍的效果。②放松疗法：神经衰弱的患者大多有紧张的情绪，也可伴有紧张性头痛，失眠等。各种放松方法，包括气功、瑜珈术、生物反馈训练，均可使患者放松、缓解紧张，有一定的效果。③森田疗法：神经衰弱的患者，部分具有疑病素质，但求生欲望强烈。森田疗法建设性地利用这一精神活力，把注意点从自身引向外界，以转移患者对自身感觉的过分关注，对消除症状有一定效果。

2. 药物治疗

苯二氮卓类抗焦虑药物用于焦虑及失眠；β－受体阻滞剂可用于交感神经功能亢进，如紧张、心悸、震颤、多汗等；对于伴有抑郁和焦虑情绪者，可选用三环类及SSRI等抗抑郁剂。抗焦虑剂只有短期使用才有较好的效果，长期服用不仅疗效不显，还易产生药物依赖。振奋剂对疲劳症状也有一定疗效。促脑代谢剂疗效不确定。

3. 中医中药及理疗

通过辨证施治，运用中草药及针灸、理疗，可使其症状得到改善。

4. 生活安排

养成起居定时、生活规律、劳逸结合的良好习惯，进行适度的体力劳动和体育锻炼，对疾病的恢复大有裨益。

第八节　人格解体神经症

【诊断标准】

1. ICD－10的诊断标准

编码：F48.1

（1）存在下述两者之一：

①人格解体：病人诉述疏远感或“不是真在这儿”。例如病人主诉其情绪、感觉或对内在自我的体验疏远、陌生、不属于自己，或令人不快地丧失了，或主诉其情绪或活动好像属于别人，或主诉自己好像在演戏一样；

②现实解体：病人诉述不真实感。例如病人主周围的事物或特定的物体看上去陌生、扭曲、扁平、缺乏色彩和生命、沉郁、索然无味，或像是人人都在表演的舞台。

（2）保留自知力，即病人能意识到变化来自其自身，不是由外力或别人从外部强加的。

说明：在下述障碍存在时，本诊断不应作为主要或唯一的诊断：器质性错乱或妄想状态（F05.－，F06.－）、酒精或药物中毒（F1x.0）、精神分裂症及相关障碍（F20－F29）、心境（情感）障碍（F30－F39）、焦虑障碍（F40.－，F41.－），其他状态（如明显的疲劳、低血糖、癫痫发作即将开始前或刚刚结束后)。不过，这些综合征常见于许多精神科障碍的病程中，宜作为各种主要诊断的继发或附加诊断记录。作为孤立的综合征出现的机会要少见得多。

2. DSM－Ⅳ的诊断标准

编码：300.6

(1) 持久或反复地体验到自己精神过程或躯体的脱离感，似乎自己是一个旁观者（例如似乎做梦的感觉)。

(2) 在人格解体时，现实检验能力仍完好无损。

(3) 这种人格解体产生了临床上明显的痛苦烦恼，或在社交、职业或其他重要方面的功能缺损。

(4) 这种人格解体的体验并非发生于其他精神障的病程之中，例如精神分裂症、惊恐障碍、急性应激障碍或另一种分离性障碍，也并非由于某种物质（例如某种滥用药物、治疗药品）或一般躯体情况（例如颞叶癫痫）所致之直接之生理效应。

【治疗原则】

(1) 对于焦虑、抑郁的患者可选用苯二氮卓类或抗抑郁剂外，氯氮平对部分病例有效。

(2) 心理治疗可采用支持性心理治疗，森田疗法和催眠疗法也可试用。

第八节　应激相关障碍

指一组主要由心理、社会（环境）因素引起异常心理反应，导致的精神障碍。决定本组精神障碍的发生、发展、病程，及临床表现的因素有：

(1) 生活事件和生活处境，如剧烈的超强精神创伤或生活事件，或持续困难处境，均可成为直接病因；

（2）社会文化背景；

（3）人格特点、教育程度、智力水平，及生活态度和信念等；

（4）不包括癔症、神经症、心理因素所致生理障碍，及各种非心因性精神病性障碍。

一、急性应激障碍

以急剧、严重的精神打击作为直接原因。在受刺激后立刻（1 小时之内）发病。表现有强烈恐惧体验的精神运动性必奋，行为有一定的盲目性；或者为精神运动性抑制，甚至木僵。如果应激源被消除，症状往往历时短暂，预后良好，缓解完全。

CCMD－3 的诊断标准

1）症状标准　以异乎寻常的和严重的精神刺激为原因，并至少有下列 1 项：

（1）有强烈恐惧体验的精神运动性兴奋，行为有一定盲目性；

（2）有情感迟钝的精神运动性抑制（如反应性木僵），可有轻度意识模糊。

2）严重标准　社会功能严重受损。

3）病程标准　在受刺激后若干分钟至若干小时发病，病程短暂，一般持续数小时至 1 周，通常在 1 月内缓解。

4）排除标准　排除癔症、器质性精神障碍、非成瘾物质所致精神障碍，及抑郁症。

急性应激性精神病（急性反应性精神病）

指一种急性应激障碍的亚型，由强烈并持续一定时间的心理创伤性事件直接引起的精神病性障碍。以妄想、严重情感障碍为主，症状内容与应激源密切相关，较易被人理解。急性或亚急性起病，经适当治疗，预后良好，恢复后精神正常，一般无人格缺陷。

CCMD－3 的诊断标准

1）症状标准

（1）病前遭受强烈精神刺激；

（2）以妄想或严重情感障碍为主，症状内容与精神刺激因素明显相关，而与个体素质因素关系较小。

2）严重标准　社会功能和自知力严重受损。

3）病程标准　病程短暂，仅个别病例超过1个月。消除病因或改换环境（如解除拘禁）后症状迅速缓解。

4）排除标准　排除癔症性精神病，以及其他非心因性精神病。

【治疗原则】

1. 心理治疗

本病由强烈的应激性生活事件引起，因而心理治疗具有重要意义。应力争与患者接触的情况下，建立良好的医患关系，与患者交谈。同患者分析发病经过，进行解释，指导患者如何应对刺激；如何消除刺激。同时给予有力的心理和社会支持，缓解患者的创伤性反应，使患者树立信心，战胜疾病。

2. 环境治疗

尽可能离开或更换环境，消除创伤体验，加速症状缓解。

3. 药物治疗

对表现激越性兴奋患者，应用适当精神药物，若有情绪障碍或睡眠障碍，可予抗抑郁药物或抗焦虑药物。药物剂量以中、小为宜，疗程不宜过长。对处于精神运动性抑制状态患者，若不能主动进食，还要给予输液补充营养，保证每日的热量。

二、创伤后应激障碍

由异乎寻常的威胁性或灾难性心理创伤，导致延迟出现和长期持续的精神障碍。

CCMD－3 的诊断标准

（1）反复发生闯入性的创伤性体验重现（病理性重现）、梦境，或因面临与刺激相似或有关的境遇，而感到痛苦和不由自主地反复回想。

（2）持续的警觉性增高。

（3）持续的回避。

（4）对创伤性经历的选择性遗忘。

（5）对未来失去信心。少数病人可有人格改变或有神经症病史等附加因素，从而降低了对应激原的应对能力或加重疾病过程。精神障碍延迟发生，在遭受创伤后数日甚至数月后才出现，病程可长达数年。

1）症状标准

（1）遭受对每个人来说都是异乎寻常的创伤性事件或处境（如天灾人祸）。

（2）反复重现创伤性体验（病理性重现），并至少有下列 1 项：①不由自主地回想受打击的经历；②反复出现有创伤性内容的恶梦；③反复发生错觉、幻觉；④反复发生触景生情的精神痛苦，如目睹死者遗物、旧地重游，或周年日等情况下会感到异常痛苦和产生明显的生理反应，如心悸、出汗、面色苍白等；

（3）持续的警觉性增高，至少有下列 1 项：①入睡困难或睡眠不深；②易激惹；③集中注意困难；④过分地担惊受怕；

（4）对与刺激相似或有关的情境的回避，至少有下列 2 项：

①极力不想有关创伤性经历的人与事；②避免参加能引起痛苦回忆的活动，或避免到会引起痛苦回忆的地方；③不愿与人交

往、对亲人变得冷淡；④兴趣爱好范围变窄，但对与创伤经历无关的某些活动仍有兴趣；⑤选择性遗忘；⑥对未来失去希望和信心。

2）严重标准　社会功能受损。

3）病程标准　精神障碍延迟发生（即在遭受创伤后数日至数月后，罕见延迟半年以上才发生），符合症状标准至少已 3 个月。

4）排除标准　排除情感性精神障碍、其他应激障碍、神经症、躯体形式障碍等。

【治疗原则】

治疗包括有行为治疗，药物治疗和心理治疗。

(1) 行为治疗是让病人暴露于那些会激发其创伤性回忆，进而予以回避的情境中，这些情境事实上是安全的，同时，通过想象多次暴露于创伤性回忆中的情境，在经历最初强烈不适体验后，一般痛苦会逐步缓解。

(2) 抗抑郁药和抗焦虑药可以使用，但疗效没有治疗其他焦虑障碍那样明显。SSRI（如氟西汀，氟伏草胺，帕罗西汀，舍盐林）和单胺氧化酶抑制剂效果最显著。

(3) 支持性心理治疗：由于创伤性的回忆引起强烈的焦虑，支持性心理治疗显得尤为重要。特别是治疗师必须共感和同情于病人的心理痛苦，证实创伤性经历的真实性，同时治疗师必须鼓励病人用行为治疗中的脱敏方法和控制焦虑技术面对创伤性回忆，从而将记忆重新构筑于其更为宽广的人格结构中。

三、适应障碍

因长期存在应激源或困难处境，加上病人有一定的人格缺陷，产生以烦恼、抑郁等情感障碍为主，同时有适应不良的行为障碍或生理功能障碍，并使社会功能受损。病程往往较长，但一般不超过6个月。通常在应激性事件或生活改变发生后1个月内起病。随着事过境迁，刺激的消除或者经过调整形成了新的适应，精神障碍随之缓解。

CCMD－3的诊断标准

1）症状标准

（1）有明显的生活事件为诱因，尤其是生活环境或社会地位的改变（如移民、出国、人伍、退休等）；

（2）有理由推断生活事件和人格基础对导致精神障碍均起着重要的作用；

（3）以抑郁、焦虑、害怕等情感症状为主，并至少有下列1项：④适应不良的行为障碍，如退缩、不注意卫生、生活无规律等：②生理功能障碍，期睡眠不好、食欲不振等；

（4）存在见于情感性精神障碍（不包括妄想和幻觉）、神经症、应激障碍、躯体形式障碍，或品行障碍的各种症状，但不符合上述障碍的诊断标准。

2）严重标准　社会功能受损。

3）病程标准　精神障碍开始于心理社会刺激（但不是灾难性的或异乎寻常的）发生后1个月内，符合症状标准至少已1个月。应激因素消除后，症状持续一般不超过6个月。

4）排除标准　排除情感性精神障碍、应激障碍、神经症、躯体形式障碍，以及品行障碍等。

适应障碍的分型

【短期抑郁反应】

（1）符合适应障碍的诊断标准。

（2）抑郁为主的精神障碍开始于心理社会刺激（但不是灾难性的或异乎寻常的）发生后1个月内，符合症状标准尚不足1个月。

【中期抑郁反应】

（1）符合适应障碍的诊断标准。

（2）抑郁为主的精神障碍开始于心理社会刺激（但不是灾难性的或异乎寻常的）发生后1个月内，符合症状标准至少已1个月，但持续不到半年。

【长期抑郁反应】

（1）符合适应障碍的诊断标准。

（2）抑郁为主的精神障碍开始于心理社会刺激（但不是灾难性的或异乎寻常的）发生后1个月内，符合症状标准至少已半年，但持续不到2年。

【其他恶劣情绪为主的适应障碍】

（1）符合适应障碍的诊断标准。

（2）主要症状为除抑郁以外的其他恶劣情绪，如焦虑、烦恼、紧张，及愤怒等。

（3）排除其他以焦虑或抑郁为主要症状的特定诊断。

【混合性焦虑抑郁反应】

（1）符合适应障碍的诊断标准。

（2）主要症状为混合性焦虑抑郁情绪障碍。

【品行障碍为主的适应障碍】

（1）符合适应障碍的诊断标准。

（2）主要症状为品行障碍或行为问题，如悲伤反应导致的攻击或反社会行为等。

【心境和品行混合性障碍为主的适应障碍】

（1）符合适应障碍的诊断标准。

（2）主要症状为恶劣情绪与品行障碍的混合状态。

2. ICD－10 的诊断标准

编码：F43

1）编码：F43.0（急性应激反应）

（1）面临异乎寻常的精神或躯体刺激。

（2）受到刺激后立刻出现症状（1 小时之内）。

（3）急性应激反应分为：

F43.00 轻度

仅符合第一组。

F43.01 中度

第一组症状外加第二组症状中的任何 2 个。

F43.02 重度

有二种可能：

①第一组症状外加第二组症状中任何 4 个；

②分离性木僵（见 F44.2）。

其中，第一组症状为：广泛性焦虑障碍的标准（2）、（3）和（4）（F41.1）。

第二组症状为：

①从人们期待的社会活动中退缩；

②注意狭窄；

③明显的定向障碍；

④愤怒或言语性攻击；

⑤泄气或绝望；

⑥不恰当或无目的的活动过度；

⑦不可控制的过度悲哀（按当地文化标准判定）。

（4）若刺激是短暂的或是可以消除的，则症状必须在 8 小时内开始消退。若刺激为持续性的，症状必须在 48 小时内开始消退。

（5）需除外的最常见情况：当前不存在 ICD－10 中的任何

其它障碍（除了广泛性焦虑障碍（F41.1）和人格障碍（F60.-）；或 ICD-10 中任何其他障碍发作终止必须要已超过 3 个月。

2）编码：F43.1（创伤后应激障碍）

（1）病人经历了具有异乎寻常的威胁性或灾难性的应激事件或情境（时间可短可长），这类事件或情境可使几乎每个人都出现弥漫性痛苦。

（2）通过闯人性的闪回（flash-backs）、生动的记忆、反复的梦境，或是由于面临与刺激相似或有关的境遇所体验到的痛苦，不断地回想或“再现”刺激。

（3）病人必须对与刺激相似或有关的情境存在回避或倾向于回避（在受到刺激前不存在）。

（4）下述①或②必须存在其一：

①对于受刺激期间的某些重要方面部分地或完全地不能回忆；

②持续存在心理敏感和唤起水平增高的症状（在受到刺激前没有），表现为下述症状中的两条：

a 人睡困难或睡得不实；

b 易激惹或发作性暴怒；

c 难以集中注意；

d 过分警觉；

e 过分的惊跳反应。

（5）标准（2）、（3）和（4）都出现在应激性事件发生后或应激性阶段结束后 6 个月之内（有时由于某种目的，也把延迟在 6 个月之后的发作包括进去，但必须单独明确标出）。

3）编码：F43.2（适应障碍）

（1）在出现症状前 1 个月内经历过可确定的心理-社会刺激，但不是灾难性的或异乎寻常的。

（2）可以存在见之于情感障碍（F30－F39）（不包括妄想和幻觉）、神经症性、应激相关和躯体形式障碍（F40－F48）的任何障碍和品行障碍（F91.－）中的症状或行为紊乱。但这些症状和行为紊乱不符合上述障碍的诊断标准。症状在形式和严重度上均可有变异。

利用第五位编码进一步标明症状的突出特点：

F43.20 短暂抑郁性反应。

为期不超过1个月的短暂轻度抑郁状态。

F43.21 长期的抑郁性反应。

长期处于应激性情境所导致的轻度抑郁状态。

但为期不超过2年。

F43.22 混合性焦虑抑郁反应。

焦虑和抑郁症状都很突出，但其程度未达特指的混合性焦虑抑郁性障碍（F41.2）或其他混合性焦虑障碍（F41.3）。

F43.23 以其他情绪紊乱为主。

症状通常涉及几类情绪，如焦虑、抑郁、烦恼、紧张和愤怒。焦虑和抑郁的症状可符合混合性焦虑抑郁障碍（F41.2）或其他混合性焦虑障碍（F41.3）的标准，但是，这些症状不够突出，不足以诊断为更加特异性的抑郁或焦虑障碍。这一类别也应用于儿童的伴退行性行为的反应，如尿床或吮指症。

F43.24 以品行障碍为主。

其主要障碍涉及品行，例如青少年悲痛反应造成攻击性或社交紊乱行为。

F43.25 以情绪和品行的混合性障碍为主。

情绪症状和品行紊乱均系突出特征。

F43.28 伴其他特定的突出症状。

（3）刺激或其后果消失后，症状持续不超过6个月，不包括F43.21持续的抑郁性反应（但这条标准不符合，并不妨碍作出暂时性诊断)。

3. DSM－Ⅳ的诊断标准

编码：308

1）编码：308.3（急性应激障碍）

（1）患者曾暴露于创伤性事件，存在以下两者.

①患者亲自体验、目睹或遭遇某一或数件涉及到真正的（或几乎会招致）死亡或严重损伤，或者涉及到自己或他人躯体的完整性会遭到威胁的事件；

②患者的强烈的害怕、失助或恐惧反应。

（2）在体验这种令人痛苦事件之时或之后，患者会表现出下列3项以上分离性症状：

①麻木、脱离或没有情感反应的主观感觉；

②对他（或她）周围的认识能力有所降低（例如“发呆”）；

③现实解体；

④人格解体；

⑤分离性遗忘（即不能回忆此创伤的重要方面）。

（3）以下列1种以上的方式，持续地重新体验到这种创伤事件：反复的印象、思想、梦、错觉、闪回发作或这种体验的生动再现感；或者是回忆到上述创伤事件时的痛苦烦恼。

（4）对于能引起创伤回忆的刺激，作明显的回避（例如思想、感觉、谈话、活动、地点、人物）。

（5）明显的焦虑或警觉增高症状（例如难以入睡、激惹、注意不集中、警觉过高、过分的惊吓反应、坐立不安）。

（6）此障碍产生了临床上明显的痛苦烦恼，或在社交、职业或其他重要方面的功能缺损，或者影响了患者继续其必需的事业，例如花了不少时间去告诉家人这些创伤体验以期获得帮助。

（7）此障碍至少持续2天，最多不超过4周；并发生于创伤事件之后4周之内。

（8）此障碍并非由于某种物质（例如某种滥用药物。治疗药品）或由于一般躯体情况所致之直接生理性效应，也不可能归于短暂性精神病性障碍，而且也不只是已有的轴Ⅰ或轴Ⅱ障碍的恶化加重。

2）编码：309.81（创伤后应激障碍）

（1）患者曾暴露于某一（精神）创伤性事件，存在以下两者：

①患者亲自体验、目睹或遭遇某一或数件涉及到真正的或几乎招致死亡或严重的损伤，或者涉及到自己或他人躯体完整性遭到威胁的事件；

②患者有强烈的害怕、失助或恐惧反应。（注：如是儿童，则代之表现为紊乱或激越的行为）。

（2）以下列1种以上的方式持续地重新体验到这种创伤事件：

①反复闯人性地痛苦地回忆起这些事件，包括印象、思想或知觉；（注：如是幼儿，反复地进行表达创伤主题或一些有关的游戏）。

②反复而痛苦地梦及此事件；（注：如是儿童，可能是令人可怕的梦而讲不清内容）。

③似乎创伤事件正在重现的动作或感觉（包括这种体验、错觉、幻觉及分离性闪回发作于再现之时的感觉，包括发生于意识清醒时或酒醉时）；（注：如是幼儿，则可出现特殊创伤的再现）。

④暴露于作为此创伤事件的象征或很相像的内心或外界迹象之时；出现强烈的心理痛苦烦恼；

⑤暴露于作为此创伤事件的象征或很相像的内心或外界迹象之时，出现生理反应。

（3）对此创伤伴有的刺激作持久的回避，对一般事物的反应显得麻木（在创伤之前不存在这种情况），如下列之3项以上：

①努力避免有关此创伤的思想、感受或谈话：

②努力避免会促使回忆起此创伤的活动、地点或人物；

③不能回忆此创作的重要方面：

④明显地很少参加有意义活动或没有兴趣参加；

⑤有脱离他人或觉得他人很陌生的感受；

⑥情感范围有所限制（例如不能表示爱恋）；

⑦对未来没有远大设想（例如不期望有一个好的职业、婚姻、儿女或正常生活享受）。

（4）警觉性增高的症状（在创伤前不存在），表现为下列之2项以上：

①难以入睡或睡得不深：

②激惹或易发怒；

③难以集中注意；

④警觉过高；

⑤过分的惊吓反应。

（5）病期［（2）、（3）及（4）的症状］超过1个月。

（6）此障碍产生了临床上明显的痛苦烦恼，或在社交、职业或其他重要方面的功能缺损。

注明：

急性：如病期在3个月之内。

慢性：如病期在3个月以上。

伴延迟起病：如症状在应激后至少6个月才发生。

3）编码：309（适应障碍）

（1）作为对某一确定的应激因素的反应，在其后3个月内出现情绪或行为症状。

（2）这种症状或行为具有临床上明显的下列证据：

①比该应激因素应该招致的更为严重的痛苦烦恼；

②在社交或职业（学业）上的功能缺损。

（3）此与应激有关的障碍并不符合轴Ⅰ其他诊断，也不是已有的轴Ⅰ或轴Ⅱ障碍的恶化。

（4）这些症状不包括生离死别（居丧）。

（5）一旦应激因素（或其后果）消失，症状也在6个月之内消失。

注明：

急性：持续6个月之内。

慢性：持续6个月以上。

【治疗原则】

1. 心理治疗

为主要的治疗方法，可采用支持性心理治疗、行为疗法、认知疗法，也可用精神疏泄疗法等，必要时定期心理咨询。

2. 药物治疗

对抑郁、焦虑明显者可酌情使用抗抑郁药物或抗焦虑药，如有明显暴力行为者也可使用小剂量抗精神病药如氟哌啶醇等。

第九节　与文化相关的精神障碍

指一组与特定文化相关的综合征，其特点如下：

（1）被特定文化或亚文化范畴所理解接受。

（2）病因代表着和象征着这一文化的核心含义及行为模式。

（3）诊断依赖于特定的文化知识和概念。

（4）治疗的成功与否也取决于本文化的参与者。如我国的气功所致精神障碍，以及我国南部和马来西亚华人区域的恐缩症，均有以上特点。

一、气功所致精神障碍

气功是我国传统医学中健身治病的一种方法。通常做法是维持一定体位、姿势，或做某些动作，使注意集中于某处，沉思、默念、松弛，及调节呼吸等，可出现某些自我感觉和体验。气功所致精神障碍系指由于气功操练不当（如每日练习过多)，处于气功态时间过长而不能收功的现象，表现为思维、情感，及行为障碍，并失去自我控制能力，俗称“走火人魔”。

1. CCMD－2－R 的诊断标准

编码：41.21（气功所致精神障碍）

气功是我国传统医学中健身治病的一种方法，通常做法是维持一定体位和姿势，或有某些动作，注意集中于某处，沉思、默念、松弛和调节呼吸等，可出现某些自我感觉和体验。

迷信巫术等则不包括在内。气功所致精神障碍系指由于气功操作不当，如每日练习次数过多，处于气功态时间过长而不能收功的现象，表现为思维、情感和行为障碍，失去自我控制能力。俗称“走火人魔”。

（1）由气功直接引起。

（2）症状与气功书刊或气功师所说的内容有密切联系。这些现像通常只在做气功时出现而结束气功（“收功”）时迅即消失，但在病人却持续或反复出现，无法自控。

（3）有下述情况之一者不能视为精神障碍：

①以类似表现作为自己或别人治病的手段；

②以类似表现作为获取财物或达到其他目的之手段；

③可以随意自我诱发或自我终止者。

（4）不能诊断为其他任何一种精神障碍。

2. CCMD－3 的诊断标准

1）症状标准

（1）由气功直接引起；

（2）症状与气功书刊或气功师所说的内容密切相关，通常只在做气功时出现，并在结束练功时迅即消失，而病人却持续出现或反复出现，无法自控；

（3）至少有下列 1 项：①精神病性症状，如幻听、妄想等；②癔症样综合征；③神经症样综合征。

2）严重标准　社会功能受损。

3）病程标准　病程短暂，经脱离现场，中断练功，给予适当处理后很快恢复。

4）排除标准

（1）排除以类似表现作为治病手段，及获取财物或达到其他目的，或可随意自我诱发或自我终止者；

（2）排除其他精神障碍，尤其是癔症或严重应激障碍。

【治疗原则】

首先应停止气功操作，进行药物治疗和心理治疗。本病应重在预防，对个体素质不良和既往有精神疾病史者不宜行气功锻炼。类分裂样精神障碍一旦发生，应停止气功练习，应用适当抗精神病药物治疗和心理治疗，类癔症和神经症患者则联合苯二氮卓类和心理治疗效果较好。

二、巫术所致精神障碍

1. CCMD－2－R 的诊断标准

编码：41.22（与迷信巫术相关的精神障碍）

（1）精神障碍由迷信巫术诱发。

（2）症状与迷信巫术密切相关，以神鬼附体的身份障碍、片断幻觉、错觉、妄想、行为紊乱等为主要临床相。

（3）有下述情况之一的不能视为精神障碍：

①以迷信巫术作为手段获取财物或达到其他目的者；

②可以随意自我诱发或自我终止者。

（4）不能诊断为其他任何1种精神障碍。

2. CCMD－3 的诊断标准

【诊断标准】

（1）精神障碍由巫术诱发；

（2）症状与迷信巫术密切相关，以神鬼附体的身份障碍；片断的幻觉、错觉、妄想，或行为紊乱等为主；

（3）排除：①以巫术作为获取财物或达到其他目的者；②可随意自我诱发或自我终止者；③其他精神障碍。

三、恐缩症（Koro）

是一种与文化相关的害怕生殖器、乳房，或身体某一部分缩入体内导致死亡的恐惧、焦虑发作。

【诊断标准】

1. CCMD－2－R 的诊断标准

编码：41.2

编码：41.20［恐缩症（Koro）］

（1）急性起病，由明显的心理社会因素诱发。

（2）主要临床相为害怕生殖器、乳房或身体的某一部分会缩到身体里面去而导致死亡，常采取某种预防措施，如系带牵引，同时伴有强烈的焦虑或恐怖情绪。

2. CCMD－3 的诊断标准

（1）由明显的心理社会因素诱发。

（2）害怕生殖器、乳房，或身体某一部分会缩到身体里去而导致死亡。常采取某种预防措施（如系带牵引），同时有强烈的焦虑或恐惧情绪。

（3）急性起病，病程短暂。

3. ICD－10 的诊断标准

编码：F48.8（其他特定的神经症性障碍）

本类别包括行为、信念和情绪的混合性障碍，这些障碍的病因学和疾病学地位不确定，在某些特定文化中发病率特别高，例如 Dhat 综合征（过度担心泄精会引起虚弱），Koro（害怕阴茎缩回腹部导致死亡，因此而焦虑），Latah（模仿的不由自主性反应行为）。这些障碍与当地文化认可的信念和行为模式有密切关系，这提示最好不将其视为妄想。

【治疗原则】

发作时不要围观，保持肃静。应进行积极地心理治疗，心理治疗的任务是明确告诉患者此症的本质，解除恐惧感。兴奋不安可选用适量抗焦虑药物。破除迷信，提高人群文化素质和心理承受力可预防本病的发生。

第八章　心理因素相关生理障碍

第一节　进 食 障 碍

本病包括与心理社会因素有关的厌食、贪食和呕吐，不包括童年期拒食、偏食和异食。包括：神经性厌食症、神经性贪食症、神经性呕吐、植物神经功能障碍。

一、神经性厌食症

是一种多见于青少年女性的进食行为异常，特征为故意限制饮食，使体重降至明显低于正常的标准，为此采取过度运动、引吐、导泻等方法以减轻体重。常有过分担心发胖，甚至已经明显消瘦仍自认为太胖，即使医生进行解释也无效。部分病人可以用胃涨不适，食欲下降等理由，来解释其限制饮食。常有营养不良、代谢和内分泌紊乱，女性可出现闭经，男性可有性功能减退，青春期前的病人性器官呈幼稚型。有的病人可有间歇发作的暴饮暴食。本症并非躯体疾病所致的体重减轻，病人节食也不是其他精神障碍的继发症状。

【诊断标准】

1. CCMD－2－R 的诊断标准

编码：50.0

（1）故意控制进食量，同时采取过度运动、引吐、导泻等方法以减轻体重。

（2）体重显著下降，比正常平均体重值减轻25%以上。

说明：可用身高厘米数减 105，即得正常平均体重的公斤数。另一种方法为计算 Quetelet 体重指数：

Quetelet 体重指数 = 体重公斤数/（身高米数）^{2}

Quetelet 体重指数为 17.5 或更低，可视为符合诊断的体重减轻。

（3）担心发胖，甚至明显消瘦仍自认为人胖。医生的解释忠告无效。

（4）女性闭经，男性性功能减退，青春期前的病人性器官呈幼稚型。

（5）不是任何一种躯体疾病所致的体重减轻、节食也不是任何一种精神障碍的继发症状。

2. CCMD－3 的诊断标准

【诊断标准】

（1）明显的体重减轻比正常平均体重减轻 15% 以上，或者 Quetelet 体重指数为 17.5 或更低，或在青春期前不能达到所期望的躯体增长标准，并有发育延迟或停止。

（2）自己故意造成体重减轻，至少有下列 1 项：①回避“导致发胖的食物”；②自我诱发呕吐；③自我引发排便；④过度运动；⑤服用厌食剂或利尿剂等。

（3）常可有病理性怕胖：指一种持续存在的异乎寻常地害怕发胖的超价观念，并且病人给自己制订一个过低的体重界限，这个界值远远低于其病前医生认为是适度的或健康的体重。

（4）常可有下丘脑—垂体—性腺轴的广泛内分泌紊乱。女性表现为闭经（停经至少已 3 个连续月经周期，但妇女如用激素替代治疗可出现持续阴道出血，最常见的是用避孕药），男性表现为性兴趣丧失或性功能低下。可有生长激素升高，皮质醇浓度上升，外周甲状腺素代谢异常，及胰岛素分泌异常。

（5）症状至少已 3 个月。

(6) 可有间歇发作的暴饮暴食（此时只诊断为神经性厌食）。

(7) 排除躯体疾病所致的体重减轻（如脑瘤、肠道疾病例如 Crohn 病或吸收不良综合征等）。

【说明】

(1) 正常体重期望值可用身高厘米数减 105，得正常平均体重公斤数；或用 Quetelet 体重指数 = 体重千克数/身高米数的平方进行评估；

(2) 有时厌食症可继发于抑郁症或强迫症，导致诊断困难或在必要时需并列诊断。

3. ICD－10 的诊断标准

编码：F50.0

(1) 存在体重减轻，或儿童缺乏体重增长，导致体重比正常或按其年龄及身高预期的标准低至少 15%。

(2) 体重减轻是自己不用“发胖性食物”有意造成的。

(3) 存在认为自己太胖的自我知觉，对发胖存在强烈的恐惧，导致强加给自己一个较低的体重限度。

(4) 下丘脑—垂体—性腺轴广泛的内分泌紊乱，在女性表现为闭经，在男性表现为性兴趣丧失和性功能低下（一个明显的例外是厌食症妇女接受激素替代治疗，最常见的是口服避孕药时，出现持续性的阴道出血）。

(5) 此障碍不符合神经性贪食（F50.2）中的（1）及（2）条标准。

说明：下列特征支持本诊断，但并非必需因素：自我引吐、自行导致的通便、过度运动、服用食欲抑制剂和/或利尿剂。

如果在青春期前发病，则青春期发育会放慢甚至停滞（生长停止，女孩乳房不发育和原发性闭经；男孩生殖器会呈幼稚状态）。随着病情恢复，青春期发育多可正常完成，但月经初潮延迟。

4. DSM－Ⅳ的诊断标准

编码：307.1

（1）拒绝保持与自己年龄及身高相适应的最低或较重的正常体重（例如，设法减轻体重至应有体重的85%以下；在生长发育阶段不保持应该达到的体重，以致低于应有体重的85%以下）。

（2）即使已在应有体重以下，仍强烈地害怕体重增加。

（3）患者对自己体重或体型的看法有问题，过分夸大自己对体重或体型的评价，或者否认目前体重过低的严重性。

（4）已有月经的女性，出现停经，也即至少已停止月经3个连续周期。（如果月经靠应用性激素，如雌激素来维持，也可视为停经。）

【治疗原则】

神经性厌食症治疗的首要目的就是恢复个体的营养状态，因为由于长期进食不良而出现的脱水及电解质失衡会造成严重的问题，重者甚至可引起死亡。

（1）大多数患者以门诊治疗为主，当患者出现严重的营养不良、恶液质或有严重的自伤、自杀行为，在家难于护理时，必须住院治疗。

（2）氯丙嗪和舒必利有助于减轻进食焦虑、降低代谢和增加体重。一般治疗剂量300～600md/日。

（3）对伴有抑郁症状者，可应用阿米替林等抗抑郁药，既可改善抑郁症状，又可增加食欲和体重，剂量可达200～300mg/日。新型抗抑郁剂（SSRI），如20～80mg/日的氟西汀可以使严重消瘦的神经性厌食病人体重有所增加。

（4）个别难治病例可在饭前使用一定剂量胰岛素低血糖治疗。

（5）心理治疗和行为矫正也是治疗神经性厌食的重要方法。包括认知—行为治疗、精神动力学治疗、家庭治疗。病房的医务人员要注意言行一致，为病人营造出具有约束性，同时具有治疗作用的环境。要充分利用正性强化（表扬）和负性强化（惩罚）的方法，同时，要充分注意调动病人自己的积极性，以巩固疗效。住院期间要密切观察进食情况，一般要求每天摄入的能量为3千热卡，并保证病人进食后不得自发呕吐或诱吐。另外，要定期测量体重，并制订一个切实可行的体重目标，比如每周增加0.5~1.0kg，或必须达到某一体重方可出院等。如果条件允许，入院初期可采取少量多餐的方法，以免病人一次进食的量过多。

二、神经性贪食症

是一种进食障碍，特征为反复发作和不可抗拒的摄食欲望，及暴食行为，病人有担心发胖的恐惧心理，常采取引吐、导泻、禁食等方法以消除暴食引起发胖的极端措施。可与神经性厌食交替出现，两者具有相似的病理心理机制，及性别、年龄分布。多数病人是神经性厌食的延续者，发病年龄较神经性厌食晚。本症并非神经系统器质性病变所致的暴食，也不是癫痫、精神分裂症等精神障碍继发的暴食。

【诊断标准】

1. CCMD-2-R 的诊断标准

编码：50.1

（1）发作性不可抗拒的摄食欲望和行为，1次可进大量食物。每周至少发作2次，且已持续至少3个月。

（2）有担心发胖的恐惧心理。

（3）常采取引吐、导泻、禁食等方法，以消除暴食引起的发胖。也可与神经性厌食症交替出现。

（4）不是神经系统器质性病变所致的暴食，也不是癫痫、精神分裂症等继发的暴食。

说明：交替出现的经常性厌食与间歇性暴食症状，只诊断为神经性厌食症。

2. CCMD－3 的诊断标准

【诊断标准】

（1）存在一种持续的难以控制的进食和渴求食物的优势观念，并且病人屈从于短时间内摄人大量食物的贪食发作。

（2）至少用下列一种方法抵消食物的发胖作用：①自我诱发呕吐；②滥用泻药；③间歇禁食；④使用厌食剂、甲状腺素类制剂或利尿剂。如果是糖尿病人，可能会放弃胰岛素治疗。

（3）常有病理性怕胖。

（4）常有神经性厌食既往史，二者间隔数月至数年不等。

（5）发作性暴食至少每周 2 次，持续 3 个月。

（6）排除神经系统器质性病变所致的暴食，及癫痫、精神分裂症等精神障碍继发的暴食。

有时本症可继发于抑郁症，导致诊断困难或在必要时需并列诊断。

3. ICD－10 的诊断标准

编码：F50. 2

（1）存在反复发作的暴食（至少在 3 个月之内每周有 2 次），每次都在短时间内摄人大量的食物。

（2）持续存在进食的先占观念，对进食有强烈的欲望或冲动感（渴求）。

（3）病人试图以下列 1 种或多种手段抵消食物的“发胖”

作用：

①自我引吐；

②自行导致的排便；

③间歇禁食；

④使用药物如食欲抑制剂、甲状腺素制剂或利尿药。当糖尿病患者出现贪食症时，他们可能会无视自己的胰岛素治疗。

（4）存在认为自己太胖的自我知觉，对肥胖有强烈的恐惧。(通常会导致体重偏低。)

4. DSM－IV 的诊断标准

编码：307.5

（1）反复多次狂进饮食，特点为以下两者：

①在一定时间内（例如2个小时），吃了肯定比大多数人在相似时间内、在相似场合能吃掉的食物数量还多的食物；

②发作时对进食缺乏控制的感觉（例如感到不论吃什么或如何吃，都不能停止或控制自己进食）。

（2）反复出现不合适的补偿行为以期预防体重增加，例如，自己设法呕吐；滥用泻药、利尿药、灌肠或其他药物；绝食；过量运动或体操。

（3）狂进饮食及不合适补偿行为，平均都约在3个月内至少每周有2次。

（4）对自己的体型及体重作不正确的评价。

（5）此障碍不包括在神经性厌食发作中出现者。

【治疗原则】

（1）住院治疗只适用于存在电解质紊乱或强烈自杀的患者，一般采用门诊治疗。

（2）药物治疗的效果优于神经性厌食症患者，丙咪嗪、曲唑酮等抗抑郁剂对改善患者症状有明显效果。抗精神病药如氟哌啶醇对控制患者的暴食行为有明显效果。

（3）心理治疗是治疗中的重要部分。

三、神经性呕吐

是一组以自发或故意诱发反复呕吐为特征的精神障碍，呕吐物为刚吃进的食物。不伴有其他的明鼎症状，呕吐常与心理社会因素有关，无器质性病变为基础，可有害怕发胖和减轻体重的想法，但体重无明显减轻。

【诊断标准】

1. CCMD－2－R 的诊断标准

编码：50.2

（1）反复发生于进食后的呕吐（自发的或故意诱发的），呕吐物为刚吃进的食物糜。

（2）体重减轻不显著（体重保持在正常平均体重值的 80% 以上）。

（3）无害怕发胖和减轻体重的想法。

（4）无导致呕吐的神经和躯体疾病。没有其他癔症症状。

2. CCMD－3 的诊断标准

（1）自发的或故意诱发的反复发生于进食后的呕吐，呕吐物为刚吃进的食物。

（2）体重减轻不显著（体重保持在正常平均体重值的 80% 以上）。

（3）可有害怕发胖或减轻体重的想法。

（4）这种呕吐几乎每天发生，并至少已持续 1 个月。

（5）排除躯体疾病导致的呕吐，以及癔症或神经症等。

【治疗原则】

1. 明确诊断

本病的治疗，第一步是明确诊断。在确定本病诊断时，一定要非常慎重。在进行相应治疗前，应再做一次认真全面的体格检查和有关的辅助检查，肯定患者无器质性疾病，并让患者也确信无疑。

2. 心理治疗

本病的治疗主要依靠发现与解决不良的心理因素。必须对病人致病的心理或社会因素有充分的了解，进行全面分析，并选择相应的心理疗法。比如，对由于不良体验引起条件反射性呕吐的患者，应采取系统脱敏疗法。要建立密切的医患关系，使患者对医生绝对信任，充分发挥医务人员和病人双方的积极性，从而有效地消除致病的各种不良因素。

3. 支持治疗

对病人的饮食习惯和食物搭配也要主动关心，以增进病人的食欲，对病情严重并有失水、营养不良或电解质紊乱者，应给予输液，纠正水、电解质紊乱，补充热量、蛋白质、维生素等，必要时酌情使用各种氨基酸及蛋白质制剂，以改善机体功能。有抑郁症状者，可给予抗抑郁药物。

四、植物神经功能障碍

病人的主诉酷似某个系统或器官的疾病，但检查阴性。常附加有非特殊性的主观不适感。如，短暂一过性和游走性的疼痛、烧灼、麻木感等；局部内脏一过性不适感，如发胀、下坠等感觉。往往与心理社会因素有关，但病人常否认或拒绝与医生讨论。好诉述症状引人注意和同情，慢性病人往往有怨恨心理。包括植物神经症、心脏神经症、胃神经症、器官神经症和神经循环性衰弱。但不包括心身疾病和任何有器质性改变的内脏疾病。

CCMD-2-R 的诊断标准

编码：53

（1）主要限于某一系统或少数内脏器官的植物神经功能障碍症状，症状持续而使病人感到苦恼。

（2）附加的主观不适感，指向某一器官且持续或经常发生，但没有确定的疑病性先占观念。

（3）持续至少3个月。

（4）没有器质性病变的证据。

第二节　睡眠障碍

不包括脑器质性病变或躯体因素引起的睡眠与觉醒障碍，包括各种非器质性睡眠与觉醒障碍及睡眠觉醒节律紊乱。

一、失眠症

是一种以失眠为主的睡眠质量不满意状况，其他症状均继发于失眠，包括难以入睡、睡眠不深、易醒、多梦、早醒、醒后不易再睡、醒后不适感、疲乏，或白天困倦。失眠可引起病人焦虑、抑郁，或恐惧心理，并导致精神活动效率下降，妨碍社会功能。

【诊断标准】

1. CCMD-2-R 的诊断标准

编码：51.0（失眠症）

本症是指持续相当长时间的对睡眠的质和量不满意的状况，不能以统计上的正常睡眠时间作为诊断失眠的主要标准。对失眠有忧虑或恐惧心理可形成恶性循环，从而使症状持续存在。如果失眠是某种精神障碍（如神经衰弱、抑郁症）症状的一个组成部分，不另诊断为失眠症。

（1）以睡眠障碍为几乎惟一的症状，其他症状均继发于失眠，包括难以入睡、睡眠不深、易醒、多梦、早醒、醒后不易再睡、醒后感不适、疲乏或白天困倦。

（2）上述睡眠障碍每周至少发生3次，并持续1个月以上。

（3）失眠引起显著的苦恼，或精神活动效率下降。或妨碍社会功能。

（4）不是任何一种躯体疾病或精神障碍症状的一部分。

2. CCMD－3的诊断标准

1）症状标准

（1）几乎以失眠为惟一的症状，包括难以入睡、睡眠不深、多梦、早醒，或醒后不易再睡，醒后不适感、疲乏，或白天困倦等。

（2）具有失眠和极度关注失眠结果的优势观念。

2）严重标准　对睡眠数量、质量的不满引起明显的苦恼或社会功能受损。

3）病程标准　至少每周发生3次，并至少已1个月。

4）排除标准　排除躯体疾病或精神障碍症状导致的继发性失眠。

如果失眠是某种躯体疾病或精神障碍（如神经衰弱、抑郁症）症状的一个组成部分，不另诊断为失眠症。

3. ICD－10的诊断标准

编码：F51.0（非器质性失眠症）

（1）病人主诉入睡困难，难以维持睡眠或睡眠不解乏。

（2）这种睡眠紊乱每周至少发生3次并持续1个月以上。

（3）这种睡眠紊乱造成病人明显的苦恼或影响了其日常生

活的个人功能活动。

（4）不存在可造成这种状况的器质性因素，如神经科或其他内科疾病，精神活性物质使用障碍或服用某种药物。

【治疗原则】

（1）认知行为治疗失眠症。主要致力于治疗导致失眠的长期性因素。这些方法寻求改变非适应性的睡眠习惯，减少自主的或认知上的唤醒，改变关于睡眠的不良信念和态度，进行健康睡眠实践的教育。

（2）心理行为指导可以帮助患者正确处理工作、学习、生活中的困难，消除对睡眠的忧虑和担心，解除其精神负担。认知治疗是对特定的不合理的睡眠认知的矫正，挑战它们的有效性，通过认知重构技术，重新形成他们的更具适应性的态度。不合理信念和态度是导致经常性失眠、情绪痛苦、对失眠恐惧的重要中间环节。

（3）合理使用抗焦虑药如艾司唑仑、佳静安定、氯硝安定等，但不宜长期使用，应注意及时更换，一般用药1~2周为宜。

二、嗜睡症

嗜睡症指白天睡眠过多。不是由于睡眠不足、药物、酒精、躯体疾病所致，也不是某种精神障碍（如神经衰弱、抑郁症）症状的一部分。

1. CCMD-2-R的诊断标准

编码：51.1（嗜睡症）

白天睡眠过多，并非睡眠不足所致，不是药物、脑器质性疾病或躯体疾病所致，也不是某种精神障碍（如神经衰弱、抑郁症）症状的一部分。

（1）白天睡眠过多，持续1个月以上。

（2）不存在下述情况。

①睡眠时间不足。

②从唤醒到完全清醒的时间延长或睡眠中呼吸暂停。

③发作性睡病的附加症状（如猝倒症、睡眠瘫痪、入睡前幻觉、醒前幻觉等）。

④脑器质性疾病或躯体疾病所引起的嗜睡。

⑤以睡眠障碍为症状之一的其他精神障碍。

2. CCMD－3 的诊断标准

1）症状标准

（1）白天睡眠过多或睡眠发作。

（2）不存在睡眠时间不足。

（3）不存在从唤醒到完全清醒的时间延长或睡眠中呼吸暂停。

（4）无发作性睡病的附加症状（如猝倒症、睡眠瘫痪、入睡前幻觉、醒前幻觉等）。

2）严重标准　病人为此明显感到痛苦或影响社会功能。

3）病程标准　几乎每天发生，并至少已 1 个月。

4）排除标准　不是由于睡眠不足、药物、酒精、躯体疾病所致，也不是某种精神障碍的症状组成部分。

3. ICD－10 的诊断标准

编码：F51.1（非器质性嗜睡症）

（1）病人主诉白天睡眠过多，或者睡眠发作或清醒时达到完全觉醒状态的过渡时间延长（睡眠酩酊状态），无法以睡眠时间不足来解释。

（2）这一睡眠紊乱几乎每天发作至少 1 个月，或在更短时间内反复发作，引起明显的苦恼或影响病人日常生活的个人功能活动。

（3）缺乏发作性睡病的附加症状（猝倒、睡眠麻痹、入睡前幻觉）或睡眠呼吸暂停的临床证据（夜间呼吸暂停、典型的间歇性鼾音等）。

（4）不存在可造成这种状况的器质性因素，如神经科或其他内科疾病、精神活性物质使用障碍或服用某种药物。

【治疗原则】

以对症治疗为主，可选用中枢兴奋剂，如利他林 10mg，每日 2 次，早晨及中午服用；匹莫林 20～40mg，每日早晨服一次。也可合并丙咪嗪 25～50mg，每日 2 次。莫达非民 200mg，每日早晨服用一次。上述药物以小剂量开始，症状改善后应及时停用。

三、睡行症

指一种在睡眠过程中尚未清醒而起床在室内或户外行走，或做一些简单活动的睡眠和清醒的混合状态。一般不说活，询问也不回答，多能自动回到床上继续睡觉。通常出现在目睡眠的前三分之一段的深睡期，不论是即刻苏醒或次晨醒来均不能回忆。多见于儿童少年。本症没有痴呆或癔症的证据，可与癫痫并存，但应与癫痫发作鉴别。

1. CCMD－2－R **的诊断标准**

编码：51.2（睡行症）

通常出现在睡眠的前 1/3 段的深睡期，起床在室内或户外行走，或同时做些白天的日常活动，一般没有言语，询问也不回答，多能自动回到床上继续睡觉，次晨醒来不能同忆，多见于儿童、少年。

（1）在睡眠中起床活动，一般持续若干分钟，不到 1 个小时。

（2）无言语反应，不易唤醒。

（3）发作后自动回到床一上继续睡觉或躺在地上继续睡觉。

（4）次晨醒来对经过不能问忆。

（5）没有痴呆或癔症的证据，可与癫痫并存但应与癫痫性发作鉴别。

2. CCMD－3 的诊断标准

1）症状标准

（1）反复发作的睡眠中起床行走。发作时，睡行者表情茫然、目光呆滞，对别人的招呼或干涉行为相对缺乏反应，要使病人清醒相当困难。

（2）发作后自动回到床上继续睡觉或躺在地上继续睡觉。

（3）尽管在发作后的苏醒初期，可有短暂意识和定向障碍，但几分钟后，即可恢复常态，不论是即刻苏醒或次晨醒来均完全遗忘。

2）严重标准　不明显影响日常生活和社会功能。

3）病程标准　反复发作的睡眠中起床行走数分钟至半小时。

4）排除标准

（1）排除器质性疾病（如痴呆、癫痫等）导致的继发性睡眠－觉醒节律障碍，但可与癫痫并存，应与癫痫性发作鉴别；

（2）排除癔症。

睡行症可与夜惊并存，此时应并列诊断。

3. ICD－10 的诊断标准

编码：F51.3［睡行症（睡游症）］

（1）突出症状是反复发作（2 次或更多）的睡眠中起床行走数分钟至半小时，通常发生于夜间睡眠的初 1/3 阶段。

（2）在发作过程中，病人表情茫然、目光呆滞，他人试图干涉或同他交谈，则相对无反应，并且难以被唤醒。

(3) 在清醒后（无沦从发作中还是次晨），病人对发作遗忘。

(4) 尽管发作醒来最初几分钟之内，会有一段短时间的茫然及定向障碍，但并无精神活动及行为的任何损害。

(5) 不存在器质性精神障碍的证据，如痴呆、躯体障碍（如癫痫）。

4. DSM－IV 的诊断标准

编码：307.46（睡行症）

(1) 反复多次在睡眠中从床上坐起甚至行走，往往发生在主要睡眠期的前1/3段。

(2) 在睡行时，患者脸面没有表情，卒瞪着双眼，即使周围人们努力与之交谈也无反应，而且只有在很费劲的情况下才能唤醒。

(3) 醒来后（不论是从睡行发作中唤醒，还是次晨醒来时），患者对于发作过程完全遗忘。

(4) 从睡行发作醒来后几分钟，精神活动或行为均无缺损（虽然一开始可能有短暂的意识模糊或定向不全）。

(5) 这种睡行产生了临床上明显的痛苦烦恼，或在社交、职业或其他重要方面的功能缺损。

(6) 此障碍并非由于某种物质（例如某种滥用药钱治疗药品）或一般躯体情况所致之直接生理性效应。

【治疗原则】

儿童患者可随年龄的增长而自行消失，对于成年人可选用抗焦虑剂及抗抑郁剂，但一般疗效欠佳。

四、夜惊

指一种常见于幼儿的睡眠障碍，主要为睡眠中突然惊叫、哭喊，伴有惊恐表情和动作，以及心率增快、呼吸急促、出汗、瞳孔扩大等自主神经兴奋症状。通常在夜间睡眠后较短时间内发作，每次发作约持续1～10分钟。发作后对发作时的体验完全遗忘。诊断本症应排除热性惊厥和癫痫发作。

【诊断标准】

1. CCMD－2－R的诊断标准

编码：51.3（夜惊）

（1）幼儿在睡眠中突然惊叫、哭喊，伴有惊恐表情和动作，以及心率增快、呼吸急促、出汗、瞳孔扩大等植物神经症状，通常在晚间睡眠后较短时间内发作，每次发作持续1～10分钟。

（2）发作后对发作时体验完全遗忘。

（3）排除热性惊厥和癫痫发作。

2. CCMD－3的诊断标准

（1）反复发作的在一声惊恐性尖叫后从睡眠中醒来，不能与环境保持适当接触，并伴有强烈的焦虑、躯体运动，及自主神经功能亢进（如心动过速、呼吸急促，及出汗等），约持续1～10分钟，通常发生在睡眠初三分之一阶段；

（2）对别人试图干涉夜惊发作的活动相对缺乏反应，若干涉几乎总是出现至少几分钟的定向障碍和持续动作；

（3）事后遗忘，即使能回忆，也极有限；

（4）排除器质性疾病（如痴呆、脑瘤、癫痫等）导致的继发性夜惊发作，也需排除热性惊厥。

说明：睡行症可与夜惊并存，此时应并列诊断。

3. ICD－10的诊断标准

编码：F51.4［睡惊症（夜惊）］

（1）反复发作（两次或更多），表裂为病人惊叫一起从睡眠中醒来，以强烈的焦虑、躯体运动及植物神经功能亢进（如心动过速、呼吸急促和出汗）为特点。

（2）主要在睡眠的前1/3段发生。

（3）持续时间少于10分钟。

（4）发作中若试图平息病人，则缺乏反应，其后会出现定向障碍和持续动作。

（5）病人对事情经过的回忆是有限的。

（6）不存在已知的器质性病因，如神经科或其他内科疾病、精神活性物质使用障碍或服用某种药物。

【治疗原则】

偶然发作无需药物治疗；对频繁发作者，可于睡前服用苯二氮卓类药物，以控制或减少发作。选择性5－HT再摄取抑制剂，也可通过降低中枢5－HT而发挥疗效。

五、梦魇

在睡眠中被噩梦突然惊醒，对梦境中的恐怖内容能清晰回忆，并心有余悸。通常在夜间睡眠的后期发作。

【诊断标准】

1. CCMD－2－R的诊断标准

编码：51.4（梦魇）

（1）在睡眠中为噩梦突然惊醒，对梦境中的恐怖内容能清晰回忆，心有余悸。通常在晚间睡眠的后期发作。

（2）从恐怖的梦境中醒转后迅速恢复定向，处于清醒状态。

（3）对梦境中的恐怖体验和引起的睡眠障碍感到难受。

2. CCMD－3的诊断标准

（1）从夜间睡眠或午睡中惊醒，并能清晰和详细地回忆强烈恐惧的梦境，这些梦境通常危及生存、安全，或自尊。一般发生于睡眠的后半夜。

（2）一旦从恐怖的梦境中惊醒，病人能迅速恢复定向和完全苏醒。

（3）病人感到非常痛苦。

3. ICD－10 的诊断标准

编码：F51.5（梦魇）

（1）从夜间睡眠或午睡中醒来，能详尽、清晰地回忆强烈恐怖性的梦境，这些梦境通常涉及对生存、安全或自尊的威胁。惊醒可发生于睡眠期的任一时刻，但典型情况是发生在后半段。

（2）从恐怖性梦境惊醒后，病人迅速恢复定向及警觉。

（3）梦境体验本身和惊醒的反复发作引起的睡眠紊乱使病人十分苦恼。

（4）不存在已知的器质性病因，如神经科或其他科疾病、精神活性物质使用障碍或服用某种药物。

4. DSM－Ⅳ 的诊断标准

（1）在睡眠过程中或打瞌睡时，反复醒转，回忆到极度令人可怕的梦，往往涉及威胁到生存、安全或自我评价。这种发作往往在睡眠的后半期。

（2）从令人可怕的梦醒来时，患者很快恢复定向，变得清醒（与睡惊障碍及某些癫痫类型的意识浑浊及定向不全不相同）。

【治疗原则】

针对病因进行适当的心理治疗，必要时可给予抗焦虑药物治疗。

六、其他睡眠与觉醒障碍

（一）发作性睡病

DSM－IV的诊断标准

编码：347

（1）每天不可抗拒的睡眠发作，至少3个月。

（2）呈现以下两者或其一：

①猝倒（即突然丧失双侧肌张力，多数发生在情绪紧张时）；

②在睡眠与醒转交替时，反复地有眼快动睡眠（REM）的闯入，表现为睡眠发作开始或结束时有入睡前或醒转前幻觉或睡眠麻痹。

（3）此障碍并非由于某种物质（例如某种滥用药物、治疗药品）或其他一般躯体情况所致之直接生理性效应。

【治疗原则】

（1）一般治疗　①注意劳逸结合，生活规律，保证夜间睡眠休息时间。②避免高空作业等危险工作，以防意外。

（2）药物治疗给予苯丙胺，利他林等药物，或者是中药治疗。

（二）非器质性睡眠一觉醒节律障碍

ICD－10的诊断标准

（1）个体的睡眠一觉醒形式与所要求的睡眠一觉醒节律不一致，后者是患者所：在环境的社会要求和大多数人遵循的节律。

（2）这一睡眠一觉醒节律紊乱的后果是，病人在主要的睡眠时期内出现失眠或在应该清醒时期里出现嗜睡。几乎每天发生，持续至少1个月或持续不足1个月，但反复发作。

（3）睡眠量、质及时序的不满意状态使病人深感苦恼或影响了日常生活的个人功能活动。

（4）不存在可以造成这种状况的器质性因素，如神经科或其他内科疾病、精神活性物质使用障碍或服用某种药物。

第三节　性功能障碍

不包括器质性疾病、药物及衰老所致的性功能障碍，常与心理社会因素密切相关，不是其他精神障碍症状的一部分。

一、性欲减退

指成年人持续存在性兴趣和性活动的降低，甚至丧失。

【诊断标准】

1. CCMD－2－R的诊断标准

编码：52.0（性欲减退）

（1）成年而不是老年。

（2）缺乏性的兴趣和性活动的要求。

（3）持续至少3个月。

（4）不是脑器质性疾病、躯体疾病、酒精或药物所致，也不是某种其他精神障碍（如神经症、抑郁症、精神分裂症）症状的一部分。

2. ICD－10的诊断标准

编码：F52.0（性欲减退或丧失）

（1）必须符合性功能障碍（.F52）的一般标准。

（2）性欲缺乏或降低，表现为对性提示的寻求减少；伴有性欲的有关性的思念减少，性幻想减少。

（3）缺乏发动与性伙伴或独自手淫的性活动的兴趣，导致性生活的频率比考虑到其年龄及背景因素所期望的水平明显降低，或比起既往较高水平频率明显下降。

3. CCMD－3的诊断标准

（1）符合非器质性性功能障碍的诊断标准。

（2）性欲减低，甚至丧失，表现为性欲望、性爱好，及有关的性思考或性幻想缺乏。

（3）症状至少已持续3个月。

【治疗原则】

对于性欲减退的治疗，首选要明确其原因。除某些器质性疾病引起的性欲减退要积极治疗原发病外，要给予心理治疗和行为方面的指导。包括性知识教育、心理干预、行为治疗，教给患者正确的性唤起技巧和性感表露方式。只要解除了心理压力，掌握夫妇性生活的技巧，性欲减退是可以治愈的。

二、阳痿

指成年男性有性欲，但难以产生或维持满意的性交所需要的阴茎勃起，如性交时阴茎不能勃起或勃起不充分或历时短暂，以致不能插入阴道。但在手淫时，睡梦中，早晨醒来时可以勃起。

【诊断标准】

1. CCMD－2－R的诊断标准

编码：52.1（阳萎）

成年男性难以产生或维持满意的性交所需要的阴茎勃起，尽管在手淫时、睡梦中、早晨醒来时或在另一些场合性交时可以勃起。

（1）男—子年龄 20~65 岁。

（2）有性欲，但性交时阴茎不能勃起，或勃起不允分或历时短暂，以致不能插入阴道。

（3）持续至少 3 个月。

（4）排除器质性原因、药物或酒精所致的性功能障碍。

2. CCMD-3 的诊断标准

（1）男性符合非器质性性功能障碍的诊断标准。

（2）性交时不能产生阴道性交所需的充分阴茎勃起（阳痿），至少有下列 1 项：

①在作爱初期（阴道性交前）可充分勃起，但正要性交时或射精前，勃起消失或减退；

②能部分勃起，但不充分，不足以性交；

③不产生阴茎的膨胀；

④从未有过性交所需的充分勃起；

⑤仅在没有考虑性交时，产生过勃起。

【治疗原则】

1. 心理治疗

现代医学认为，不论是精神性还是器质性阳痿，均存在着心理因素。其发生、发展、转归都与心理因素密切相关。因此在治疗上离不开心理治疗。1）了解正确的性知识，改变患者的错误的性观念（如认为性行为是下流、丑恶等）。2）消除心理压力，如首次性交失败就认为自己是阳痿，其实是因为过度紧张所致。3）改善夫妻关系，增进感情交流，为性生活营造氛围。4）调养情志，减轻或排除生活和工作压力。

2. 行为治疗

通过夫妻双方的相互配合，以循序渐进的方式对生殖器及性感带进行集中训练，反复刺激达到勃起目的。具体方法主要包括性感集中训练法和阴道容纳法。

3. 药物治疗

西医药治疗主要对症使用一些内分泌药物如性激素、促性腺激素肾上腺皮质激素。血管扩张剂如硝酸甘油、罂粟碱等，兴奋强壮剂如士的宁等。

4. 中医治疗

中医治疗阳痿的方法多种多样，如内服中药疗法、外治疗法、饮食疗法、按摩、针灸、气功等疗法，临床治疗时可配合使用。

三、早泄

指持续地发生性交时射精过早导致性交不满意，或阴茎未插入阴道时就射精，继发于勃起障碍者诊断为阳痿。

【诊断标准】

1. CCMD－2－R 的诊断标准

编码：52.2（早泄）

射精过早致使性交不满意，严重者阴茎未插入阴道时就射精。继发于勃起延迟者，诊断为阳萎。

（1）性交时射精过早，致使性交不满意。

（2）持续至少 3 个月。

（3）不是器质性原因所致。

2. CCMD－3 的诊断标准

（1）符合非器质性性功能障碍的诊断标准。

（2）不能推迟射精以充分享受作爱，并至少有下列 1 项：

①射精发生在进入阴道前夕或刚刚进入阴道后；

②在阴茎尚未充分勃起进入阴道的情况下射精；

（3）并非因性行为节制，继发阳痿或早泄。

3. ICD－10 的诊断标准

1）编码：F52.4（早泄）

（1）必须符合性功能障碍（F52）的一般标准。

（2）不能推迟射精以充分享受性爱，表现为下列情况之一：

①射精发生在性交接前或刚刚开始性交后（如果需要时间限度，即性交接前或性交接开始15秒钟内）；

②在未能充分勃起以完成性交接的情况下射精。

（3）这一问题并不是因长期禁欲所致。

2）编码：F52.5（非器质性阴道痉挛）

（1）必须符合性功能障碍（F52）的一般标准。

（2）阴道周围肌群的痉挛阻止了阴茎进入阴道或使进入不舒服。可表现为下列形式之一：

①从未有过正常反应；

②阴道痉挛在一段相对正常的时期后发生；

③若不试图进入阴道，则可产生正常的性反应；

④任何性接触的企图都导致泛化的恐惧，并力图避免阴道性交（如大腿内收肌群痉挛）。

【治疗原则】

1. 药物治疗

主要使用一些抗抑郁剂如氯丙米嗪、曲唑酮、舍曲林、帕罗西汀、氟西汀以及镇静剂氯硝西泮等，对器质性病变者使用一些抗生素以了、治疗原发病。

2. 心理治疗

主要分析导致早泄的精神因素，然后进行心理疏导，使之消除病因，以建立正常的射精条件反射。

3. 行为治疗

①通过使用一些麻醉剂或类似药物降低龟头的敏感性；②停止——启动法，通过妻子对阴茎有素的训练，以延缓射精紧迫感，提高射精阈值；③性感集中法，主要是在性交时将注意力集中于性感受上，享受精神和肉体上的快感，使男方在与妻子接触时彻底放松；④改变性交动作，由缓到急，减少大幅度动作，以延缓射精。

4. 中医治疗

中医认为脏虚不固是早泄的主要病机，邪扰精关是基本特点，故治疗以补虚固涩、祛邪固精为基本原则。

5. 按摩疗法

临睡前按摩，每晚睡觉前用手按压关元、气海、中极等穴位。点按会阴法，牵拉法等都有一定疗效，需要在女方的配合下治疗疗效更佳。

6. 外治疗法

运用龟头涂药法，中药熏洗法可以降低龟头的敏感性，以达到治疗目的。另外还有灌肠法、敷脐法、外洗法都可以配合使用，以提高疗效。

四、性乐高潮障碍

指持续地发生性交时缺乏性乐高潮的体验，女性较常见，男性往往同时伴有不射精或射精显著延迟。

【诊断标准】

1. CCMD－2－R **的诊断标准**

编码：52.3（性乐高潮缺乏）

（1）性交时缺乏性乐高潮的体验，男性往往同时伴有不射精或射精显著延迟。

（2）持续至少3个月。

（3）并非器质性原因所致。

2. CCMD-3的诊断标准

（1）符合非器质性性功能障碍的诊断标准。

（2）从未体验到性乐高潮（原发性）或有一段性交反应相对正常，然后发生性乐高潮障碍（继发性），可进一步分为：

①普遍性性乐高潮障碍，发生于所有的性活动中和任何性伙伴在一起时；

②男性的境遇性性乐高潮障碍，至少有下列1项：性乐高潮仅发生于睡眠中，从不发生于清醒状态；与性伙伴在一起时从无性乐高潮；与性伙伴在一起时出现性乐高潮，但不是阴茎在进入或保持在阴道内的时候；

③女性在某些情况下可有性乐高潮，但明显减少。

3. ICD-10的诊断标准

编码：F52.3（性高潮功能障碍）

（1）必须符合性功能障碍（F52）的一般标准。

（2）性高潮功能障碍（性高潮缺失或延迟）存在至少下列情况之一：

①在任何情况下从未体验到性乐高潮；

②在一段反应相对正常的时期后，发生性高潮功能障碍：

a 普遍性：性高潮功能障碍发牛于所有场合与任何性伙伴在一起时；

b 境遇性：

女性：性高潮在某些情况下确实发生（如手淫或与某些性伙伴在一起时）；

男性：可出现下列情况之一：

性高潮仅出现于睡眠中，从不发生于清醒状态；

与性伙伴在一起时从无性乐高潮；

与性伙伴在一起时出现性乐高潮，但在性交接中却不出现。

【治疗原则】

（1）心理治疗是主要的治疗方法。

（2）性感集中练习。

（3）其他疗法如婚姻疗法、读书疗法等。

五、阴道痉挛

指性交时阴道肌肉强烈收缩，致使阴茎插人困难或引起疼痛。

【诊断标准】

1. CCMD－2－R 的诊断标准

编码：52.4（阴道痉挛）

（1）性交时阴道肌肉强烈收缩，致使阴茎插入困难或引起疼痛。

（2）不是局部病变或躯体疾病引起的继发性症状。

2. CCMD－3 的诊断标准

（1）符合非器质性性功能障碍的诊断标准。

（2）阴道周围肌群的痉挛阻止了阴茎进入阴道或使进入不舒服，至少有下列 1 项：

①原发性阴道痉挛，指从未有过正常反应；

②继发性阴道痉挛，指一段性活动的反应相对正常，然后发生阴道痉挛；当不进行阴道性交时，可产生正常的性反应；对任何性接触的企图都恐惧，并力图避免阴道性交。

【治疗原则】

本病的治疗原则应以消除心理障碍为主，了解性生活的规律，鼓励夫妻双方共同参与治疗，相互配合，主动照顾对方，纠正不良是性行为习惯，通过感情交流，学习培养建立起新的配合默契的性行为。主要手段是使用阴道扩张器。

（1）心理治疗　把有关阴道痉挛的医学资料如何解剖，可能的病因讲给患者夫妻双方，消除错误的想法。

（2）进行骨盆肌群的“绷紧－松弛”训练，可使骨盆肌群松弛下来。

（3）扩张阴道，在进行骨盆肌群的“绷紧－松弛”训练的基础上，依次使用涂有润滑剂的阴道扩张器，插入阴道扩张器继续进行骨盆肌群的“绷紧－松弛”练习，直到能插入4号阴道扩张器，即可进行性交。

（4）药物治疗，可服用小量镇静剂或涂阴道润滑剂，或表面麻醉药膏。

六、性交疼痛

指性交引起男性或女性生殖器疼痛。这种情况不是由于局部病变引起，也不是阴道干燥或阴道痉挛引起。

【诊断标准】

1. CCMD－2－R 的诊断标准

编码：52.5（性交疼痛）

（1）性交引起男性或女性生殖器疼痛。

（2）并非局部病变引起，也不是阴道干燥或阴道痉挛引起。

编码：52.8（其他性功能障碍）

包括性欲亢进、性器官的各种反应障碍。

2. CCMD－3 的诊断标准

（1）符合非器质性性功能障碍的诊断标准。

（2）男性在性活动过程中感到疼痛或不舒服。

（3）女性在阴道性交的全过程或在阴茎插入很深时发生的疼痛，不能归因于阴道痉挛或阴道湿润差。

器质性病变所致的性交疼痛应根据原发疾病分类。

3. ICD－10的诊断标准

编码：F52.6（非器质性性交疼痛）

（1）必须符合性功能障碍（F52）的一般标准。

在女性还要加上：

（2）无论性交的全过程或只在阴茎插入很深时，进入阴道都感到疼痛。

（3）不能归因于阴道痉挛或阴道湿润不能；由器质性病变所致的性交疼痛应根据原发疾病分类。

在男性还要加上：

（2）在性反应的过程中疼痛或感到不舒服。（疼痛的时间和确切部位应做认真记录。）

（3）这一不适并非局部躯体因素的结果。如果发现躯体因素，这种功能障碍就应在它处分类。

【治疗原则】

1. 心理治疗

包括协调夫妻关系，消除抵触情绪，进行正确的性教育，克服紧张、恐惧情绪，消除诱发因素。

2. 药物治疗

生殖器及附属性器官感染时使用抗感染药物治疗；对阴道萎缩者可使用雌激素等内分泌药物，也可使用阴道润滑剂。有其他原发病者，予以相应的药物治疗。

3. 手术治疗

适用于因生殖器畸形而引发性交疼痛者。

4. 中医治疗

中医认为本病的病机是湿热下注，寒凝肝脉，肝气郁结，肝肾阴亏为特点，治疗原则以清热利湿，温肝散寒，疏肝解郁，滋补肝肾为主。

5. 饮食疗法

补虚增液酒：熟地120克，川芎45克，杜仲45克，当归150克，金石斛90克，金樱子30克，淫羊藿30克，白茯苓45克，甘草30克，白酒1500毫升。上药共为粗沫，装布袋，放入干净容器，倒入白酒密封1~2周后取出，每天早晚各饮10~20毫升。可补虚损，益精血，滋阴生液，有加强阴道润滑的作用。适用于肝肾阴亏型性交痛者。

七、其它性功能障碍

（一）性厌恶

性厌恶指对性活动或性活动思想的一种持续性憎恶的反应。以女性居多。

ICD－10的诊断标准

编码：F52.1（性厌恶及性乐缺乏）

编码：F52.10（性厌恶）

（1）必须符合性功能障碍（F52）的一般标准。

（2）与性伙伴进行性活动的场景使患者产生极度的厌恶、恐惧或焦虑，以致对性生活回避；或者，即使进行性活动也因伴有强烈的负性情感而不能体验到任何愉快。

（3）这种厌恶不是由操作性焦虑所致（对过去性行为失败的反应）。

性厌恶的治疗原则：治疗的主要目的是消除病理性厌恶后果和改变性生活的方式。性厌恶患者的治疗应循序渐进，在治疗的早期阶段有必要将配偶的利益放在第二位，对患者的性生活加以控制，必须抵制配偶的有害的性诱惑。先系统学习性科学知识，了解性器官的解剖和生理。细心分析病情，找出发病原因，消除心理和精神负担，解除对男性的敌意和偏见。认识被强暴、强奸、乱伦和夫妻间正常性活动有本质的区别；人除了物质享受、精神享受之外，还需要性享受。在消除精神心理上的障碍以后，再进一步采用行为疗法。现代临床常用的行为疗法有系统脱敏训练、性感集中训练和凯格尔练习。

（二）冷阴

指成年女性有性欲，但难以产生或维持满意的性交所需要的性交时生殖器的适当反应，以致性交时阴茎不能舒适地插入阴道。

CCMD－3 的诊断标准

（1）女性符合非器质性性功能障碍的诊断标准。

（2）在性交时生殖器反应不良，如阴道湿润差和阴唇缺乏适当的膨胀，至少有下列 1 项：

①在作爱初期（阴道性交前）有阴道湿润，但不能持续到使阴茎舒适地进入；

②在所有性交场合，都没有阴道湿润；

③某些情况下可产生正常的阴道湿润（如和某个性伙伴或手淫过程中，或并不打算进行阴道性交时）。

【治疗原则】

性冷淡缺乏客观体征，主要依靠患者自述，只有当患者真诚要求治疗时方能见效，否则会适得其反。临床治疗主要分为精神治疗和药物治疗。精神治疗的方法如消除恐惧心理、克服对性生活的偏见、改善夫妻关系等方面。药物治疗主要选用性激素和抗抑郁剂，对器质性疾病引起的，应针对原发病选择相应的药物治疗。中医治疗以理气解郁、燥湿化痰、助阳益精、补益气血为原则。

（三）性乐缺乏

性乐缺乏又称性唤起障碍或性乐缺失。其主要特点是对性刺激完全无反应，或伴缺乏性快感和性满足。

ICD－10 的诊断标准

1）编码：F52.11（性乐缺乏）

（1）必须符合性功能障碍（F52）的一般标准。

（2）性兴奋中可出现生殖器反应（性欲高潮和/或射精），但不伴有愉快感和快乐兴奋的情绪。

（3）在性活动过程中没有明显的持续的恐惧和焦虑（见F52.10，性厌恶）。

2）编码：F52.2（生殖器反应丧失）

（1）必须符合性功能障碍（F52）的一般标准。

对男性还要加上：

（2）在试图性交时，不能产生插入所需的充分的阴茎勃起。这种功能障碍表现为下列形式之一：

①在做爱的初期阶段可产生充分的勃起，但当要性交时（和射精前）勃起消失或减弱；

②可出现勃起，但仅发生在没有考虑性交时；

③能部分勃起，不足以性交，而不是充分的勃起；

④根本没有出现过阴茎的膨胀。

（3）女性存在生殖器反应丧失，表现为阴道不能湿润，伴阴唇缺乏适当的膨胀，这一功能障碍表现为下列形式之一：

①普遍性：在所有有关场合，都不产生阴道湿润；

②最初有阴道湿润，但不能持久到使阴茎舒适地进入；

③境遇性：只在某些情况下可产生正常的阴道湿润（如和某个性伙伴行，而同另一个则不行，或手淫时，或并不打算进行阴道性交时）。

【治疗原则】

1. 心理治疗

由于性功能障碍的主要病因来自于对性问题的不良认知、人际关系问题、夫妻间性和谐问题及早年或人生成长的性创伤经历等。所以开展认知治疗、家庭治疗、婚姻治疗、行为治疗、精神分析治疗均会收到效果。

2. 药物治疗

目前对女性性唤起障碍器质性原因的特异性的有效药物，仅仅对绝经期和绝经后雌激素匮乏的女性，常使用一些性激素药物，或用人工润滑剂作为替代品。

第九章 人格障碍、习惯与冲动控制障碍、性心理障碍

第一节 人格障碍

指人格特征明显偏离正常，使病人形成了一贯的反映个人生活风格和人际关系的异常行为模式。这种模式显著偏离特定的文化背景和一般认知方式（尤其在待人接物方面），明显影响其社会功能与职业功能，造成对社会环境的适应不良，病人为此感到痛苦，并已具有临床意义。病人虽然无智能障碍，但适应不良的行为模式难以矫正，仅少数病人在成年后程度上可有改善。通常开始于童年期或青少年期，并长期持续发展至成年或终生。如果人格偏离正常系由躯体疾病（如脑病、脑外伤、慢性酒中毒等）所致，或继发于各种精神障碍应称为人格改变。

【诊断标准】

1. CCMD－3 的诊断标准

1）症状标准 个人的内心体验与行为特征（不限于精神障碍发作期）在整体上与其文化所期望和所接受的范围明显偏离。这种偏离是广泛、稳定和长期的，并至少有下列 1 项：

（1）认知（感知，及解释人和事物，由此形成对自我及池人的态度和形象的方式）的异常偏离。

（2）情感（范围、强度，及适切的情感唤起和反应）的异常偏离。

（3）控制冲动及对满足个人需要的异常偏离。

（4）人际关系的异常偏离。

2）严重标准　特殊行为模式的异常偏离，使病人或其他人（如家属）感到痛苦或社会适应不良。

3）病程标准　开始于童年、青少年期，现年 18 岁以上，至少已持续 2 年。

4）排除标准　人格特征的异常偏离并非躯体疾病或精神障碍的表现或后果。

2. ICD－10 的诊断标准

编码：F60

（1）有证据表明，个人内在体验与行为的特征性的及持久的模式，在整体上与其文化所期望和所接受的范围（或“常模”）明显地偏离。该偏离必须在下列方面的多于 1 项中有所表现：

①认知（即感知和解释事物、人和事件并形成对自我和他人的态度和映像的方式）；

②情感（情感唤起和反应的范围、强度及适切性）；

③对冲动及需要满足的控制；

④与他人的关系及处理人际处境的方式。

（2）偏离表现为固定的、适应不良的行为，它必须是广泛性的，或者是涉及广泛的个人和社会处境的功能障碍（即不限于某个特异的“引发性”刺激和处境）。

（3）存在个人痛苦或对社会环境的不利影响，或两者并存，可清楚地归因于上述（2）项行为。

（4）必须有证据表明这种偏离是稳定的、长期的，起始于儿童期末或青春期。

（5）此偏离不能用成人其他精神障碍的表现或结果来解释，虽然分类中 F00－F59 或 F70－F79 中发作性或慢性表现或与之共存或附加其上。

（6）器质性脑病、外伤或功能障碍作为偏离的可能原因必须排除（如果证明有这种器质性的原因，则使用F07. -）。

说明：对上述（1）至（6）的评估必须依据尽可能多的信息资料来源。虽然有时与被检查者的一次面谈即能获得足够的证据，但按一般原则，建议与病人面谈要多于一次，且要从知情人那里或过去的病案中采集病史资料。

建议需要时应考虑社会常模、规则与义务的不同的文化背景，专门制定出用以定义行为方式的亚型诊断标准（例如社交紊乱型人格障碍的不负责任及无视社会规范）。

3. DSM-Ⅳ的诊断标准

编码：301

（1）明显偏离了患者所在文化所应有的持久的内心体验和行为类型，表现为下列两方面以上：

①认知（即对自我、他人和事件的感知和解释方式）；

②情感（即情绪反应的范围、强度、脆弱性和适合性；

③人际关系；

④冲动控制。

（2）这种持久的类型是不可变的，并且涉及个人和社交场合的很多方面。

（3）这种持久的类型导致临床上明显的痛苦烦恼，或在社交、职业或其他重要方面的功能缺损。

（4）这种类型在长时间内是相当稳定不变的，至少可以追溯到青少年或早期成年时。

（5）这种行为类型不可能归于其他精神障碍的表现或后果。

（6）这种行为类型并非由于某种物质（例如某种滥用药物、治疗药品）或一般躯体情况（例如颅脑外伤）所致之直接生理性效应。

一、偏执型人格障碍

这类人格障碍以猜疑和偏执为特点，始于成年早期，男性多于女性。

1. CCMD－2－R 的诊断标准

编码：60.0（偏执型人格障碍）

这是一种以猜疑和偏执为主要特点的人格障碍。

（1）符合人格障碍的诊断标准。

（2）症状至少符合下述项目中的3项：

①广泛猜疑，常将他人无意的、非恶意的甚至友好的行为误解为敌意或歧视，或者无足够根据，怀疑会被人利用或伤害，因此过分警惕与防卫；

②将周围事物解释为不符合实际情况的“阴谋”，并且成为超价观念；

③易产生病态嫉妒；

④过分自负，若有挫折或失败则归咎于人，总认为自己正确；

⑤好记恨别人，对他人的过错不能宽容；

⑥脱离实际地好争辩与敌对，固执地追求个人不够合理的“权利”或利益；

⑦忽视或不相信与患者想法不相符合的客观证据，因而很难以说理或事实来改变患者的想法。

2. CCMD－3 的诊断标准

【诊断标准】

（1）符合人格障碍的诊断标准。

（2）以猜疑和偏执为特点，并至少有下列3项：

①对挫折和遭遇过度敏感；

②对侮辱和伤害不能宽容，长期耿耿于怀；

③多疑，容易将别人的中性或友好行为误解为敌意或轻视；

④明显超过实际情况所需的好斗对个人权利执意追求；

⑤易有病理性嫉妒，过分怀疑恋人有新欢或伴侣不忠，但不是妄想；

⑥过分自负和自我中心的倾向，总感觉受压制、被迫害，甚至上告、上访，不达目的不肯罢休；

⑦具有将其周围或外界事件解释为“阴谋”等的非现实性优势观念，因此过分警惕和抱有敌意。

3. ICD-10 的诊断标准

编码：F60.0（偏执型人格障碍）

（1）必须符合人格障碍（F60）的一般标准。

（2）至少存在下列4条：

①对挫折和拒绝过度敏感；

②容易长久地记仇，即不肯原谅侮辱、伤害或轻视；

③猜疑以及由于将他人无意的或友好的行为误解为敌意或轻蔑而产生歪曲体验的普遍倾向；

④超过实际情况需要的好斗以及顽固地维护个人权利；

⑤极易猜疑，毫无根据地怀疑配偶或性伴侣的忠诚；

⑥持续的自我援引态度，伴有过分自以为了不起的倾向；

⑦有一种将他周围或世界上产生的事件解释为阴谋的无根据的先占观念。

4. DSM-Ⅳ的诊断标准

1）编码：301.0（偏执型人格障碍）

对他人的普遍的不信任和猜疑，把他们的动机解释为恶意，这种猜疑起自早期成年，前后过程多种多样，表现为以下4项以上：

①没有足够依据地猜疑他人在剥削、伤害或欺骗他；

②沉湎于不公正地怀疑朋友或同事对他的忠诚和信任；

③勉强地信任他人，因为担心一些资料信息会被恶意地用来对付他自己；

④对常见的记号或事件会悟解出隐含的贬低或威胁性意义；

⑤持久地认为他人对之有恶意，即对他人的侮辱或伤害一直耿耿于怀，不予宽容；

⑥感到他的人格或名誉受到打击，并且迅速作出愤怒反应或作出反击；

⑦对配偶或性对象的忠贞反复地表示猜疑，虽然没有证据。

（2）并非发生于精神分裂症、伴精神病性表现的心境障碍或其他精神病性障碍的病程之中，也不是由于一般躯体情况所致之直接生理性效应。

注：如在精神分裂症起病之前已符合此标准，则可加上“病前”，例如“偏执型人格障碍（病前）”。

【治疗原则】

系统的心理治疗可以尝试。由于患者对别人不信任、敏感多疑，不会接受忠告，所以应首选与其建立信任关系，在互相信任的基础上交流感情，向他们全面介绍其自身人格障碍的性质特点，危害性及纠正方法，使其对自己有一个正确客观的认识，并建立自觉自愿要求改变自身人格缺陷的愿望；转变患者非理性观念，如我不能容忍别人一丝一毫的不忠——我不是说一不二的君主，别人偶尔不忠可以原谅；世上没有好人，我只相信我自己——世上好人坏人都有，我应该相信好人，通过思想观念的改变达到情感、行为的转变，要学会向你认识的所有人微笑，在生活中学会忍让和耐心，情感、行为的转变会促成人际关系的改善，反过来人际关系的改善会进一步促进适思想观念的转变。药物治疗可试用酚噻嗪类药物，剂量不宜过大，有焦虑表现可给予抗焦虑药物如苯二氮卓类。但药物治疗的疗效不肯定。

二、分裂样人格障碍

以观念、行为和外貌装饰的奇特、情感冷漠，及人际关系明显缺陷为特点。男性略多于女性。

1. CCMD－2－R 的诊断标准

编码：60.1（分裂样人格障碍）

这是一种以观念、外貌和行为奇特，以及人际关系有明显缺陷，且情感冷淡为主要特点的人格障碍。

（1）符合人格障碍的诊断标准。

（2）症状至少符合下述项目中的3项：

①有奇异的信念或与文化背景不相称的行为，如相信透视力、心灵感应、特异功能和第六感官等；

②奇怪的、反常的或特殊的行为或外貌，如服饰奇批，不修边幅、行为不合时宜、习惯或目的不明确；

③言语怪异，如离题、用词不妥、繁简失当、表达意见不清，并非文化程度或智能障碍等因素所引起；

④不寻常的知觉体验，如一过性的错觉、幻觉、看处不存在的人；

⑤对人冷淡，对亲属也不例外，缺少温暖体贴；

⑥表情淡漠，缺乏深刻或生动的情感体验；

⑦多单独活动，主动与人交往仅限于生活或工作中必需的接触，除一级亲属外无亲密友人。

2. CCMD－3 的诊断标准

（1）符合人格障碍的诊断标准。

（2）以观念、行为和外貌装饰的奇特、情感冷淡，及人际关系缺陷为特点，并至少有下列3项：

①性格明显内向（孤独、被动、退缩），与家庭和社会疏远，除生活或工作中必须接触的人外，基本不与他人主动交往，缺少知心朋友，过分沉湎于幻想和内省；

②表情呆板，情感冷淡，甚至不通人情，不能表达对他人的关心、体贴，及愤怒等；

③对赞扬和批评反应差或无动于衷；

④缺乏愉快感；

⑤缺乏亲密、信任的人际关系；

⑥在遵循社会规范方面存在困难，导致行为怪异；

⑦对与他人之间的性活动不感兴趣（考虑年龄）。

3. ICD－10 的诊断标准

编码：F60.1（分裂样人格障碍）

（1）必须符合人格障碍（F60）的一般标准。

（2）至少存在下列4条：

①几乎没有可体验到愉快的活动；

②情绪冷淡、隔膜或平淡的情感；

③对他人表达温情、体贴或愤怒情绪的能力有限；

④无论对批评或表扬都无动于衷；

⑤对与他人发生性接触毫无兴趣（要考虑年龄）；

⑥几乎总是偏爱单独活动；

⑦过分沉湎于幻想和内省；

⑧没有亲密朋友，与人不能建立相互信任的关系（或者只有一位），也不想建立这种关系；

⑨明显地无视公认的社会常规及习俗，这种无视并非有意为之。

4. DSM－Ⅳ的诊断标准

编码：301.20（分裂样人格障碍）

（1）与社交关系普遍脱离，在人际交流场合表情有限，起自早期成年时，前后过程多种多样，表现为下列4项以上：

①既不想要，实际上也没有亲密的人际关系，包括作为家庭之一员；

②几乎常常选择独自活动；

③简直很少有兴趣与他人发生性行为；

④对很少活动感到乐趣；

⑤除了一级亲属外，没有亲密或知心朋友；

⑥对于赞扬或批评都显得无所谓；

⑦显示情绪冷淡或感情平淡。

（2）并非发生于精神分裂症、其他精神病性障碍或某种普遍性发育障碍，也不是由于一般躯体情况所致之直接生理性效应。

注：如在精神分裂症起病之前已符合此标准，则可加上“病前”，例如“分裂样人格障碍（病前）”。

编码：301.22（分裂型人格障碍）

（1）社交和人际关系方面的缺陷，与亲友在一起感到很不舒服，很少感情，而且还有认识或感知方面的歪曲以及古怪的行为；起自早期成年时，前后过程多种多样，符合以下5项以上：

①关系观念（未达关系妄想程度）；

②与其文化背景不相一致而却影响其行为的古怪想法或魔术思维（例如迷信、特异功能、心灵感传或“第六感觉”；在儿童或青少年，为怪异的幻想或沉湎整日的想法）；

③不寻常的幻觉体验，包括躯体幻觉；

④古怪思维与言语（例如含糊的、琐碎的、隐喻的、过分推敲的或刻板的）；

⑤猜疑或偏执反应；

⑥感情不适切或受限制；

⑦古怪或特别的行为或外貌；

⑧除一级亲属外没有亲密或知心朋友；

⑨过分的社交焦虑，但熟悉亲密程度并不减少，然而往往伴有偏执性的害怕感而不是错误地判断自己。

（2）并非发生于精神分裂症、伴精神病性表现的心境障碍、其他精神病性障碍或某种普遍性发育障碍。

注：如在精神分裂症起病之前已符合此标准，则可加上“病前”，例如“分裂型人格障碍（病前）”。

【治疗原则】

对分裂样人格障碍的治疗目标是要纠正孤独离群性、情感淡漠与周围环境的分离性。可采用行为训练，首先要提高认知，懂得孤独不合群、严重内向的危害，同时讲清训练的方法、步骤、目的和注意事项，要求积极配合实施。其次制订行为训练的详细计划，训练内容主要是社会交往，兴趣培养等，要从简到繁，从易到难。奖励以表扬为主，对每一点滴进步都要加以肯定，并给予强化，以鼓励其自信心，切忌因为无进步或进步微小而批评指责。要鼓励患者有意识地接触社会实际生活，参加社会实践活动。药物治疗可试用酚噻嗪类药物，严重分裂样人格障碍禁用抗抑郁剂，以免促发精神分裂症。

三、反社会型人格障碍

以行为不符合社会规范，经常违法乱纪，对人冷酷无情为特点，男性多于女性。本组病人往往在童年或少年期（18 岁前）就出现品行问题。成年后（指 18 岁后）习性不改，主要表现行为不符合社会规范，甚至违法乱纪。

1. CCMD－2－R 的诊断标准

编码：60.2（反社会型人格障碍）

这是一种以行为不符合社会规范为主要特点的人格障碍。

(1) 符合人格障碍的诊断标准。

(2) 患者在18岁前有品行障碍的证据，至少有下述表现中的3项：

①经常逃学；

②被学校开除过或因行为不轨而至少停学1次；

③被拘留或被公安机关管教过；

④至少有2次未经说明而外出过夜；

⑤反复说谎（不是为了躲避体罚）；

⑥习惯性吸烟、喝酒；

⑦反复偷窃；

⑧多次参与破坏公共财物活动；

⑨反复挑起或参与斗殴；

⑩反复违反家规或校规；

⑪过早有性活动；

⑫虐待动物或弱小同伴。

(3) 18岁后有不负责任的违反社会规范的行为，至少有下述项目中的3项：

①不能维持长久的工作（或学习），如经常旷工/课，或者期望工作而得到工作时又长久（6个月或更久）待业，或多次无计划地变换工作；

②有不符合社会规范的行为，且这些行为已构成拘捕的理由（不管拘捕与否），如破坏公共财产；

③易激惹，并有攻击行为，如反复斗殴或攻击别人，包括殴打配偶或子女（不是为保护他人或自卫）；

④经常不承担经济义务，如拖欠债务、不抚养小孩或不赡养父母；

⑤行动无计划或有冲动性，如进行无事先计划的旅行或旅行

无目的；

⑥不尊重事实，如经常撒谎、使用化名、欺骗他人以获得个人的利益或快乐；

⑦对自己或对他人的安全漠不关心；

⑧缺乏对家庭应尽的责任，如其小孩因缺乏照顾而营养不良，因缺乏最起码的卫生条件而经常生病，有病也不带去求医，无足够的衣食，浪费金钱而不购置家庭必需品；

⑨不能维持长久的（1年以上）夫妻关系；

⑩危害别人时无内疚感。

2. CCMD－3的诊断标准

（1）符合人格障碍的诊断标准，并至少有下列3项：

①严重和长期不负责任，无视社会常规、准则、义务等，如不能维持长久的工作（或学习），经常旷工（或旷课）、多次无计划地变换工作；有违反社会规范的行为，且这些行为已构成拘捕的理由（不管拘捕与否）；

②行动无计划或有冲动性，如进行事先未计划的旅行；

③不尊重事实，如经常撒谎、欺骗他人，以获得个人利益；

④对他人漠不关心，如经常不承担经济义务、拖欠债务、不赡养子女或父母；

⑤不能维持与他人的长久的关系，如不能维持长久的（1年以上）夫妻关系；

⑥很容易责怪他人，或对其与社会相冲突的行为进行无理辩解；

⑦对挫折的耐受性低，微小刺激便可引起冲动，甚至暴力行为；

⑧易激惹，并有暴力行为，如反复斗殴或攻击别人，包括无故殴打配偶或子女；

⑨危害别人时缺少内疚感，不能从经验，特别是在受到惩罚

的经验中获益。

（2）在 18 岁前有品行障碍的证据，至少有下列 3 项：

①反复违反家规或校规；

②反复说谎（不是为了躲避体罚）；

③习惯性吸烟，喝酒；

④虐待动物或弱小同伴；

⑤反复偷窃；

⑥经常逃学；

⑦至少有 2 次未向家人说明外出过夜；

⑧过早发生性活动；

⑨多次参与破坏公共财物活动；

⑩反复挑起或参与斗殴；

⑪被学校开除过，或因行为不轨而至少停学一次；

⑫被拘留或被公安机关管教过。

3. ICD－10 的诊断标准

编码：F60.2（社交紊乱型人格障碍）

（1）必须符合人格障碍（F60）的一般标准。

（2）至少存在下列 3 条：

①对他人感受漠不关心；

②全面、持久的缺乏责任感，无视社会规范、规则与义务；

③尽管建立人际关系并无困难，却不能长久地保持；

④对挫折的耐受性极低，微小刺激便可引起攻击甚至暴力行为；

⑤无内疚感，不能从经历中特别是从惩罚中吸取教训。

⑥很容易责怪他人，或者当他们与社会相冲突时对行为作似是而非的合理化解释。

说明：若在童年或青春期存在持久的易激惹和品行障碍，则可使临床相更为完整，但这并非诊断所必需。

建议需要时应考虑社会常模、规则与义务的不同文化背景，专门制定出用以定义行为方式的亚型诊断标准（例如社交紊乱型人格障碍的不负责任及无视社会规范）。

4. DSM－Ⅳ的诊断标准

编码：301.7（反社会人格障碍）

（1）一直不顾或冒犯他人的权利，起自15岁以前，至少下列3项以上：

①不遵守有关法律行为的社会准则，表现为多次作出可遭拘捕的行动；

②欺诈，表现为为了个人利益或乐趣而多次说谎、应用假名或诈骗他人；

③冲动性或在事先不作计划；

④激惹和攻击性，表现为多次殴斗袭击；

⑤卤莽地不顾他人或自己的安全；

⑥一向不负责任，表现为多次不履行工作或经济义务；

⑦缺乏懊悔，表现为在伤人、虐待他人或偷窃之后显得无所谓或作合理化的所谓辩解。

（2）至少18岁。

（3）在15岁前起病者有品行障碍的证据。

（4）反社会行为并非发生在精神分裂症或躁狂发作的病程中。

【治疗原则】

反社会性人格障碍的病因复杂，对那些由于环境影响形成的、程度较轻的患者，实施认知疗法有一定疗效。实施者可帮助患者提高认识，了解自己的行为对社会的危害，培养患者的责任感，使他们担负起对家庭，对社会的责任；提高患者的道德意识和法律意识，增强控制自己行为的能力。少数家庭关系极为恶劣而与社会相处尚可的患者，可以在学校或机关住集体宿舍或到亲友家寄养，以减少家庭环境的负面影响，同时培养其独立生活的能力。个别威胁家庭与社会安全的反社会性人格障碍患者，可送入少年工读学校或成人劳动教养机构，参加劳动并限制其自由。可采用厌恶疗法，当患者出现反社会行为时，给予强制性惩罚（如电击、禁闭等），使其产生痛苦体验，实施多次以后，患者一产生反社会行为的冲动，就感到厌恶，全身不舒服，通过这样减少其反社会的行为。然后通过其行为矫正的实际表现，放宽限制，逐步恢复其正常家庭生活与社会生活。抗精神病药治疗疗效不显著。

四、冲动型人格障碍

以情感爆发，伴明显行为冲动为特征，男性明显多于女性。

1. CCMD－2－R 的诊断标准

编码：60.3（冲动型人格障碍）

这是一种以行为和情绪具有明显冲动性为主要特点的人格障碍，又称为暴发型或攻击型人格障碍。

（1）符合人格障碍的诊断标准。

（2）症状至少符合下述项目中的3项：

①有不可预测和不考虑后果的行为倾向；

②行为爆发难以自控；

③不能控制不适当的发怒，易与他人争吵或冲突，尤其是行为受阻或受批评、指责时；

④情绪反复无常，不可预测，易暴发愤怒和暴力行为；

⑤生活无目的，事先无计划，对很可能出现的事也缺乏预见性或做事缺乏坚持性，如不给予奖励，便很难完成一件较费时的工作；

⑥强烈而不稳定的人际关系，与人关系时而极好，时而极

坏，几乎没有持久的友人；

⑦有自伤行为。

2. CCMD－3 的诊断标准

【诊断标准】

（1）符合人格障碍的诊断标准。

（2）以情感爆发和明显的冲动行为作为主要表现，并至少有下列 3 项：

①易与他人发生争吵和冲突，特别在冲动行为受阻或受到批评时；

②有突发的愤怒和暴力倾向，对导致的冲动行为不能自控；

③对事物的计划和预见能力明显受损；

④不能坚持任何没有即刻奖励的行为；

⑤不稳定的和反复无常的心境；

⑥自我形象、目的，及内在偏好（包括性欲望）的紊乱和不确定；

⑦容易产生人际关系的紧张或不稳定，时常导致情感危机；

⑧经常出现自杀、自伤行为。

3. ICD－10 的诊断标准

编码：F60. 3（情绪不稳型人格障碍）

编码：F60. 30（冲动型）

（1）必须符合人格障碍（F60）的一般标准。

（2）至少存在下列 3 条，其中之一必须是②：

①明显的不可预测和不考虑后果的行为倾向；

②易与他人发生争吵和冲突，特别是当冲动行为受阻或受到批评时；

③有突发愤怒和暴力的倾向，对导致的暴发行为不能控制；

④不能维持任何没有即刻奖励的行为；

⑤不稳定的和反复无常的心境。

【治疗原则】

(1) 认知－行为治疗和精神分析治疗有助于患者认识自己的个性缺陷，逐步建立起适应性的行为。

(2) 可使用卡马西平、丙戊酸钠、碳酸锂、大剂量普萘洛尔（60mg 以上）等药物治疗，但疗效不确切。

(3) 冲动期间可用氯丙嗪、氟哌啶醇、地西泮、氯硝西泮等肌内注射或静脉滴注以控制症状。

(4) 伴焦虑、抑郁者可合用苯二氮卓类、三环类药物治疗。

五、表演型人格障碍

以过分的感情用事或夸张言行吸引他人的注意为特点。

1. CCMD－2－R 的诊断标准

编码：60.4（表演型（癔症型）人格障碍）

这是一种以过分感情用事或夸张言行以吸引他人注意为丰要特点的人格障碍。

(1) 符合人格障碍的诊断标准。

(2) 症状至少符合下述项目中的 3 项：

①表情夸张像演戏一样，装腔作势，情感体验肤浅；

②暗示性高，很容易受他人的影响；

③自我中心，强求别人符合他的需要或意志，不如意就给别人难堪或强烈不满；

④经常渴望表扬和同情，感情易波动；

⑤寻求刺激，过多地参加各种社交活动；

⑥需要别人经常注意，为了引起注意，不惜哗众取宠、危言耸听，或者在外貌和行为方面表现得过分吸引他人；

⑦情感反应强烈易变，完全按个人的情感判断好坏；

⑧说话夸大其词，掺杂幻想情节，缺乏具体的真实细节，难以核对。

2. CCMD-3 的诊断标准

（1）符合人格障碍的诊断标准。

（2）以过分的感情用事或夸张言行，吸引他人的注意为特点，并至少有下列 3 项：

①富于自我表演性、戏剧性、夸张性地表达情感；

②肤浅和易变的情感；

③自我中心，自我放纵和不为他人着想；

④追求刺激和以自己为注意中心的活动；

⑤不断渴望受到赞赏，情感易受伤害；

⑥过分关心躯体的性感，以满足自己的需要；

⑦暗示性高，易受他人影响。

3. ICD-10 的诊断标准

编码：F60.4（表演型人格障碍）

（1）必须符合人格障碍（F60）的一般标准。

（2）至少存在下列 4 条：

①自我戏剧化，做戏，夸张的情绪表达；

②暗示性，易受他人或环境影响；

③肤浅和易变的情感；

④不停地追求刺激、为他人赞赏及以自己为注意中心的活动；

⑤外表及行为显出不恰当的挑逗性；

⑥对自己外观容貌过分计较。

说明：其他特征还包括：自我中心，自我放任，不断渴望得到赞赏，不考虑他人，感情易受伤害，持续的支配他人的行为等可使临床相更为完整，但并不为诊断所必需。

4. DSM－Ⅳ的诊断标准

编码：301.50（表演型人格障碍）

过分的情绪表达和招引他人注意；起自早期成年，前后过程多种多样，表现为下列5项以上：

①如自己不在人们注意的中心，便感到不舒服；

②与他人交往时的特点往往是带有不合适的性诱惑或挑拨性行为；

③表现出迅速变换而肤浅的表情；

④一直用躯体模样来吸引他人注意；

⑤说话拿腔拿调，使人有过分的印象而却没有什么内容；

⑥显示出自我戏剧化、舞台化和过分夸大的表情；

⑦是易暗示的，即容易被他人或环境所影响；

⑧与他人的关系看来比实际上更为亲切。

【治疗原则】

（1）在儿童时期及早予以正面教育的引导。

（2）精神分析等心理治疗对有求知欲望的患者可有较好疗效。

（3）对易激惹、兴奋性暂时增强或失眠患者可酌情对症给予抗焦虑剂，如地西泮每日5～15mg或10mg肌注，艾司唑仑每日2～6mg，氯羟西泮1.5mg～6mg，对焦虑激动者可有一定疗效。

（4）暴发严重者可予小剂量抗精神病药如氯丙嗪50～200mg或新代抗精神病药物治疗。

（5）伴抑郁者可予新型抗抑郁药物如SSRIs等药物治疗。

六、强迫型人格障碍

以过分的谨小慎微、严格要求与完美主义，及内心的不安全感为特征。男性多于女性2倍，约70%强迫症病人有强迫性人格障碍。

1. CCMD-2-R 的诊断标准

编码：60.5（强迫型人格障碍）

这是一种以要求严格和完美为主要特点的人格障碍。

（1）符合人格障碍的诊断标准。

（2）症状至少符合下述项目中的3项：

①做任何事情都要求完美无缺、按部就班、有条不紊，因而有时反会影响工作的效率；

②不合理地坚持别人也要严格地按照他的方式做事，否则心里很不痛快，对别人做事很不放心；

③犹豫不决，常推迟或避免作出决定；

④常有不安全感，穷思竭虑，反复考虑计划是否得当，反复核对检查，惟恐疏忽和差错；

⑤拘泥细节，甚至生活小节也要“程序化”，不遵照一定的规矩就感到不安或要重做；

⑥完成一件工作之后常缺乏愉快和满足的体验，相反容易悔恨和内疚；

⑦对自己要求严格，过分沉溺于职责义务与道德规范，无业余爱好，拘谨吝啬，缺少友谊往来。

2. CMD-3 的诊断标准

（1）符合人格障碍的诊断标准。

（2）以过分的谨小慎微、严格要求与完美主义，及内心的不安全感为特征，并至少有下列3项：

①因个人内心深处的不安全感导致优柔寡断、怀疑，及过分谨慎；

②需在很早以前就对所有的活动作出计划并不厌其烦；

③凡事需反复核对，因对细节的过分注意，以致忽视全局；

④经常被讨厌的思想或冲动所困扰，但尚未达到强迫症的程度；

⑤过分谨慎多虑、过分专注于工作成效而不顾个人消遣，及人际关系；

⑥刻板和固执，要求别人按其规矩办事；

⑦因循守旧、缺乏表达温情的能力。

3. ICD－10 的诊断标准

编码：F60.5（强迫型人格障碍）

注：这一障碍通常也是指强迫型（obsessiVe－compulsiVe）人格障碍。

（1）必须符合人格障碍（F60）的一般标准。

（2）至少存在下列 4 条：

①过分疑虑及谨慎；

②对细节、规则、条目、秩序、组织或表格过分关注；

③完美主义，以至影响了工作的完成；

④过分认真，谨小慎微；

⑤过分看重工作成效而不顾乐趣和人际关系：

⑥过分迂腐，拘泥于社会习俗；

⑦刻板和固执；

⑧病人不合情理地坚持他人必须严格按自己的方式行事或即使允许他人行事也极不情愿。

4. DSM－Ⅳ的诊断标准

编码：301.4（强迫型人格障碍）

不屑牺牲变通性、公开性与效率，沉湎于追求有次序、十全十美以及精神和人际关系都得到控制管理；起自早期成年时，前后过程多种多样，表现为以下 4 项以上：

①沉湎于追求细节、规则、列表、次序、结构或日程，甚至活动的主要方面却被忽视；

②事情要完成得十全十美（例如不能完成一桩事业，因为无法符合他自己十分严格的标准）；

③过分地献身于工作，以至没有业余活动和朋友交往（并不是由于经济问题）；

④在有关道德或价值观等方面是十分谨慎小心、无可指摘和不可变更的（并不是由于文化或宗教观念）；

⑤不会丢弃旧的或没有价值的东西（甚至毫无感情纪念价值者）；

⑥不愿与其他人共同工作，除非他们屈从于他做事情的要求；

⑦对自己和对他人都采取非常吝啬节约的开支方式；似乎要把钱积蓄起来以防灾荒；

⑧显得僵硬固执。

【治疗原则】

（1）认知行为疗法等均可用于改善强迫型人格。

（2）氯米帕明每日50～200mg或氟西汀每日20～40mg可用于症状严重者。帕罗西汀每日20～40mg亦可试用。

（3）伴焦虑者可给予苯二氮卓类、三环类或丁螺环酮等治疗。

（4）某些严重者也可试用胰岛素低血糖治疗。

七、焦虑性人格障碍

以一贯感到紧张、提心吊胆、不安全，及自卑为特征，总是需要被人喜欢和接纳，对拒绝和批评过分敏感，因习惯性地夸大日常处境中的潜在危险，而有回避某些活动的倾向。

1. CCMD－3 的诊断标准

(1) 符合人格障碍的诊断标准。

(2) 以持久和广泛的内心紧张，及忧虑体验为特征，并至少有下列 3 项：

①一贯的自我敏感、不安全感，及自卑感；

②对遭排斥和批评过分敏感；

③不断追求被人接受和受到欢迎；

④除非得到保证被他人所接受和不会受到批评，否则拒绝与他人建立人际关系；

⑤惯于夸大生活中潜在的危险因素，达到回避某种活动的程度，但无恐惧性回避；

⑥因“稳定”和“安全”的需要，生活方式受到限制。

2. ICD－10 的诊断标准

编码：F60.6 [焦虑（回避）型人格障碍]

(1) 必须符合人格障碍（F60）的一般标准。

(2) 至少存在下列 4 条：

①持续和泛化的紧张感与忧虑；

②相信自己在社交上笨拙、没有吸引力或不如别人；

③在社交场合总过分担心会被人指责或拒绝：

④除非肯定受人欢迎，否则不愿与他人打交道：

⑤出于维护躯体安全感的需要，在生活风格上有许多限制；

⑥由于担心批评、指责或拒绝，回避那些与人密切交往的社交或职业活动。

【治疗原则】

包括药物治疗、心理治疗及其他治疗如教育、训练等。如焦虑情绪明显可试用抗焦虑药，多采用阿普唑仑。

八、依赖性人格障碍

一种过分需要别人照顾，以致产生顺从和依附行为，并怕离开别人的普遍模式。女性多见。

1. CCMD－3 的诊断标准

（1）符合人格障碍的诊断标准。

（2）以过分依赖为特征，并至少有下列 3 项：

①要求或让他人为自己生活的重要方面承担责任；

②将自己的需要附属于所依赖的人，过分地服从他人的意志；

③不愿意对所依赖的人提出即使是合理的要求；

④感到自己无助、无能，或缺乏精力；

⑤沉湎于被遗忘的恐惧之中，不断要求别人对此提出保证，独处时感到很难受；

⑥当与他人的亲密关系结束时，有被毁灭和无助的体验；

⑦经常把责任推给别人，以应对逆境。

2. ICD－10 的诊断标准

编码：F60.7（依赖型人格障碍）

（1）必须符合人格障碍（F60）的一般标准。

（2）至少存在下列 4 条：

①请求或同意他人为自己生活中大多数重要事情做决定；

②将自己的需求附属于所依赖的人，过分顺从他人的意志；

③不愿意对所依赖的人提出即使是合理的要求；

④由于过分害怕不能照顾自己，在独处时总感到不舒服或无助；

⑤沉陷于被关系亲密的人所抛弃的恐惧之中，害怕只剩下他一人来照顾自己；

⑥没有别人过分的建议和保证时做出日常决定的能力很有限。

3. DSM－Ⅳ的诊断标准

编码：301.6（依赖型人格障碍）

因为其顺从和依附行为，过分需要被人照顾，而且又害怕离别；起自早期成年时，前后过程多种多样，表现出下列5项以上：

①如果没有他人的大量劝告或保证，便难以作出日常决定；

②需要他人为其生活的大多数主要方面担当责任；

③难以表示不同意别人的意见，因为害怕失去支持或赞成；

④难以开始一项事业或从事依靠他自己的事情（因为缺乏判断或能力的自信心，而不是因为缺乏动机或精力）；

⑤花了不少功夫才获得教养和支持以达到能自愿从事令人愉快事情的地步；

⑥独处时感到不舒服或失助，因为十分害怕不会照料自己；

⑦在一个亲密关系终结后迫切地寻求另一个作为支持和照料的依靠；

⑧不现实地沉湎于害怕被人家遗弃以致只得自己照料自己。

【治疗原则】

无特殊治疗，可试用心理治疗，如存在抑郁或焦虑情绪，可采用小剂量抗抑郁或抗焦虑药。

九、其他或待分类的人格障碍

（一）自恋型人格障碍

1. ICD－10的诊断标准

K. 自恋型人格障碍

（1）必须满足人格障碍（F60. -）的一般标准。

（2）必须表现有下列至少5条：

①对自我重要性的夸大感（夸大自己的成就与能力，希望别人觉得他高人一筹，但缺乏相应的成就）；

②幻想自己具有无限的成就、权力、才华、美貌或理想爱情的先占观念；

③相信自己“特殊”并且无与伦比，只有那些高层次的人（或机构）能够理解他或与他为伍；

④需要过多的赞扬；

⑤荣誉感；无理地希望得到特殊的礼遇或自动地按自己的期望行动；

⑥在私人关系中盘剥对方，为达到自己的目的而侵占他人利益；

⑦缺乏感情付出；不想去了解或辨认他人的感情与需求；

⑧经常嫉妒别人或相信别人嫉妒自己；

⑨自高自大、傲慢的行为或态度。

2. DSM-Ⅳ的诊断标准

编码：301.81（自恋型人格障碍）

夸大幻想（或行为）、需要他人赞扬并缺乏同感；起自早期成年时，前后过程多种多样，表现为下列5项以上：

①具有自我重要的夸大感（例过分夸大成就和才能，在没有相应的成就时却盼望被认为是上乘的）；

②沉湎于无限成功、权力、光辉、美丽或理想爱情的幻想；

③认为自己是“特殊”的和独一无二的，只能被其他特殊的或高地位人们（或单位）所了解或共事；

④要求过分的赞扬；

⑤有一种荣誉感，即不合理地期望特殊的优厚待遇或自动顺从他的期望；

⑥在人际关系上是剥削（占便宜），即为了达到自己的目的而占有他人的利益；

⑦缺乏同感，不愿设身处地地认识或认同他人的感情和需求；

⑧往往妒忌他人或认为他人都在妒忌自己；

⑨显示骄傲、傲慢的行为或态度。

（二）边缘型人格障碍

1. ICD－10的诊断标准

编码：F60.31（边缘型）

（1）必须符合人格障碍（F60）的一般标准。

（2）必须至少具备上述症状（F60.30）（2）项中的3条，加之下列条目中至少2条：

①自我形象、目的和内在偏好（包括性的）的紊乱和不确定性；

②倾向卷入强烈的、不稳定的人际关系，经常导致情感危机；

③过分努力以免被人抛弃；

④反复自伤威胁或付诸行动；

⑤持续的空虚感。

2. DSM－Ⅳ的诊断标准

编码：301.83（边缘型人格障碍）

人际关系、自我形象和感情的不稳定以及显著的冲动性；起自早期成年时，前后过程多种多样，表现为下列5项以上：

①疯狂的努力以避免真正的或想象出来的遗弃；（注：不包括第五项所指的自杀或自伤行为）；

②一种不稳定的强烈的人际关系，其特点是从极端理想化到

极端的贬低之间变来变去；

③身份障碍；对自我形象或自我感觉的显著和持久的不稳定变化；

④至少在2个领域方面出现冲动性，有潜在的自我毁灭可能性，例如浪费、性、药物滥用、卤莽的驾驶、狂吞滥饮；（注：不包括第五项的自杀或自伤行为）；

⑤反复发生自杀行为、自杀姿态、威胁或自伤行为；

⑥由于显著的心境反应而情绪不稳定（例如心境恶劣强烈发作、激惹或焦虑，持续数小时，很少会超过几天）：

⑦长期的空虚感；

⑧不合适的强烈愤怒或难以控制的发怒（例如常发脾气、发怒、殴斗）；

⑨短暂的与应激有关的偏执观念或严重的分离性症状。

（三）被动一攻击型人格障碍

ICD－10的诊断标准

被动—攻击（违拗性）型人格障碍

（1）必须符合人格障碍（F60. －）的一般标准。

（2）表现出下列中至少5条：

①延误、耽搁必要的日常任务的完成，尤其是旁人希望地能按期完成的任务；

②无理地断言旁人的要求不合理；

③当别人要求他/她做某种他/她不愿做的事时，易生气、易激惹或爱争吵；

④无理地批评或蔑视处于权威地位的人；

⑤对确实不想干的事故意消极怠工或干得很差；

⑥由于此人不干自己应干的那部分工作而妨碍了他人的努力；

⑦回避责任，声明自己已经忘了。

（四）回避型人格障碍

DSM－Ⅳ的诊断标准

编码：301.82（回避型人格障碍）

避免社交、无能感和过分的否定评价；起自早期成年时，前后过程多种多样，表现为下列4项以上：

①回避一些涉及较多人际交往接触的职业活动，因为害怕批评、遭到不赞成或拒绝；

②不愿意与人们打交道，除非某些所喜欢的人；

③很少与人发展亲密的关系，因为害怕害羞或被取笑；

④沉湎于在社交场合正被批评或拒绝；

⑤不参加新的人际交往场合，因为有无能感；

⑥认为自己在社交方面很笨拙、个人没有什么吸引力或比其他人差得多；

⑦异常地不愿意参与新活动，因为他们认为会因之难堪。

【其他或待分类的人格障碍的治疗原则】

（1）包括药物治疗、心理治疗及其他治疗如教育、训练等。可选用碳酸锂、丙戊酸镁、卡马西平、苯妥英钠等情绪稳定剂以改善症状。对伴发抑郁者，可选用5－HT再摄取抑制剂（SSRI）如氟西汀、舍曲林等。对有明显焦虑者，可用抗焦虑药改善，目前多采用阿普唑仑治疗。心理治疗包括动力心理治疗、行为治疗、集体治疗、精神分析治疗、个别心理治疗等。如焦虑型和依赖型人格障碍用集体治疗效果较好。

（2）正常人格随年龄的增长会有一定的变化，有些人格障碍随年龄的增长也可能逐步缓和。如反社会性人格障碍在中年以后尽管仍存在人际关系冲突，但攻击行为大大减少，通过积极引导可进一步朝好的方向转化。但总体而言，人格障碍治疗效果有限，预后欠佳，因此在幼年时期培养健全的人格尤为重要。

第二节　习惯与冲动控制障碍

这是一类具有要进行某些行为的强烈欲望并付诸实施的精神障碍，这些行为为社会规范不允许或给自己造成危害，偏离正常的性的欲望和行为不包括在内。行为的目的在于获得心理上的满足，而不在于其他。

一、病理性纵火

病人有纵火烧物的强烈欲望和浓厚兴趣，并有行动前的紧张感和行动后的轻松感。经常思考或想象纵火行为及其周围情景。纵火并非为了获得经济利益、报复或政治目的。

【诊断标准】

1. CCMD－2－R **的诊断标准**

编码：61

（1）有进行某些为社会规范所不允许或给自己造成危害的行为的强烈欲望并付诸实施。

（2）在这些行为的进行过程和完成时能获得心理上的满足，而不在于其他目的和得益。

编码：61.0（病理性纵火（纵火癖）

（1）符合意向控制障碍的诊断标准。

（2）有纵火烧物的强烈欲望，对着火和焚烧有浓厚兴趣伴有行动前的紧张感和行动后的轻松感。

（3）好思考或想象纵火行为及其周围情境。

（4）纵火并非为了获得经济利益、报复或政治上的目的。

（5）可排除其他精神障碍所致的纵火行为。

2. CCMD－3 的诊断标准

（1）自己诉说有强烈的纵火欲望，并有行动前的紧张感和行动后的轻松感；

（2）专注于想象纵火行动或行动时的周围情境；

（3）至少有过一次无明显动机的纵火行为或企图。

3. ICD－10 的诊断标准

1）编码：F63.1［病理性纵火（纵火狂）］

（1）2 次或 2 次以上的没有明显动机的纵火行为。

（2）病人述说有一种纵火烧物的强烈欲望，行动前有紧张感和行动后有轻松感。

（3）病人沉溺于思考和想象纵火行动或行动时的周围环境（例如对救火车或出动消防队）的变态兴趣。

2）编码：F63.2［病理性偷窃（偷窃狂）］

（1）2 次或 2 次以上的对病人或他人都没有明显得益动机的偷窃行为。

（2）病人述说有一种强烈的偷窃欲望，伴有行动前的紧张感和行动后的轻松感。

【治疗原则】

病理性纵火的治疗十分困难，加之缺乏治疗动机，故疗效不甚满意。监禁 y 也许是防止其复发的唯一方法，在监管条件下可同时配合行为治疗。Eisher1）972 年）提出采用危机干预，认为治疗应着重于改善不良的社会关系，尽量为病人指出适当的交流方式以替代纵火这种非语言表达方式。对儿童纵火行为要尽可能及时采取严密的干预措施，措施的制定要以治疗和预防为目的。总之，病理性纵火有反复发作的特点，任何治疗方案首选强调监管措施。

二、病理性偷窃

病人有难以控制的偷窃欲望和浓厚兴趣，并有偷窃行动前的紧张感和行动后的轻松感。偷窃的目的不在于获得经济利益。

【诊断标准】

1. CCMD－2－R 的诊断标准

编码：61.1（病理性偷窃（偷窃癖）

（1）符合意向控制障碍的诊断标准。

（2）有难以控制的偷窃欲望，伴有偷窃行动前的紧张感和性动后的轻松感。

（3）偷窃的目的不在于自己或他人获得经济利益。

（4）至少在 1 年内常有偷窃行为。

（5）可排除其他精神障碍所致的偷窃行为。

2. CCMD－3 的诊断标准

（1）自己诉说具有难以控制的强烈偷窃欲望，虽然努力自控，但不能停止偷窃。

（2）专注于思考或想象偷窃行为或有关情境。

（3）这些偷窃发作没有给个人带来收益，或尽管对自己的社会、职业、家庭的价值观和义务，均有不利的影响，仍然偷窃。

（4）在 1 年中，至少有过 3 次偷窃发作。

【治疗原则】

治疗上采用内省性心理治疗与精神分析疗法曾有过成功的报道，但有赖于病人求治的动机。行为疗法包括系统脱敏、厌恶性条件反射方法等对某些缺乏治疗动机患者也有效。另外选择 5 羟色胺回收抑制剂（SSRI）对某些患者有一定疗效。

三、拔毛症

病人有拔除毛发的强烈欲望并付诸行动，并有行动前的紧张感和行动后的轻松感。虽然企图控制这一行动，但经常失败，结果引起毛发缺失。这种意向并非皮肤疾病或妄想、幻觉等其他精神障碍所致。

【诊断标准】

1. CCMD－2－R 的诊断标准

编码：61.2（拔毛癖）

（1）符合意向控制障碍的诊断标准。

（2）有强烈拔除毛发的欲望并付诸行动，伴有行动前的紧张感和行动后的轻松感。企图控制这一行动，但经常失败。

（3）可引起毛发缺失。

（4）并非皮肤疾病或由妄想、幻觉等其他精神障碍所引起。

2. CCMD－3 的诊断标准

（1）引人注目的头发缺失是由于持续的控制拔发的冲动失败所致。

（2）病人诉说有一种强烈的拔发欲望，伴有一种行动前的紧张感和之后的轻松感。

（3）并非皮肤疾病，如皮炎所致，也不是对精神症状，如妄想或幻觉的反应。

3. ICD－10 的诊断标准

1）编码：F63.3（拔发狂）

（1）由于控制拔发冲动持续的和经常的失败，导致引人注目的头发缺失。

（2）病人述说有一种强烈的拔发欲望，伴有一种行动前的渐强的紧张感和以后的轻松感。

（3）先前不存在皮炎；不是对妄想或幻觉的反应。

2）编码：F63.8（其他习惯与冲动障碍）

这一类别用于其他持续的反复出现的适应不良性行为，它并非继发于已知的精神科综合征，表现为反复不能克制做出这种行为的冲动，在前驱期有一段紧张感，在实施这种行为时有轻松感。

4. DSM－Ⅳ的诊断标准

编码：321.39（拔毛癖）

（1）反复拔掉自己的毛发，以致毛发显著缺失。

（2）在拔毛发前，或企图阻止此行为时，会有即时的紧张感。

（3）在拔毛时有乐趣、满足或解脱感。

（4）此障碍不能归于其他精神障碍，而且并非由一般躯体情况（例如某种皮肤科疾患）所致。

（5）此障碍产生了临床上显著的痛苦烦恼，或在社交，职业或其他重要方面的功能缺损。

【治疗原则】

拔毛症常起始于儿童青少年，也有起病较晚，但常提示慢性化倾向。目前尚无最佳治疗办法，需精神科和皮肤科医师的共同努力。药物治疗包括类固醇类局部用药、氯羟嗪、抗焦虑药、抗抑郁药物等。不管是否存在抑郁，抗抑郁药物能促使脱发的康复。有证据表明能改变中枢5羟色胺代谢的药物有效，如选择性5羟色胺回收抑制剂（SSRI）；如果对SSRI反应差，可合用多巴胺受体阻滞剂哌咪清增加疗效。行为疗法如生物反馈疗法、内省性心理治疗和催眠治疗对少数病例有效。

四、病理性赌博

病人有难以控制的赌博欲望和浓厚兴趣，并有赌博行动前的紧张感和行动后的轻松感。赌博的目的不在于获得经济利益。

1. CCMD－3 的诊断标准

（1）自己诉说具有难以控制的强烈赌博欲望，虽然努力自控，但不能停止赌博；

（2）专注于思考或想象赌博行为或有关情境；

（3）这些赌博发作没有给个人带来收益，或尽管对自己的社会、职业、家庭的价值观和义务，均有不利的影响，仍然赌博；

（4）在 1 年中，至少有过 3 次赌博发作。

诊断应从严掌握。

2. ICD－10 的诊断标准

编码：F63

编码：F63.0（病理性赌博）

（1）至少 1 年的时期内，有 2 次或 2 次以上的赌博发作。

（2）这些发作没有给个人带来收益，尽管引起病人痛苦并影响了个人日常生活的功能活动，赌博继续存在。

（3）病人述说的一种难以控制的强烈的赌博欲望，且报告说他/她通过意志努力不能停止赌博。

（4）病人沉溺于思考或想象赌博行为或有关情景。

【治疗原则】

治疗上可采用内省性心理治疗与精神分析疗法，但有赖于病人求治的动机。行为疗法包括系统脱敏、厌恶性条件反射方法，赌博者必须对其债务负责，让别人来管理财务及法律法规强制手段也有效。若出现合并的精神障碍，建议选择 5 羟色胺回收抑制剂（SSRI）药物治疗是有益的。

五、其他成人人格与行为障碍

【诊断标准】

1. CCMD－2－R 的诊断标准

1）编码：68.0［做作性障碍（factitious disorder，Munchausensyndrome）］

（1）持久而反复地故意制作或假装躯体和/或精神症状，或自残致伤以求产生症状，谋求病人的身份。

（2）无外部动机（如为了获取赔偿和照顾，逃避不利境遇等），也非诈病所致。

2）编码：99.0（诈病）

为了逃避外界某种不利于个人的情境，摆脱某种责任或获得某种个人利益，故意模拟或夸大躯体和/或精神疾病或伤残的行为。具有下述特点：

（1）症状表现不符合任何一种疾病的临床相，伪装的躯体症状或精神症状中的幻觉、妄想和思维结构障碍、情感与行为障碍等均不符合疾病的症状表现规律。

（2）对躯体或精神状况检查通常采取回避、不合作、造假行为或敌视态度，回答问题反应时间常延长，对治病不合作，暗示治疗无效。

（3）伪装疾病的病程不定。

（4）伪装某种疾病所致的社会功能与躯体功能障碍的严重程度常比真实疾病为重，主诉比实际检查所见为重。

（5）病人承认伪装，伪装的症状消失，为建立可靠诊断的必要条件。

3）编码：99.1（无精神病）

本诊断名称主要在司法鉴定中使用。

资料翔实，检查周到，未发现任何精神病性症状，但可有下列表现之一：

(1) 有某些偏离正常的思想、情感反应或行为，但不属于人格问题、或人格障碍、或轻度精神发育迟滞，不符合任何一种精神病的诊断标准。

(2) 伪造精神病史，模拟精神症状表现，但本人不承认伪装或症状依然存在，诊断诈病证据不足，而可以排除各种精神病。

过去曾患精神病已痊愈或缓解，当前无精神症状表现。不使用本诊断名称，而诊断为曾患某种精神病或诊断不明的精神病，目前处于痊愈或缓解状态。

4) 编码：99.2（病理性半醒状态）

(1) 发生于睡眠过程，多数在凌晨1~4时。

(2) 人睡前常有过度疲劳或精神应激因素，深睡后受到干扰而觉醒困难。

(3) 以意识不清、片断错觉、幻觉、惊恐与愤怒情绪、运动兴奋、冲动行为为主要临床相。

(4) 病程短暂，事后遗忘。

说明：此诊断限定在司法鉴定中使用。

5) 编码：99.3（病理性激情）

(1) 以极难自控的暴怒情绪发作，伴有明显意识障碍与冲动行为为主要临床相。

(2) 有削弱大脑代偿功能与自控能力的脑病史（如脑缺血、缺氧、炎症、外伤、癫痫史）与脑部形态或功能异常的实验室检查证据。

(3) 病程短暂，数分钟至数小时后自行恢复，间歇期表现正常。

(4) 应排除器质性精神障碍、躯体疾病或精神活性物和非依赖性物质所致精神障碍的人格改变或精神病性症状。

说明：此诊断限定在司法鉴定中使用。

6）编码：99.4（自杀）

有充分根据可以断定系故意采取自我致死行为，其动机可由于悲观绝望、委屈抗议、畏惧罪责、迷信驱使和精神障碍等种种原因。

自杀行为有致死、致残与经救治后痊愈等多种结局，均属此诊断，应说明已遂或未遂。

只有自杀意念而未实行者不建立此诊断。并无自杀：意念，由于误服剧毒药物、误受伤害等原因致死者不建立此诊断。单纯自伤与伪装自杀亦不属此诊断。

大多数自杀者并无精神障碍，如自杀前同时有某种精神障碍，则诊断并列。

2. ICD－10 的诊断标准

1）编码：F68.0（出于心理的理由渲染躯体症状）

（1）源于肯定的生理障碍、疾病或伤残的躯体症状变得夸大或迁延，超出了躯体疾病本身所能解释的程度。

（2）这螳过度表现的症状有证据是心理上造成的（如明显地惧怕伤残或死亡，可能的财政赔偿，对所接受照料的标准的失望等）。

2）编码：F68.1［有意制造或伪装躯体或心理症状或残疾（做作性障碍）］

（1）一种故意制作或假装症状和/或自残致伤以求产生症状的持续的模式。

（2）没有发现外部动机的证据，如财政赔偿、逃避危险、获得更多的医疗照顾等（如果发现有这种证据，就应该使用 F76.5 诈病这一类别）。

（3）最常使用的排除条款。不存在可以解释这些症状的躯体或精神障碍。

3. DSM－IV（人为性精神障碍）的诊断标准

（1）有意识地产生或伪装某些躯体或心理症状表现

（2）这种行为的动机是装成病人这个角色。

（3）没有外界的动机或鼓励（例如经济收入、逃避法律责任或增进躯体幸福感，如在诈病）。

第三节　性心理障碍

有性行为异常的性心理障碍，其共同特征是对常人不引起性兴奋的某些物体或情境有强烈的性兴奋作用，或者采用与常人不同的异常性行为方式满足性欲或有变换自身性别的强烈欲望。不包括单纯表现为性欲减退或亢进和性生理功能方面的障碍。

【诊断标准】

1. CCMD－2－R 的诊断标准

1）编码：62

（1）对常人不引起性兴奋的某些物体、对象或情境，有强烈的性兴奋作用，因此努力去追求，或采用异常性行为式满足性欲或有强烈改变自身性别的欲望。

（2）除性心理方面异常外，其他与之无关的精神活动均无明显障碍。

（3）并非其他精神障碍所引起。

2）编码：62.0（性指向障碍）

3）编码：62.00（同性恋）

在正常生活条件下对同性成员持续表现性爱倾向，包括思想、感情和性爱行为，对异性缺乏或减弱性爱倾向，也可有正常的性行为。

（1）符合性变态的诊断标准。

（2）从少年时期开始，在可与异性经常接触的环境中，持续表现对同性成员的性爱倾向，不论个体对此种倾向和谐接受（ego－syntonic）或厌恶烦恼（ego－dystorlic），均属此诊断。

（3）对异性成员可持续缺乏性爱倾向，因此难以建立和维持与异性成员的家庭关系。

4）编码：62.01（恋物癖）

反复出现收集某种异性使用无生命物体的企图，它受强、烈的性欲望与性兴奋的联想所驱使。几乎仅见于男性。所恋物体均为异性身体接触的东西，如乳罩、内裤等，抚摸闻嗅这类物体伴以手淫，或在性交时由自己或令性对象持此物体，方可获得性满足。异装癖即对异性衣着的特别喜爱，属恋物癖的一种特殊形式，不在此处诊断；对专为刺激生殖器官而设计的用品的爱好，亦不属此诊断。

（1）符合性变态的诊断标准。

（2）至少在半年的时间内，反复出现使用某种非生命性物件，以满足强烈的性欲望和性兴奋的联想，所恋物件是性刺激的重要来源或获得性满足的基本条件。

（3）曾经付诸行动。

5）编码：62.2（性身份障碍）

6）编码：62.20（性别变换癖）

心理上对自身性别的认定与解剖生理一上的性别特征恰好相反，持续存在改变本身性别的解剖生理特征以达到转换性别的强烈愿望，其性爱倾向为纯粹同性恋。

（1）符合性变态的诊断标准。

（2）对自身性别的解剖生理特征表示厌恶，要求变换为异性的解剖生理特征（如使用手术或异性激素）。

（3）此种欲望至少已存在2年以上。

(4) 可排除其他精神疾病所致的类似表现。

(5) 无生殖器官解剖生理畸变与内分泌异常。

7) 编码：62.1 (性偏好障碍)

8) 编码：62.10 (异性装扮癖 (异装癖)

具有正常异性恋者反复出现穿戴异性装饰的强烈欲望并付诸实施，通过穿戴异性装饰可引起性兴奋。

(1) 符合性变态的诊断标准。

(2) 成年人穿着异性服装，不是由于特殊文化背景与社会流行风尚所致，纯属个体特殊行为，主要是为了获得性的兴奋。

(3) 反复出现此种行为半年以上，行为受强烈欲望所驱使，行为的抑制可引起明显不安情绪。

(4) 除异性装扮外，不要求改变自身性别解剖生理特征，否则诊断为性别变换癖 (易性癖)。同性恋者异性装扮的目的是吸引同性对象，其异性装扮本身不引起性兴奋者亦不属于此诊断。

9) 编码：62.11 (露阴癖)

反复出现在陌生异性面前露出自身的生殖器，以达引起性兴奋的强烈欲望，伴有或不伴有手淫，但对此陌生人并无进一步性活动的要求，几乎仅见于男性。

(1) 符合性变态的诊断标准。

(2) 在半年以上的时间内，反复出现向陌生异性露出生殖器的强烈欲望和性兴奋的联想。

(3) 曾经付诸行动。

10) 编码：62.12 (窥阴癖/窥淫癖)

反复出现暗中窥视异性下身、裸体或他人性活动，以达到引起自身性兴奋的强烈欲望，可伴有当场手淫或事后回忆窥视景象同时手淫，以获得性的满足。此癖几乎仅见于男性。常在15岁以前开始，成年后确定诊断。对淫秽音像的欣赏并获得性的满足，不属于此诊断。

（1）符合性变态的诊断标准。

（2）在半年以上的时间内，反复出现暗中窥视陌生异性裸体或与性有关的活动的企图，它受一种强烈的性欲望和性兴奋的联想所驱使。

（3）曾经付诸行动。

11）编码：62.13（摩擦癖）

在拥挤场合或乘对方不备之际，伺机以身体某一部位（常为阴茎）摩擦或触摸异性身体的某一部分，以达到性兴奋的日的，仅见于男性。

（1）在半年以卜的时间内，反复出现摩擦或触摸异性身体某部位的强烈欲望和行为，并以此引起件兴奋。

（2）仅见于男性。

12）编码：62.14（性施虐与性受虐癖）

向性爱对象施加虐待或接受对方虐待，作为性兴奋的主要手段。

（1）符合性变态的诊断标准。

（2）以虐待行为作为满足性欲主要途径，可表现为捆绑、疼痛和侮辱等，甚至可引起伤残或死亡。提供这种行为者为性施虐癖，以接受虐待行为来达到性兴奋者为性受虐癖。可单独出现，即性施虐者的配偶不一定系性受虐癖者，反之亦然，亦可双方均有此癖。

（3）此种性行为障碍至少存在6个月。

2. CCMD－3的诊断标准

【性身份障碍】

1）女性

（1）持久和强烈地因自己是女性而感到痛苦，渴望自己是男性（并非因看到任何文化或社会方面的好处，而希望成为男性）或坚持自己是男性，并至少有下列1项：

①固执地表明厌恶女装，并坚持穿男装；

②固执地否定女性解剖结构，至少可由下列1项证实：明确表示已经有，或将长出阴茎；不愿取蹲位排尿；明确表示不愿意乳房发育或月经来潮；

（2）上述障碍至少已持续6个月。

2）男性

（1）持久和强烈地为自己是男性而痛苦，渴望自己是女性（并非因看到任何文化或社会方面的好处，而希望成为女性）或坚持自己是女性，并至少有下列1项：

①专注于女性常规活动，表现为偏爱女性着装或强烈渴望参加女性的游戏或娱乐活动，拒绝参加男性的常规活动；

②固执地否定男性解剖结构，至少可由下列1项证实：断言将长成女人（不仅是角色方面）；明确表示阴茎或睾丸令人厌恶；认为阴茎或睾丸即将消失，或最好没有；

（2）上述障碍至少已持续6个月。

3）易性症

对自身性别的认定与解剖生理上的性别特征呈逆反心理，持续操作厌恶和改变本身性别的解剖生理特征以达到转换性别的强烈愿望，并要求变换为异性的解剖生理特征（如使用手术或异性激素），其性爱倾向为纯粹同性恋。已排除其他精神疾病所致的类似表现，无生殖器解剖生理畸变与内分泌异常。

（1）期望成为异性并被别人接受，常希望通过外科手术或激素治疗而使自己的躯体尽可能与自己所偏爱的性别一致；

（2）转换性别的认同至少已持续2年；

（3）不是其他精神障碍（如精神分裂症）的症状，或与染色体异常有关的症状。

【性偏好障碍】

1）恋物症

指在强烈的性欲望与性兴奋的驱使下，反复收集异性使用的物品。几乎仅见于男性。所恋物品均为直接与异性身体接触的东西，如乳罩、内裤等，抚摸嗅闻这类物品伴以手淫，或在性交时由自己或要求性对象持此物品，可获得性满足（即所恋物体成为性刺激的重要来源或获得性满足的基本条件）。对刺激生殖器官的性器具的爱好不属恋物症。

（1）在强烈的性欲望与性兴奋的驱使下，反复收集异性使用的物品。所恋之物是极重要的性刺激来源，或为达到满意的性反应所必需；

（2）至少已持续6个月。

2）异装症

是恋物症的一种特殊形式，表现对异性衣着特别喜爱，及多出现穿戴异性服饰的强烈欲望并付诸行动，由此可引起性兴奋。其穿戴异性服饰主要是为了获得性兴奋，当这种行为受抑制时可引起明显的不安情绪。病人并不要求改变自身性别的解剖生理特征。

（1）穿着异性服装以体验异性角色，满足自己的性兴奋；

（2）不期望永久变为异性；

（3）至少已持续6个月。

3）露阴症

反复在陌生异性面前暴露自己的生殖器，以满足引起性兴奋的强烈欲望，几乎仅见于男性。

（1）具有反复或持续地向陌生人（通常是异性）暴露自己生殖器的倾向，几乎总是伴有性唤起及手淫；

（2）没有与“暴露对象”性交的意愿或要求；

（3）此倾向至少已存在6个月。

4）窥阴症

反复窥视异性下身、裸体，或他人性活动，以满足引起性兴奋的强烈欲望，可当场手淫或事后回忆窥视景象并手淫，以获得性满足。几乎仅见于男性。观看淫秽音像制品，并获得性的满足，不属于本诊断。

（1）反复窥视异性下身、裸体，或他人性活动，伴有性兴奋或手淫；

（2）没有暴露自己的意向；

（3）没有同受窥视者发生性关系的愿望。

5）摩擦症

男性病人在拥挤场合或乘对方不备之际，伺机以身体某一部分（常为阴茎）摩擦和触摸女性身体的某一部分，以达到性兴奋的目的。

（1）反复地通过靠拢陌生人（通常是异性），紧密接触和摩擦自己生殖器。

（2）没有与所摩擦的对象性交的要求。

（3）没有暴露自己生殖器的愿望。

（4）这种行为至少已存在6个月。

6）性施虐与性受虐狂

以向性爱对象施加虐待或接受对方虐待，作为性兴奋的主要手段。其手段为捆绑、引起疼痛和侮辱等，甚至可造成伤残或死亡。提供这种行为者为性施虐症。以接受虐待行为来达到性兴奋者为性受虐症。

（1）一种性活动偏爱，可为接受者（受虐狂），或提供者（施虐狂），或两者都有，并至少有下列1项：①疼痛；②污辱；③捆绑。

（2）施虐—受虐行为是极为重要的刺激来源或为满足性欲所必需。

（3）至少已持续6个月。

7）混合型性偏好障碍

最常见的组合是恋物症、易装症，及施虐—受虐症。对性偏爱的不同类型，以及对个人的重要性应依次列出。

【性指向障碍】

指起源于各种性发育和性定向的障碍，从性爱本身来说不一定异常。但某些人的性发育和性定向可伴发心理障碍，如个人不希望如此或犹豫不决，为此感到焦虑、抑郁及内心痛苦，有的试图寻求治疗加以改变。这是CCMD－3纳入同性恋和双性恋的主要原因。

1）同性恋

（1）符合性指向障碍的定义

（2）在正常生活条件下，从少年时期就开始对同性成员持续表现性爱倾向，包括思想、感情，及性爱行为；

（3）对异性虽可有正常的性行为，但性爱倾向明显减弱或缺乏，因此难以建立和维持与异性成员的家庭关系。

2）双性恋

（1）符合性指向障碍的定义；

（2）在正常生活条件下，从少年时期就开始对同性和异性两种成员均持续表现性爱的迷恋倾向，包括思想、感情，及性爱行为；

（3）难以建立和维持与异性成员的家庭关系。

3）其他或待分类的性指向障碍，例如病人对自己的性认同或性定向不确定，以致焦虑或抑郁。

3. ICD－10的诊断标准

编码：F64（性身份障碍）

1）编码：F64.0（性别改变症）

（1）期望作为异性的一员生活并被别人接受，常常伴有想通过外科手术或激素治疗而使自己的身体尽可能与自己所偏爱的性别相一致的愿望。

（2）转换性别的心理持续存在至少2年。

（3）不是其他精神障碍，如精神分裂症的症状，也伴有染色体异常。

2）编码：F64.1（双重异装症）

（1）穿着异性服装以暂时体验异性角色。

（2）穿着异性服装无任何性的动机。

（3）不存在永久地变为异性的欲望。

3）编码：F64.2（儿童期性身份障碍）

（1）女孩

①持久、强烈地为自己是女孩而痛苦，并宣称渴望是一个男孩（不仅仅是一种看到任何文化上的好处而成为男孩的愿望），或坚持她就是一个男孩。

②具备A或B：

A 固执地表明厌恶标准的女性服装，并坚持穿着常规男性服装，如男孩的内衣和其他附属用品；

B 固执地否定女性解剖结构，证据为下列至少1条：

a 断言她有，或将长出阴茎；

b 拒绝取蹲位排尿；

c 断言她不想乳房发育或月经来潮。

③该女孩还没有到达青春期。

④此障碍必须至少持续存在6个月。

（2）男孩

①持久、强烈地为自己是男孩而痛苦，并强烈渴望是一个女孩，或更为罕见的是坚持他就是女孩。

②具备A或B：

A 专注于女性常规活动，表现为偏爱女性服装或模仿女、性装饰，或表现为强烈渴望参加女孩的游戏和娱乐活动，而拒绝男孩的常规玩具、游戏和活动；

B 固执地否定男性解剖结构，表现为重复主张下列的至少 1 条：

a 他将长成女人（不仅是角色方面）；

b 他的阴茎或睾丸令人厌恶或将要消失；

c 最好没有阴攀或睾丸。

③该男孩未到青春期。

④此障碍必须至少已存在 6 个月。

4）编码：F65（性偏好障碍）

（1）个人对涉及非常规的物品或活动不断体验到强烈的性冲动和幻想。

（2）个人在这一冲动驱使下付诸行动或为此感到深深的痛苦。

（3）这一偏好至少已存在 6 个月。

5）编码：F65. 0（恋物症）

（1）必须符合性偏好障碍（F65）的一般标准。

（2）所恋之物（某些非生命物体）是极为重要的性刺激来源或是满意的性反应所必需的。

6）编码：F65. 1（恋物性异装症）

（1）必须符合性偏好障碍（F65）的一般标准。

（2）穿戴异性服饰以期获得作为异性一员的外观及感受。

（3）穿戴异性服饰与性唤起密切有关，一旦发生性高潮，性唤起减退，即有强烈的除去异性服饰的欲望。

7）编码：F65. 2（露阴症）

（1）必须符合性偏好障碍（F65）的一般标准。

（2）一种反复地或持续地向没有料想到的陌生人（通常为

异性）暴露自己生殖器的行为，几乎总是伴有性唤起及手淫。

(3) 没有同“目击者”性交的意图和要求。

8）编码：F65.3（窥阴症）

(1) 必须符合性偏好障碍（F65）的一般标准。

(2) 一种反复或持续的窥视他人性活动或私人行为（如脱衣的行为），伴有性兴奋或手淫。

(3) 没有暴露自己存在的愿望。

(4) 没有同被窥视者有性接触的意图。

9）编码：F65.4（恋童症）

(1) 必须符合性偏好障碍（F65）的一般标准。

(2) 持续地或突出地偏爱同青春期前的儿童（们）进行性活动。

(3) 病人至少16岁，并且至少比（2）中的儿童（们）年长5岁。

10）编码：F65.5（施虐受虐症）

(1) 必须符合性偏好障碍（F65）的一般标准。

(2) 一种性活动偏爱，可为接受者（受虐狂），或为提供者（施虐狂），或两者兼有，它至少涉及下列中的1条：

①疼痛；

②侮辱；

③捆绑。

(3) 施虐—受虐行为是极为重要的刺激来源或为性欲满足所必需。

11）编码：F65.6（性偏好多相障碍）

一个人出现一种以上性爱异常的可能性比所预料的要多。为了研究之目的，偏爱的不同类型，以及对于个人的相对重要性应予列出。最常见的结合是恋物症、异装症和施虐-受虐症。

12）编码：F65.8（其他性偏好障碍）

其他各种类型的性偏好与活动也可发生，但每种相对少见。包括以淫秽的语言扣。电话、在拥挤的公共场所以摩擦别人的身体获得性刺激（摩擦症）、与动物发生性活动，以勒颈或缺氧的方式增加性兴奋，或偏爱那些解剖上异常的性伴侣如截肢者。

性欲活动变化万千，许多都很罕见或属个人症性，以至无法一一命名。喝尿、涂抹粪便或刺穿阴莘包皮或乳头都可为施虐受虐症中的行为模式。各种类型的手淫方式更为常见，但更极端的手段，如将物体插人直肠或阴茎尿道，或部分的自我窒息，一旦这类行为取代了正常的性接触，便达到了异常的程度。恋尸症也在此编码。

4. DSM－Ⅳ（性身份识别障碍）的诊断标准

（1）一种强烈而持久的交换性别的身份认识（不仅仅是想以作为另一性别而获得社会文化上的好处的这种欲望）：

①如是儿童，则表现为下列4项以上：

a 反复申述自己想成为另一性别，或坚持认为自已是另一性别；

b 男孩喜欢换穿女装或耀眼的女性盛装；女孩则坚持一直穿典型男性的服装；

c 在假扮游戏中强烈而坚持地偏爱另一性别的角色，或坚持幻想成为另一性别；

d 强烈地希望参加典型的另一性别的游戏及娱乐：

e 强烈偏爱另一性别的游戏伙伴；

②如是青少年或成年人则表现为申述自己愿成为另一性别的愿望，往往发誓是另一性别，希望像另一性别那样地生活或要求他人如此对待，或深信自己具有另一性别的典型感受和反应。

（2）患者为自己的性别感到持久的不舒服，或者认为自己目前的性别角色很不合适。

①如是儿童，则表现为下列任一项：如是男孩，则断言自己

的阴茎或睾丸是令人厌恶的，即将消失，或者断言最好没有阴茎，或者厌恶莽撞性的游戏并拒绝典型男性的玩具、游戏和活动；如是女孩，则拒绝坐在那里小便，断言自己有阴茎或会长出1个阴茎，或断言自己不会长乳房或来月经，或厌恶正式的女性服装；

②如是青少年或成年人，表现为沉湎于设法除去第一及第二性征的想法（例如要求注射性激素、进行手术或用其他方法来改变现有的性征，以便更像另一性别），或深信自己生错了性别。

（3）此障碍并不与躯体上的两性人同时存在。

（4）此障碍产生了临床上明显的痛苦烦恼，或在社交、职业或其他重要功能方面的功能缺损。

1）编码：302.81（恋物癖）

（1）至少6个月以来，反复多次以非生物物体（例如女性的内衣）来激起性幻想、性迫切愿望或行为。

（2）这种幻想、愿望或行为，产生了临床上明显的痛苦烦恼，或在社交、职业或其他重要方面的功能缺损。

（3）恋物癖所用物体并不仅限于易装（如异性装癖）用的、女性服装，也不是作外生殖器刺激用的器具（如某种振荡器）。

2）编码：302.3（异装癖）

（1）至少6个月以来，一个异性恋的男人反复多次以更易女性服装来激起性幻想、性迫切愿望或行为。

（2）这种幻想、愿望或行为，产生了临床上明显的痛苦烦恼，或在社交、职业或其他重要方面的功能缺损。

3）编码：302.2（恋童癖）

（1）至少6个月以来，反复多次以与未发育儿童（一般在13岁以下）的性活动来激起性幻想、性迫切愿望或行为。

（2）这种幻想、愿望或行为，产生了临床上明显的痛苦烦恼，或在社交、职业或其他晕要方面的功能缺损。

（3）患者至少16岁，而H至少比（1）标准中所提及的儿童年长5岁。

注：不包括青年人与12或13岁儿童发生持久的性关系。

4）编码：302.82（窥阴癖）

（1）至少6个月以来，反复多次观察一个事先毫无准备的裸体者在脱衣服或从事性活动，从而激起患者的性幻想、性迫切愿望或行为。

（2）这种幻想、愿望或行为，产生了临床上明显的痛苦烦恼，或在社交、职业或其他重要方面的功能缺损。

5）编码：302.4（露阴癖）

（1）至少6个月以来，反复多次在事先毫无准备的陌生人面前突然显露自己外生殖器从而激起性幻想、性迫切愿望或行为。

（2）这种幻想、愿望或行为，产生了临床上明显的痛苦烦恼，或在社交、职业或其他重要方面的功能缺损。

6）编码：302.89（摩擦癖）

（1）至少6个月以来，反复多次与不同意此行为者作触碰及摩擦，从而激起性幻想、性迫切愿望或行为。

（2）这种幻想、愿望或行为，产生了临床上明显的痛苦烦恼，或在社交、职业或其他重要方面的功能缺损。

7）编码：302.84（性施虐癖）

（1）至少6个月以来，反复多次以使对方受到心理或躯体痛楚（包括羞辱）而使患者感到性刺激的行为（实际行动，而且不是被激起的），来激起性幻想、性迫切愿望或行为。

（2）这种幻想、愿望或行为，产生了临床上明显的痛苦烦恼，或在社交、职业或其他重要方面的功能缺损。

8）编码：302.83（性受虐癖）

（1）至少6个月以来，反复多次以被羞辱、被捆绑、被殴打或其他受苦方式来激起性幻想、性迫切愿望或行为。

（2）这种幻想、愿望或行为，产生了临床上明显的痛苦烦恼，或在社交、职业或其他重要方面的功能缺损。

【治疗原则】

1. 行为疗法

是目前较为有效的方法之一，常用想象性内隐致敏疗法，即想象达到兴奋高潮的性变态渴求体验场景结合厌恶条件疗法。治疗过程中请患者想象某种具体性心理障碍渴求的高度兴奋状态场景时给予电针刺激或其他不适刺激，使其兴奋渴求减退，如此反复操作其偏离正常的性心理或性活动逐渐消除，如在此种措施结束后给予异性恋的图片或幻灯片重复出现（即阳性强化），其正常的性心理或性活动可逐渐恢复。

2. 心理治疗

单纯依靠心理治疗效果不肯定，常需结合行为疗法。

3. 药物治疗

如雌激素或其他抗睾丸素制剂治疗露阴症、摩擦症，可有一定效果，但因影响人体睾丸素的生理效应而出现很多副作用，部分病人可能会出现抑郁状态，弊大于利。

4. 其他方法

如阉割s手术治疗露阴症、恋童症等或使用性激素改变副性征，或对易性症施以易性术等因疗效不确切，且对全身影响打而须对此持审慎态度。

第十章 精神发育迟滞

精神发育迟滞指一组精神发育不全或受阻的综合征，特征为智力低下和社会适应困难，起病于发育成熟以前（18 岁以前）。本症可单独出现，也可同时伴有其他精神障碍或躯体疾病。其智力水平（按标化的智力测评方法得出）低于正常。智商在 70～86 为边缘智力。精神发育迟滞如能查明病因，则心与原发疾病的诊断并列。并且鼓励使用 ICD－10 的附加编码（如 70.3 重度精神发育迟滞，加 E00 先天性缺碘综合征）。

我国常用 Wechsler 智力测验测评智商，并建议用儿童社会适应行为量表测评社会功能。

【诊断标准及分型】

1. CCMD－2－R 的诊断标准及分型

1）编码：7

（1）在发育成熟前起病。

（2）智商（按 Wechsler 量表，下同）低于 70；智商在 70～85 为边缘智力。

（3）有不同程度的适应困难。

2）编码：70.0（轻度精神发育迟滞）

（1）智商 55～69。

（2）学习成绩较差，在普通学校中学习时常不及格或留级，或工作能力较差，只能完成较简单的手工操作，能学会一定的谋生技能及家务劳动。

（3）能自理生活。

（4）无明显言语障碍。

3）编码：70.1（中度精神发育迟滞）

（1）智商40~54。

（2）不能适应普通学校学习，只能计算个位数加、减法。

（3）可从事简单劳动，但质量差、效率低。

（4）可学会自理简单生活，但常需督促、帮助。

（5）能掌握日常生活用语，但词汇贫乏。

4）编码：70.2（重度精神发育迟滞）

（1）智商25~39。

（2）不能学习和劳动，不会计数。

（3）生活不能自理。

（4）言语功能严重受损，不能进行有效的语言交流。

5）编码：70.3（极重度精神发育迟滞）

（1）智商在25以下。

（2）社会功能完全丧失，不会逃避危险。

（3）生活完全不能自理。

（4）言语功能缺失。

6）编码：70.4（边缘智力）

（1）智商70~84。

（2）抽象思维能力减退，思维的广度、深度与机敏性较差。

（3）不能完成高级、复杂脑力劳动。

7）编码：70.8（其他精神发育迟滞）

8）编码：70.9（未特定的精神发育迟滞）

以上智商值均按Wechsler－量表评估为准，若以Standfordbinet量表评估，则边缘智力，轻度、中度、重度和极重度精神发育迟滞的智商分别为68~83、52~67、36~51、20~35和小于20。

精神发育迟滞患者若又发生其他精神障碍，且符和其他精神疾病的诊断标准，则诊断并列；若不符合其他精神疾病的诊断标准，则可按临床主要表现分类，在第四位编码中表明：

70. x0 精神发育迟滞伴发精神病性障碍。

70. x1 精神发育迟滞伴发行为障碍。

70. x2 精神发育迟滞伴发情感障碍。

70. x8 精神发育迟滞伴发其他精神障碍。

2. CCMD－3 的诊断标准及分型

1）轻度精神发育迟滞

（1）智商在 50～69 之间，心理年龄约 9～12 岁。

（2）学习成绩差（在普通学校中学习时常不及格或留级）或工作能力差（只能完成较简单的手工劳动）。

（3）能自理生活。

（4）无明显言语障碍，但对语言的理解和使用能力有不同程度的延迟。

2）中度精神发育迟滞

（1）智商在 35～49 之间，心理年龄约 6～9 岁。

（2）不能适应普通学校学习，可进行个位数的加、减法计算；可从事简单劳动，但质量低、效率差。

（3）可学会自理简单生活，但需督促、帮助。

（4）可掌握简单生活用语，但词汇贫乏。

3）重度精神发育迟滞

（1）智商在 20～34 之间，心理年龄约 3～6 岁。

（2）表现显著的运动损害或其他相关的缺陷，不能学习和劳动。

（3）生活不能自理。

（4）言语功能严重受损，不能进行有效的语言交流。

4）极重度精神发育迟滞

（1）智商在 20 以下，心理年龄约在 3 岁以下。

（2）社会功能完全丧失，不会逃避危险。

（3）生活完全不能自理，大小便失禁。

（4）言语功能丧失。

3. ICD－10 **的诊断标准及分型**

编码：F70

作为用于国际研究的详细的临床诊断标准，不能够像 ICD－10 第 V 章中许多其他障碍那样把精神发育迟滞详细阐明。这是因为精神发育迟滞的两种主要成分，即低下的认知能力和削弱的社会功能，在表现过程中都受到了社会和文化作用的深刻影响。这里仅能给出使用最适当的评估方法的一般指导原则。

（1）认知能力的水平

依靠文化常模和对研究对象的期待，研究者必须使他们自己的判断能按照下列给出的分区如何最好地估计智商（IQ）或心理年龄，即：

类别/心理年龄	精神发育迟滞	IQ 范围
F70/9 岁~1 2 岁以下	轻度	50~69
F7 1/6 岁~9 岁以下	中度	35~49
F72/3 岁~6 岁以下	重度	24~34
F73/3 岁以下	极重度	20 以下

（2）社会功能的水平

在多数欧洲和美洲文化中，如果认为适合的话，建议使用 Vineland Social Maturity Scale。在其他文化地区中使用则需要修订版，或发展相应的量表。

第四位编码用来指明相关行为缺陷的程度：

F7x. 0 无或轻微的行为缺陷。

F7x. 1 显著的行为缺陷，需要加以关注或治疗。

F7x. 8 其他行为缺陷。

F7x.9 未提及行为缺陷。

说明：需要建立一种专门设计的多轴系统以便从个体、临床、社会状况来综合评定精神发育迟滞的病因和后果。供 ICD－10 第 V 章这一节使用的此种系统正在准备中。

4. DSM－IV 的诊断标准及分型

编码：317

（1）智力比一般水平显著较低：智商＜70（如是婴儿，则作临床判断，不作测定）。

（2）目前适应功能有缺陷或缺损（患者不符合其文化背景同年龄者应有的水平），至少表现于下列之二：言语交流、自我照料、家庭生活、社交或人际交往技巧、社区设施的应用、掌握自我方向、学习和技能、工作、业余消遣、健康卫生与安全。

（3）起病于 18 岁之前。

编码：317（轻度）　IQ50 或 55～70；

编码：318.0（中度）　IQ35 或 40～50 或 55；

编码：318.1（重度）　IQ20 或 25～35 或 40；

编码：318.2（极重度）　IQ 低于 20 或 25；

编码：319（严重程度未注明）

【治疗原则】

精神发育迟滞的病因繁多，至今尚有不少病因不详，给治疗带来一定困难，但由于生物医学、遗传学及康复医学的发展，同时人们认识的发展及社会环境的改善，通过采用综合防治措施，使多数精神发育迟滞者由社会的负担变成社会的生产力量，改变了对他们发展潜力估计过低的倾向及悲观的态度。

1. 医学措施

（1）病因治疗　对一部分遗传性代谢病及先天性克汀病，早期采用饮食疗法和甲状腺素类药，可以防止精神发育迟滞的发生。对某些有内分泌不足的性染色体畸变者可适时给予性激素以改善患者的性征发育。对某些先天性颅脑畸形如狭颅症、先天性脑积水等，手术治疗可减轻大脑压迫，有助于发育。但这只占精神发育迟滞的少数，多数不能进行病因治疗。

(2) 药物治疗　多年来曾用过很多药物企图帮助脑发育，增强智力，如谷氨酸、脑复康、脑磷脂等等，但都无肯定疗效。近年来，使用脑活素对中、重型患者促进言语及运动功能发育有一定疗效，但对急重症者无效。对脆性 X 综合征，可用叶酸治疗。对合并精神异常、癫痫者可采用对症治疗。

(3) 脑移植　近十年来，国外有用脑移植治疗精神发育迟滞，近几年国内亦有少数地方开展，但疗效尚待评定。

(4) 基因治疗　对一些但基因遗传性代谢病，国外已开展基因治疗，理论上应有前景。

2. 非医学措施

由于对精神发育迟滞尚无特效药物治疗，非医学措施显得更为重要。主要是特殊教育和训练以及其他康复措施。内容涉及劳动技能和社会适应能力两大方面。对其教育和训练要尽早开始，持之以恒，创造条件做到个别化。即按照患者迟滞的程度及缺陷的方面制定特殊教育、训练的具体目标和计划。这就需要父母、教师、医护工作者的合作及政府各级领导部门的支持，设置专门的机构和学校。精神发育迟滞儿童的学习能力与需要，具有极大的个性差别，一般按照轻、中、重不同程度，将其课程作出归类，提出重点。

轻度精神发育迟滞儿童的教育重点：主要是抓职业、社会与个人适应能力等几方面，意在培养日后在社会上有效的生活与工作。

中度精神发育迟滞儿童的教育重点：学前和小学阶段，教育重点应以生活自理和感知训练、动作技能为主，兼顾社会适应、沟通与实用技能等。

重度精神发育迟滞儿童的教育重点：这类儿童往往伴有多种障碍，对医疗服务的需求往往相当迫切。过去认为对他们是终身养护，现在认为也可能学习一些生活技能如饮食、梳洗、穿着、大小便等。

对精神发育迟滞儿童的家长进行辅导十分重要，因为这类儿童的教育、训练极需在家中得到维持与延续，反之收效就差。

第十一章　儿童少年期精神障碍

这是一类起病于儿童期或少年期的精神障碍，但不包括以智能障碍为主要特征的精神发育迟滞（编码为7）和也可发生于成年期的各种精神障碍，如精神分裂症、情感性精神障碍、脑器质性精神障碍和躯体疾病所致精神障碍等（均有相应编码），以避免重复。

第一节　特殊发育障碍

特殊发育障碍是指言语、学习技能（包括阅读、拼音、书写、计算等）、运动技能等方面的发育延迟，表现与其实际智力水平有明显差距。可能与遗传因素关系较大，并无明显的智能低下、感觉器官缺陷及情绪障碍。

CCMD－2－R 的诊断标准

编码：80

（1）起病于婴儿期或儿童期，病程持续，无缓解的表现。

（2）临床以个别功能、原因不明的发育延迟为主要特征。

至少具备下列中的1项：

①言语技能发育障碍：

②学习技能发育障碍；

③运动技能发育障碍。

（3）排除精神发育迟滞、广泛发育障碍、儿童精神分裂症及其他疾病所引起的发育障碍。

特殊发育障碍包括：特定性言语和语言发育障碍、特定性学习技能发育障碍、特定性运动功能发育障碍。

一、特定性言语和语言发育障碍

儿童言语发育延迟或偏离正常，出现发声、言语表达或理解障碍。

【诊断标准】

1. CCMD－2－R 的诊断标准

编码：80.0（言语技能发育障碍）

（1）临床症状，至少具备下列中的1项：

①构音障碍　发音不清，长期不能使用发育阶段应有的语言，其严重程度超过同龄正常儿童的变异范围；

②言语表达障碍　言语表达能力明显低于同龄儿童水平和低于自己智龄应有水平，可同时伴有言语表达障碍；

③言语理解障碍　言语理解能力明显低于同龄儿童水平和低于自己智龄应有水平，可同时伴有言语表达障碍。

（2）不是由于神经系统病变所引起的失语症或广泛发育障碍、聋哑症等所致言语障碍。

2. CCMD－3 的诊断标准

1）特定言语构音障碍

指一种特定言语发育障碍，表现为患儿运用语音的能力低于其智龄的应有水平，但言语技能正常。

（1）发音困难，讲话时发音错误，以致别人很难听懂。患儿说话时的语音省略，歪曲或代替的严重程度，已超过同龄儿童的变异范围；

（2）语言理解和表达能力正常（韦氏儿童智力测验潘言智商、操作智商及总智商均≥70）；

（3）不是由于听力缺陷、口腔疾病、神经系统疾病、精神发育迟滞，或广泛发育障碍所致。

2）表达性语言障碍

指一种特定言语和语言发育障碍，患儿表达性口语心用能力显著低于其智龄的应有水平，但语言理解力在正常范网内，发音异常可有可无。

（1）言语表达能力明显低于实际年龄应有的水平。2 岁时不会说单词，3 岁不能讲两个单词的短句，稍大后仍有词汇量少，讲话过短，句法错误等，其严重程度超过同龄。儿童的变异范围；

（2）语言的理解能力正常；

（3）标准化测验总智商正常（韦氏儿童智力测验操作智商及总智商均≥70）；

（4）不是由于听力缺陷、口腔疾病、神经系统疾病、精神发育迟滞，或广泛发育障碍所致。

3）感受性语言障碍

指一种特定语言发育障碍，患儿对语言的理解低于其智龄所应有的水平，几乎所有患儿的语言表达都显著受损，也常见语音发育异常。

（1）言语理解能力低于实际年龄应有的水平。1 岁时对熟悉的名称无反应，2 岁时仍不能听从日常简单的口令，以后又出现不能理解语法结构、不了解别人的语调、手势等意义，其严重程度超过同龄儿童的变异范围；

（2）伴有语言表达能力和发音的异常；

（3）非言语性智力测验智商在正常水平（韦氏儿童智力测验操作智商≥70）；

（4）不是由于听力缺陷、口腔疾病、神经系统疾病、精神发育迟滞，或广泛发育障碍所致。

4）伴发癫痫的获得性失语（Landau - Kleffner 综合征）

（1）病前语言功能发育正常，在一开始出现言语丧失的前后2年中，出现累及一侧或双侧颞叶的阵发性脑电图异常或癫痫发作；

（2）非语言智力和听力正常；

（3）表达或感受言语能力严重缺损的总病程不超过6个月；

（4）不是由于其他神经系统疾病、广泛性发育障碍所致。

3. ICD－10的诊断标准

编码：F80

1）编码：F80.0（特定性言语构音障碍）

注：本障碍亦被称为特定性言语语音障碍。

（1）采用标准化测验，构音（语音）技能低于同龄人的2个标准差。

（2）采用标准化测验，构音（语音）技能至少低于非语言智商1个标准差。

（3）采用标准化测验，言语表达和理解力在同龄人2个标准差范围以内。

（4）不存在直接影响构音的神经系统、感官或躯体损害，也不存在弥漫性发育障碍（F84.－）。

（5）最常见的需除外的情况：采用标准化测验，非语言智商低于70。

2）编码：F80.1（表达性语言障碍）

（1）采用标准化测验，表达性语言能力低于同龄人2个标准差。

（2）采用标准化测验，表达性语言能力至少低于非语言智商1个标准差。

（3）采用标准化测验，感受性语言能力征同龄人2个标准差以内。

（4）非语言性交流的应用与理解以及语言想象能力在正常

范围内。

（5）不存在直接影响口语应用的神经系统、感官或躯体损害，也不存在弥漫性发育障碍（F84. -）。

（6）最常见的需除外的情况：采用标准化测验，非语言智商低于70。

3）编码：F80. 2（感受性语音障碍）

注：本障碍也被称为混合性感受性/表达性障碍。

（1）采用标准化测验，语言理解能力低于同龄人2个标准差。

（2）采用标准化测验，感受性语言技能至少低于非语言智商1个标准差。

（3）不存在直接影响语言感受性的神经系统、感官或躯体损害，也不存在弥漫性发育障碍（F84. -）。

（4）最常见的需除外的情况：采用标准化测验，非语言智商低于70。

4）编码：F80. 3［伴发癫痫的获得性失语（Laridau - KIeffner 综合征）］

（1）表达与感受性语言技能出现严重缺损的总病程不超过6个月。

（2）病前语言功能发育正常。

（3）在最早出现语言丧失的前后2年中，出现累及一侧或双侧颞叶的阵发性脑电图异常。

（4）听力在正常范围内。

（5）非语言智能保持正常水平。

（6）除脑电图异常和癫痫发作外，不存在任何可诊断的神经科疾患。

（7）不符合弥漫性发育障碍（F84. -）的标准。

二、特定性学习技能发育障碍

特定学校技能发育障碍指儿童在学龄早期，同等教育条件下，出现学校技能的获得与发展障碍。这类障碍不是出于智力发育迟缓、中枢神经系统疾病、视觉、听觉障碍，或情绪障碍所致。多起源于认知功能缺陷，并以神经发育过程的生物学因素为基础。可继发或伴发行为或情绪障碍，但不是其直接后果。以男孩多见。

诊断标准及分型：

1. CCMD-2-R 的诊断标准

编码：80.1（学习技能发育障碍）

至少具备下列中的1项：

（1）特殊阅读障碍：包括对文字的理解及阅读障碍，常伴有言语特殊发育障碍。

（2）拼音障碍：不能正确拼出音节，但其他功能一般正常。

（3）特殊计算能力障碍：主要是加减乘除的运算能力障碍，其他学习技能无明显障碍。

2. CCMD-3 的诊断标准

（1）存在某种特定学校技能障碍的证据，标准化的学习技能测验评分明显低于相应年龄和年级儿童的正常水平，或相应智力的期望水平，至少达2个标准差以上。

（2）特定学校技能障碍在学龄早期发生并持续存在，严重影响学习成绩或日常生活中需要这种技能的活动。

（3）不是由于缺乏教育机会、神经系统疾病、视觉障碍、听觉障碍、广泛发育障碍，或精神发育迟滞等所致。

1）特定阅读障碍

指一种特定学校技能发育障碍，主要特征是特定阅读技能发育显著损害，并且不能完全归因于智龄低、视力问题或教育不当。

（1）符合特定学校技能发育障碍的诊断标准。

（2）阅读准确性或理解力明显障碍，标准化阅读技能测验评分低于其相应年龄和年级儿童的正常水平，或相应智力的期望水平；达2个标准差以上。

（3）有持续存在的阅读困难史，严重影响与阅读技能有关的学习成绩或日常活动。

2）特定拼写障碍

指一种特定学校技能发育障碍，主要特征是特定拼写技能显著受损（包括口头与笔头正确拼写单词的能力都受损），不能完全归因于智龄低、视力问题或教育不当。

（1）符合特定学校技能发育障碍的诊断标准。

（2）有文字符号书写表达的学校技能障碍，其准确性和完整性均差，标准化书写表达能力测验评分低于其相应年龄和年级儿童的正常水平或相应智力期望水平，达2个标准差以上，但阅读与计算技能在正常范围。

（3）有持续存在的书写表达困难史、严重影响与书写表达技能有关的学习成绩或日常活动。

3）特定计算技能障碍

指一种特定学校技能发育障碍，主要特征是特定计算技能损害，其缺陷涉及到对基本计算技巧即加减乘除的掌握（不涉及更抽象的数学技能如代数、三角、几何或微积分），且不能完全用精神发育迟滞或明显的教育不当来解释。

（1）符合特定学校技能发育障碍的诊断标准。

（2）有基本运算、推理能力障碍，标准化计算测验的评分低于其相应年龄和年级儿童的正常水平或相应智力期望水平，达2个标准差以上，但阅读准确性、理解力和书写表达能力在正常范围。

（3）有持续存在的计算困难史，严重影响与计算能力有关的学习成绩或日常活动。

4）混合性学校技能障碍

符合学校技能发育障碍的诊断标准，表现为明显的阅读和书写技能障碍，并有计算能力障碍。

3. ICD－10 的诊断标准

编码：F81

1）编码：F81.0（特定性阅读障碍）

（1）存在以下 2 条之一：

①阅读准确性和/或理解力的得分低于其实际年龄预期水平和一般智力水平所应有得分至少 2 个标准差，这里对阅读技能和智商的个别测查均采用与儿童的文化和教育体系相适应的标准化方法进行；

②有严重阅读困难的病史或早年的测查得分符合标准（1）①，同时，拼写测验得分低于其实际年龄和智商的预期水平至少 2 个标准差。

（2）（1）项标准中所描述的紊乱显著影响到学业成绩或日常生活中需有阅读技能参与的活动。

（3）本障碍并非视、听敏感性下降或神经系统障碍的直接后果。

（4）受教育的经历在预期的平均范围以内（不存在受教育极端欠缺的情况）。

（5）最常见的需除外的情况：采用个别标准化测查，智商低于 70。

可能附加的包含标准：为某些研究目的，研究者可能希望确定在学龄前的数年中，患儿在言语、语言、声音归类、运动共济、视觉加工、注意或对活动的控制及调节方面是否存在某种程度的损害。

说明：以上标准并不包括一般的阅读落后，虽然这种阅读落后也有可能具有临床意义。一般性阅读落后的研究用诊断标准与特定性阅读障碍相同，但标准（1）①应规定阅读技能低于其实际年龄期望值两个标准差（不考虑智商），（1）②中有关拼写的标准亦遵循同样的原则。这两类阅读问题的区分效度尚未完全确定，但特定型似与语言发育迟滞有更特殊的联系（而一般性阅读落后与更广泛的发育障碍有关），并且在男孩更多见。

2）编码：F81.1（特定性拼写障碍）

（1）标准拼写测验得分低于其实际年龄和一般智力水平的预期值至少2个标准差。

（2）阅读准确性、理解力和计算力得分在正常范围内（平均数±2个标准差）。

（3）无明显阅读困难病史。

（4）受学校教育的情况在平均范围内（不存在受教育极端欠缺的情况）。

（5）拼写困难在学习拼写的早期就已存在。

（6）（1）项标准中所描述的紊乱显著影响学业成绩或日常生活中需有拼写技能参与的活动。

（7）最常见的需除外的情况：采用个别标准化测查，智商低于70。

3）编码：F81.2（特定性计算技能障碍）

（1）标准化汁算测验的得分低于其实际年龄和智能的期望值至少2个标准差。

（2）阅渎准确惟、理解力和拼写得分在正常范围内（均数±2个标准差）。

（3）无明娃阅读和拼写困难的历史。

（4）受学校教育情况在甲均属正常范围内（不存在受教育

极端欠缺的情况）。

（5）计算刚难在学习算数早期就已存在。

（6）（1）项标准中所描述的紊乱显著影响学业成绩或日常生活中需有计算技能参与的活动。

（7）最常见的需除外的情况：个别标准化测查中，智商低于70。

三、特定性运动功能发育障碍

儿童运动技能发育的延迟，但不是由于神经系统疾病或运动器官先天性缺陷、畸形等所引起。

【诊断标准】

1. CCMD－2－R 的诊断标准

编码：80.2（运动技能发育障碍）

（1）精细技巧、粗大操作的运动协调能力明显低于同龄儿童水平和其发育应有的水平。

（2）智力正常或基本接近正常。

（3）不是由听视觉缺陷、神经系统疾病、肌病或关节疾病所引起。

2. CCMD－3 的诊断标准

（1）精细或粗大运动的共济协调能力明显低于其年龄应有的水平，或标准化运动技能测验低于其年龄期望值，达2个标准差以上；

（2）早期发生的运动技能障碍持续存在，并严重影响学习成绩或日常生活；

（3）不是由于视、听觉缺陷、神经系统疾病，或运动系统障碍所致。

四、混合性特定发育障碍

混合性特定发育障碍是上述特定言语和语言、学习技能，或运动技能发育障碍混合存在的状态，但没有一种特别突出，可作为基本诊断。只有当功能障碍同时符合言语与语言发育障碍、特定学校技能发育障碍，或特定运动技能发育障碍诊断标准碍中的至少2个标准时才适用。

ICD－10的诊断标准

1）编码：F82

（1）标准化细微或粗大运动共济测验得分较其实际年龄的期望值至少低2个标准差。

（2）（1）项标准中所描述的紊乱显著影响学业成绩或日常活动。

（3）没有可诊断的神经科障碍。

（4）最常见的需除外的情况：采用个别标准化测验，智商低于70。

2）编码：F83（混合性特定发育障碍）

这一残余障碍类别，是一种无确切定义和不完善的概念（但又属必需），它是特定性言语和语言、学校技能或运动功能发育障碍的混合物，但其中没有一种突出到可据以作出基本诊断的程度。这些特定性发育障碍的每一种都可伴有某种程度的一般认知功能损害，所以只能在重叠很显著时才使用这一混合类别。因此，只有当功能障碍符合F80.－，F81.—F82.－中2个或2个以上标准时，才采用本类别。

【特定学校技能发育障碍的治疗原则】

（1）支持性心理治疗，培养学习兴趣，增强自信心，培养学习动机，改进学习方法。还可以应用行为疗法、作业疗法等。

（2）教育补习和强化训练，不要把孩子放在任何“差生班”

中，孩子不应该脱离具体的学科内容，根据不同的障碍类型和神经心理缺陷，指导家长和老师进行教育和训练，如操作条件反射法用于语言及阅读训练，例如让孩子大声朗读而不是对着孩子念；感觉统合训练对运动技能障碍的患儿有帮助。

（3）药物治疗，一般不主张应用药物，用药原则为针对合并的行为或情绪症状，如合并多动症应用利他林等中枢兴奋剂，合并情绪障碍者应用抗焦虑剂和抗抑郁剂，对有攻击行为者应用卡马西平或小剂量抗精神病药，也可以试用促脑代谢药物、益智药等。

（4）对父母的认知行为治疗，改善父母的不良认知归因方式。

第二节　广泛发育障碍（弥漫性发育障碍）

这是一组起病于婴幼儿时期特有的心理发育障碍，其特点为个体发育功能广泛损害，社会化行为缺陷，言语障碍，认识功能障碍，兴趣与活动表现异常。诊断必须结合个体生理、心理发育水平，综合加以衡定。

广泛发育障碍包括：儿童孤独症、Heller 综合征、Rett 氏综合征、Asperger 综合征、特发于童年与少年期的社会功能障碍。

一、儿童孤独症

是一种广泛性发育障碍的亚型，以男孩多见，起病于婴幼儿期，主要为不同程度的人际交往障碍、兴趣狭窄和行为方式刻板。约有四分之三的患儿伴有明显的精神发育迟滞，部分患儿在一般性智力落后的背景下具有某方面较好的能力。

【诊断标准】

1. CCMD－2－R 的诊断标准

编码：81.0

（1）通常起病于 3 岁（36 个月）以内。

（2）人际交往障碍，至少须具备下列中的 2 项症状：

①极度孤独，明显缺乏社会情绪反应，不能与别人（包括父母亲）产生正常的情感交流；

②不能用注视、表情、姿势或手势进行交往；

③不能与其他儿童建立伙伴关系；

④对集体游戏缺乏兴趣，不能对集体的欢乐产生共鸣；

⑤遇到疾病或挫折时，不会寻求支持或安慰，当别人遇到挫折时，也不会主动给予支持或安慰。

（3）言语障碍，至少须具备下列中的 2 项症状：

①言语发育延迟或不发育，例如不会呀呀学语，可有以手势或其他形式来代替言语交流的倾向；

②刻板重复一些词语，而与环境或正在进行的活动无明显联系；

③言语的声调、速度、节律、重音等方面异常；

④言语的理解能力明显受损害；

⑤2 岁以前言语功能发育正常，但 2 岁后出现障碍，甚至完全不会讲话。

（4）兴趣和活动异常，至少须具备下列中的 1 项症状：

①兴趣刻板、狭窄（例如专注日期、广告、气象报告等）；

②对某种东西特别依恋；

③强迫性地进行某种特殊的仪式性行为；

④刻板重复的动作和姿势；

⑤对某些东两（例如玩具）的非主要部分特别感兴趣（例

如对它们的气味、表面感觉、产生的噪声等)；

⑥对个人生活环境不愿或拒绝作任何变动。

(5) 排除儿童精神分裂症、Asperger 综合征、Heller 综合征和 Rett 综合征。

2. CCMD-3 的诊断标准

1) 症状标准　在下列 (1)、(2)、(3) 项中，至少有 7 条，且 (1) 至少有 2 条，(2)、(3) 项至少各有 1 条：

(1) 人际交往存在质的损害，至少 2 条：

①对集体游戏缺乏兴趣，孤独，不能对集体的欢乐产生共鸣；

②缺乏与他人进行交往的技巧，不能以适合其智龄的方式与同龄人建立伙伴关系，如仅以拉人、推人、搂抱作为与同伴的交往方式；

③自娱自乐，与周围环境缺少交往，缺乏相应的观察和应有的情感反应 (包括对父母的存在与否亦无相应反应)；

④不会恰当地运用眼对眼的注视、以及用喵部表情，手势、姿势与他人交流；

⑤不会做扮演性游戏和模仿社会的游戏 (如不会玩过家家等)；

⑥当身体不适或不愉快时，不会寻求同情和安慰；对别人的身体不适或不愉快也不会表示关心和安慰；

(2) 言语交流存在质的损害，主要为语言运用功能的损害.

①口语发育延迟或不会使用语言表达，也不会用手势、模仿等与他人沟通；

②语言理解能力明显受损，常听不懂指令，不会表达自己的需要和痛苦，很少提问，对别人的话也缺乏反应；

③学习语言有困难，但常有无意义的模仿言语或反响式言语，应用代词混乱；

④经常重复使用与环境无关的言词或不时发出怪声；

⑤有言语能力的患儿，不能主动与人交谈、维持交谈以及应对简单；

⑥言语的声调、重音、速度、节奏等方面异常，如说话缺乏抑、扬、顿、挫，言语刻板；

（3）兴趣狭窄和活动刻板、重复，坚持环境和生活方式不变：

①兴趣局限，常专注于某种或多种模式，如旋转的电扇、固定的乐曲、广告词、天气预报等；

②活动过度，来回踱步、奔跑、转圈等；

③拒绝改变刻板重复的动作或姿势，否则会出现明显的烦躁和不安；

④过分依恋某些气味、物品或玩具的一部分，如特殊的气味、一张纸片、光滑的衣料、汽车玩具的轮子等，并从中得到满足；

⑤强迫性地固着于特殊而无用的常规或仪式性动作或活动。

2）严重标准　社会交往功能受损。

3）病程标准　通常起病于3岁以内。

4）排除标准　排除Asperger综合征、Heller综合征、Rett综合征、特定感受性语言障碍、儿童精神分裂症。

不典型孤独症

指一种广泛性发育障碍的亚型，症状不典型（只能部分满足孤独症症状标准），或发病年龄不典型（如在3岁后才出现症状），可考虑此诊断。不典型孤独症可发生在智力发育接近正常或严重精神发育迟滞的患儿，多见于男童。

1）ICD－10的诊断标准

编码：F84.0（童年孤独症）

（1）发育异常或损害在3岁以前就已出现，至少表现在下列领域之一：

①社交性沟通时所需的感受性或表达性语言；

②选择性社会依恋或相互性社交往来；

③功能性或象征性游戏。

（2）具有①、②、③项下至少6种症状，且其中①项下至少2种，②、③2项下各至少1种：

①在下列至少2个方面表现出相互性社交往来实质性异常；

a不能恰当地应用眼对眼注视、面部表情、姿势和手势来调节社会交往；

b（尽管有充裕的机会也）不能用适合其智龄的方式与同龄人发展涉及分享兴趣、活动与感情的相互关系；

c缺乏社会性情感的相互交流，表现为对他人情绪的反应偏颇或有缺损；或不能依据社交场合调整其行为；或社交情绪与交往行为整合较差；

d不能自发地寻求与他人共享欢乐、兴趣或成就（如不向旁人显示、表达或指出自己感兴趣的事物）；

②社交性沟通实质性异常，表现在下列至少1个方面

a口语发育延迟或缺如，不伴有以手势或模仿等替代形式补偿沟通的企图（此前常没有呀呀学语的沟通）；

b在对方对交谈具有应答性反应的情况下，相对地不能主动与人交谈或使交谈持续下去（在任何语言技能水平上都可以发生）；

c刻板和重复地使用语言或别出心裁地使用某些词句；

d不能进行各种自发的装扮性游戏或（幼年时）不能进行社会模仿性游戏。

③行为、兴趣与活动狭窄、重复和刻板，表现在下列至少1个方面：

a 专注于1种或多种模式刻板、类型狭窄的兴趣之中，这种兴趣的内容或患儿对它的迷恋是异常的；或者，尽管其内容或患儿的迷恋并非异常，但其迷恋程度与局限性仍然异常；

b 强迫性地明显固着于特殊而无用的常规或仪式；

c 刻板与重复的运动性作态，如拍打、揉搓手或手指，或涉及全身的复杂运动；

d 迷恋物体的一部分或玩具的没有功用的性质（如气味、质感或所发出的噪音或振动）；

（3）临床相不能归因于以下情况：其他类型的弥漫性发育障碍；特定性感受性语言发育障碍（v80.2）及继发的社会情感问题，反应性依恋障碍（F94.1）或脱抑制性依恋障碍（F94.2）；伴发情绪/行为障碍的精神发育迟滞（F70－F72）；过早发生的精神分裂症（F20.－）和Rett氏综合征（F84.2）。

2）编码：F84.1（不典型孤独症）

（1）3岁或3岁以后最现发育障碍或缺陷（除年龄之外，符合孤独症的其他标准）。

（2）相互性社会交往或沟通的实质性损害，或狭窄、承复与刻板型行为、兴趣与活动。（符合孤独症的标准，但不必满足出现异常的领域的数目）。

（3）不符合孤独症（F84.0）的诊断标准。

孤独症可在发病年龄（F84.10）或症状学（F84.11）上不典型。

为研究目的，这两种类型用第五位数字进行了区分。两方面都不典型的综合征，编码为：F84.12。

3）编码：F84.10（发病年龄不典型）

（1）不符合孤独症（F84.0）标准（1）；也就是发育的异常或损害直到3岁时或3岁之后才明显。

（2）符合孤独症（F84.0）（2）和（3）项标准。

4）编码：F84.11（症状学不典型）

（1）符合孤独症（F84.0）标准（1），即在3岁之前显现发育异常或损害。

（2）存在相互性社会交往或沟通的实质性损害，或行为、兴趣与活动的范围狭窄、形式重复和类型刻板。（符合孤症的的标准，但不必满足出现异常的领域的数目。）

（3）符合孤独症（F84.0）（3）项标准。

（4）不完全符合孤独症（F84.0）（2）项标准。

5）编码：F84.12（发病年龄和症状都不典型）

（1）不符合孤独症（F84.0）标准（1）；也就是发育异常或损害直到3岁时或3岁后才明显。

（2）存在相互性社会交往和交流的实质性损害，或行为、兴趣与活动的范围狭窄、形式重复和类型刻板。（符合孤独症标准，但不必满足出现异常的领域的数目）。

（3）符合孤独症（F84.0）（3）项标准。

（4）不完全符合孤独症（F84.0）（2）项标准。

4. DSM－Ⅳ的诊断标准

编码：299.0

（1）包括①、②、③总数6项以上，至少有2项是①中的而②、③中至少各1项。

①社会交往有质的缺损，表现为至少下列之二：

a 非言语性交流行为的应用有显著缺损，例如眼神交流、脸面表情、躯体姿态及社交手势等方面；

b 与相似年龄儿童缺乏应有的同伴关系：

c 缺乏自发地寻求与分享乐趣或成绩的机会（例如不会显示、携带或指出感兴趣的物品或对象）；

d 缺乏社交或感情的相互关系；

②言语交流有质的缺损，表现为至少下列之一：

a 口语发育延迟或缺如（并不伴有以其他交流方式来代替或补偿的企图，例如手势或姿态）；

b 虽有足够的言语能力，而不能与他人开始或维持一段交谈；

c 刻板地重复一些言语或奇怪的言语；

d 缺乏各种自发的儿童假扮游戏或社交性游戏活动；

③重复刻板的有限的行为、兴趣和活动，表现为至少一下列之一：

a 沉湎于某一种或几种刻板的、有限的兴趣，而其注意集中的程度却异乎寻常；

b 固执于某些特殊的、没有实际价值的常规行为或仪式动作；

c 刻板重复的装相行为（例如手或手指扑动或扭转，或复杂的全身动作）；

d 持久地沉湎于物体的部件。

（2）功能异常或延迟，表现在至少下列之一；而且出现在3岁之前：

①社会交往；

②社交语言的应用；

③象征性或想象性游戏。

（3）并非 Rett 病或儿童期瓦解性精神障碍。

【治疗原则】

1. 药物治疗

氟哌啶醇 0.25～4.0mg/d，可以改善活动过度、激动、攻击、刻板以及情绪不稳；匹莫齐特（哌迷清）1～4mg/d；哌醋甲酯（利他林）0.3mg/kg.d，用以短期改善学习和测验效果，0.7～1mg/kg.d 用于长期的行为改变；对伴有郁症者或强迫症者可应用抗抑郁剂如丙米嗪或新型抗抑郁剂；有人用三碘甲状腺原氨酸取得疗效；纳屈酮、利培酮、维生素等也可以试用。

2. 教育矫治

根据个别化的原则，实施特殊教育培养训练巩固社会技能，要做到长期性，教育家长和老师要持之以恒。

3. 行为治疗

促进患儿的社会化和语言发育，控制适应不良性行为。

二、Heller 综合征

本综合征又称婴儿痴呆或衰变性精神病，是指在起病前已有肯定的言语及其他功能发育完全正常的阶段，起病后已获得的功能逐渐减退以至丧失。大多起病于 2～3 岁。

【诊断标准】

1. CCMD－2－R 的诊断标准

编码：81.2

（1）至少在出生后 2 年内言语、人际交往和其他功能发育完全正常。

（2）发病后出现以前已获得的功能（包括言语功能、运动技能、人际交往和自助能力）逐渐减退以至丧失。

（3）人际交往功能损害，须至少具备下列 2 项症状：

①社会相互交往能力缺损；

②言语交流能力损害；

③行为、兴趣和活动表现刻板性、重复性、内向性的形式；

④对周围事物普遍地丧失兴趣。

（4）排除选择性缄默症、儿童精神分裂症、儿童孤独症、Rett 综合征及癫痫性失语症等。

2. CCMD－3 的诊断标准

（1）发病后原来获得的言语、生活和社会技能迅速衰退、甚至丧失，如大小便自控能力丧失。

（2）对亲人、游戏，及相互交往等均无兴趣。通常比较兴奋，无目的性活动增加。部分患儿可出现自残行为。

（3）病前言语、人际交往，及其他生活和社会功能的发育完全正常。

（4）排除选择性缄默症、儿童精神分裂症、孤独症、Rett 综合征，或癔症性失语等。

3. ICD－10 的诊断标准

编码：F84.3（其他童年瓦解性障碍）

（1）至少在2岁以前发育显然正常。在2岁时或2岁以后曾具有与年龄相符的正常的交流、社交联系、游戏和适应行为。此为确诊所必需。

（2）在精神障碍发生前后，既往获得的技能有肯定的丧失。如欲确诊，应在下列至少2个领域存在有临床意义的技能丧失（不仅仅是在某种场合下不能应用）：

①表达性或感受性语言；

②游戏；

③社交技能或适应行为；

④大便或小便控制；

⑤运动技能。

（3）社交功能的实质性异常，至少表现在下列2项之中：

①相互性社会交往的实质性损害（与孤独症所定义的相同）；

②沟通的实质性损害（与孤独症所定义的相同）；

③狭窄、重复、刻板的行为、兴趣与活动，包括刻板运动和

作态；

④对物体及环境的兴趣普遍丧失。

（4）不能归因于其他类型的弥漫性发育障碍、伴发癫痫的获得性失语（F80.6）、选择性缄默症（F94.0）、Rett 氏综合征（F84.2）或精神分裂症（F20.-）。

【治疗原则】

教育和行为治疗，对精神症状应用小剂量抗精神病药或苯二氮卓类药物。

三、Rett 氏综合征

指一种广泛性发育障碍的综合征，起病于婴幼儿期（通常为7~24个月），只见于女孩。主要表现为早期发育正常，随后出现手的技巧性动作和言语的部分或完全丧失，严重的语言发育障碍或倒退，以及交往能力缺陷十分明显，并有特征性手的刻板性扭动、目的性手部活动丧失，及过度换气。病程进展较快，预后较差。

【诊断标准】

1. CCMD-2-R 的诊断标准

编码：81.3

（1）通常起病于出生后7~24个月间。

（2）起病前发育正常或基本正常。

（3）起病后逐渐出现头颅发育减慢，已获得的手和言语功能部分或全部丧失。

（4）手缺乏有目的的动作，出现刻板性扭动。

（5）肢体运动障碍（共济失调或运用不能）。

（6）社会交往能力丧失，严重智力缺陷。

（7）有过度呼吸、生长发育迟滞和脊柱侧凸征象。

（8）排除先天性代谢障碍、糖原累积症和神经系统变性病及儿童孤独症。

2. CCMD－3 的诊断标准

1）症状标准

（1）起病后，以前获得的语言和社会化技能迅速丧失，多为重度智力缺损。

（2）以前已获得的目的性手部技能丧失，出现无目的、刻板、重复的动作，多为手指置于胸前不停地扭动、揉、搓等。

（3）步态不稳或躯干运动共济不良。

（4）对环境反应差，对玩具丧失兴趣，面部不时显示“社交性微笑”一样的表情。

（5）部分患儿出现咬牙、过度呼吸，如长出气、叹气。

2）严重标准　社会交往功能严重受损。

3）病程标准　大都起病于 7～24 个月，病程进展较快，预后较差。

4）排除标准　排除孤独症、神经系统变性病、先天代谢性疾病，或 Heller 综合征。

3. ICD－10 的诊断标准

编码：F84.2

（1）胎儿期及围产期显然正常，出生 5 个月内精神运动性发育显然也正常，出生时头围正常。

（2）出生 5 个月后到 4 岁之间头颅生长速度减慢，并且在出生后 6～30 个月之间将已获得的目的性手部技能丧失，同时伴有沟通功能不良和社会交往受损，出现步态和/或躯干运动共济不良/不稳。

（3）表达性和感受性语言功能严重受损，并伴有严重的精神运动性迟滞。

（4）存在刻板的手部中线性运动（如扭绞样或洗手样运动），可在有目的的手部运动丧失的同时或其后出现。

【治疗原则】

一般躯体支持疗法，对症控制癫痫发作。

四、Asperger 综合征

本综合征又称儿童分裂性精神病，是一种病因未明的综合征，具有类似儿童孤独症的特征，表现为人际交往方面的损害，有局限、刻板、重复的兴趣和活动方式，但无明显的言语障碍及智能障碍。男孩多见。

【诊断标准】

1. CCMD－2－R 的诊断标准

编码：81.1

（1）有明显的社交功能障碍，不能与其他儿童建立伙伴关系。

（2）有局限性、刻板性、重复性的兴趣和活动方式。

（3）无明显言语发育障碍及智能缺陷。

（4）症状通常持续存在。

（5）排除儿童孤独症、Heller 综合征和儿童精神分裂症。

2. CCMD－3 的诊断标准

1）症状标准

（1）人际交往障碍的显著特点是缺乏交往技巧，交往办式刻板、生硬、程式化，缺乏发展友谊的能力。

（2）局限于刻板、重复，或不同寻常的兴趣或活动，显得比较怪僻。

（3）无明显言语与语言发育障碍，认知发育基本正常。

（4）运动技能较低，动作较笨拙。

2）严重标准　社会交往功能明显受损。

3）病程标准　一般到学龄期症状才明显，症状常持续存在。

4）排除标准　排除儿童精神分裂症、儿童孤独症，或Heller综合征。

3. ICD－10的诊断标准

编码：F84.5

（1）不存在具临床意义的口语或感受性语言或认知发育的一般性延迟。在2岁或2岁以前已掌握单个词汇，3岁或3岁以前已经能够运用交流性短语，此为诊断所必需。自助技能、适应行为以及对环境的好奇心在出生3年内应与正常智力发育相一致。但运动功能发育稍显迟缓，通常出现运动笨拙（虽然这不是诊断的必需特征）。常见孤立的特殊技能（常与异常的先占观念有关），但也不是诊断所必需。

（2）相互性社会交往的实质性损害（用孤独症的标准）。

（3）患儿对孤市的兴趣表现出异乎寻常的关注，或行为、兴趣和活动的类型狭窄、重复、刻板（用孤独症的标准，但作态或着迷于玩具的次要无用的特征则不常见）。

（4）不能归因于其他类型的弥漫性发育障碍、单纯型精神分裂症（F20.6）、分裂型障碍（F21）、强迫性障碍（F42.－）强迫性人格障碍（F60.5）、童年反应性与脱抑制性依恋障碍（分别为F94.1和F94.2）。

【治疗原则】

可以试用中枢兴奋剂如利他林和抗抑郁剂。

第三节　儿童多动症（注意缺陷障碍）

本症是指发生于儿童时期，表现为与同龄儿童相比，具有明显的、持续的注意力不能集中，活动过度、任性、冲动和学习困难为主要特征的一组综合征。诊断主要根据老师及家长提供的病史，必须同时具有显著的注意力不集中和活动过度，并结合临床评定的结果（包括体格检查、神经系统检查和精神检查等）。

【诊断标准】

1. CCMD－2－R 的诊断标准

编码：82

（1）起病于学龄前期，病程至少持续 6 个月。

（2）症状标准：至少须具备下列行为中的 4 条，其症状严重性可不同程度地影响学习和适应环境的能力。

①需要静坐的场合难于静坐，常常动个不停；

②容易兴奋和冲动；

③常常干扰其他儿童的活动；

④做事粗心大意，常常有始无终；

⑤很难集中思想听课、做作业或其他需要持久注意的事情；

⑥要求必须立即得到满足，否则就产生情绪反应；

⑦经常话多，好插话或喧闹；

⑧难以遵守集体活动的秩序和纪律；

⑨学习困难、成绩差，但不是由于智能障碍所引起；

⑩动作笨拙，精巧和协调动作较差。

（3）排除标准：不是由于精神发育迟滞、儿童期精神病、焦虑状态、品行障碍或神经系统疾病所引起。

2. CCMD－3 的诊断标准

1）症状标准

（1）注意障碍，至少有下列 4 项：

①学习时容易分心，听见任何外界声音都要去探望；

②上课很不专心听讲，常东张西望或发呆；

③做作业拖拉，边做边玩，作业又脏又乱，常少做或做错；

④不注意细节，在做作业或其他活动中常常出现粗心大意的错误；

⑤丢失或特别不爱惜东西（如常把衣服、书本等弄得很脏很乱）；

⑥难以始终遵守指令，完成家庭作业或家务劳动等；

⑦做事难于持久，常常一件事没做完，又去干别的事：

⑧与他说话时，常常心不在焉，似听非听；

⑨在日常活动中常常丢三拉四。

（2）多动，至少有下列 4 项：

①需要静坐的场合难于静坐或在座位上扭来扭去；

②上课时常小动作，或玩东西，或与同学讲悄悄话；

③话多，好插嘴，别人问话未完就抢着回答；

④十分喧闹，不能安静地玩耍；

⑤难以遵守集体活动的秩序和纪律，如游戏时抢着上场，不能等待；

⑥干扰他人的活动；

⑦好与小朋友打逗，易与同学发生纠纷，不受同伴欢迎；

⑧容易兴奋和冲动，有一些过火的行为；

⑨在不适当的场合奔跑或登高爬梯，好冒险，易出事故。

2）严重标准　对社会功能（如学业成绩、人际关系等）产生不良影响。

3）病程标准　起病于 7 岁前（多在 3 岁左右），符合症状标准和严重标准至少已6个月。

4）排除标准 排除精神发育迟滞、广泛发育障碍、情绪障碍。

3. ICD－10的诊断标准

1）编码：F90

注：对多动性障碍作研究用诊断需肯定存在异常水平的不注意、多动与不安，而且发生于各种场合，持续存在，并非由其他障碍如孤独症或情感障碍所致。

（1）不注意 下列不注意的症状至少6条，持续至少6个月，达到适应不良的程度，并与患儿的发育水平不一致。

①常常不能仔细地注意细节，或在做功课、工作或其他活动中出现漫不经心的错误；

②在完成任务或做游戏时常常无法保持注意；

③别人对他/她讲话时常常显得没在听；

④常常无法始终遵守指令，无法完成功课、日常杂务或工作中的义务（不是因为违抗行为或不理解指令）；

⑤组织任务和活动的能力常常受损；

⑥常常回避或极其厌恶需要保持精神努力的任务，如家庭作业；

⑦常常遗失某种任务或活动的必需品，如学校的作业、铅笔、书、玩具或工具；

⑧常常易被外界刺激吸引过去；

⑨在日常活动过程中常常忘事。

（2）多动 下列多动性症状至少3条，持续至少6个月，达到适应不良的程度，并与患儿的发育水平不一致：

①双手或双足常常不安稳，或坐着时蠕动；

②在课堂上或其他要求保持坐位的场合离开位子；

③常常在不适当的场合奔跑或登高爬梯（在少年或成年，

可能只存在不安感）；

④游戏时常不适当地喧哗或难以安静地参与娱乐活动；

⑤表现出持久的运动过分，社会环境或别人的要求无法使患儿显著改观。

（3）冲动性　下列冲动性症状至少1种，持续至少6个月，达到适应不良的程度，并与患儿的发育水平不一致。

①常在提问未完时其答案即脱口而出；

②住游戏或有组织的场合常不能排队或按顺序等候；

③经常打扰或干涉他人（如冲撞别人的交谈或游戏）；

④常说话过多，不能财社会规则做出恰当的反应。

（4）障碍的发乍不晚于7岁。

（5）弥漫性　应在一种以上的场合符合上述标准，例如不注意与多动应在家和在学校都有，或同时存在于学校和另一种对患儿进行观察的场合，如门诊。（通常这种跨场合的证据需要一种以上来源的信息，比如父母对患儿在教室中行为的报告似乎并不充足。）

（6）（1）-（3）的症状导致具有临床意义的苦恼，或损害其社会、学业或职业功能。

（7）不符合弥漫性发育障碍（F84. -）、躁狂发作（F30. -）、抑郁发作（F32. -）或焦虑障碍（F41. -）的标准。

说明：许多权威人士还注意到阈限下多动性障碍的情况。其他方面符合标准但不表现出多动和冲动的儿童可视为注意缺陷；未达到注意障碍标准但符合其他条目的儿童可视为活动障碍。同样地，只在一种场合（如只在家中或只在教室里）符合标准的患儿可称为特定于家中或特定于教室的障碍。这些情况尚未被纳入主要分类之中，因为经验性预测效度不够，同时，存在阈限下障碍的许多儿童表现有其他综合征（如对立违抗性障碍，F91.3），应归入适当的类别。

2）编码：F90.0（活动与注意紊乱）

必须符合多动性障碍（F00）的一般标准而不符合品行障碍（F91.-）的标准。

3）编码：F90.1（多动性品行障碍）

必须符合多动性障碍（F90）和品行障碍（F91.-）的一般标准。

4）编码：F84.4（多动障碍伴发精神发育迟滞与刻板动作）

（1）严重的运动增多，其活动与注意表现出下列至少两种问题：

①持续的运动性不安，表现在跑、跳和其他全身运动上；

②保持坐位明显困难，患儿一般最多只能保持坐位几秒钟，除非是在进行刻板的活动［见标准（2）］；

③在要求相对安静的场合有明显的活动过多；

④极快地变换活动，各种活动一般无法维持1分钟（不排除患儿偶尔可花较长的时间进行很喜欢的活动，花很长时间进行刻板的活动与在其他时间出现此项问题也不矛盾）。

（2）重复与刻板型行为和活动，表现为下列至少1项：

①固定的、常常是重复的作态，可以是涉及全身的复杂运动或局部的动作，如拍手；

②过度并且无用的重复活动，形式始终如一，可以是把玩某种物品（如流动的水）或进行某种仪式活动（单独或与他人一道）；

③反复自伤。

（3）智商低于50。

（4）没有孤独型社交损害，即患儿必须至少具有下列之3种：

①使用对眼注视、表情和姿势调节社会交往的行为发育正常；

②与同伴的关系发育正常，包括分享兴趣与活动等；

③至少有时能接近别人以获得安适和慈爱；

④能时常分享他人的欢乐；其他形式的社交损害，如过多地与陌生人接触，与本诊断并不矛盾。

（5）本障碍不符合孤独症（F84.0 和 F84.1）、童年瓦解性障碍（F84.3）或多动性障碍（F90. －）的诊断标准。

4. DSM－IV 的诊断标准

编码：314

（1）①或②：

①下列注意缺陷之 6 项以上，持续至少 6 个月，达到难以适应的程度，并与发育水平不相一致：

注意缺陷：

a 在学业、工作或其他活动中，往往不能仔细注意到细节或者常发生粗心所致之错误；

b 在学习、工作或游戏活动时，注意往往难以持久；

c 与之对话时，往往心不在焉，似听非听；

d 往往不能听从教导以完成功课作业、日常家务或工作（并非因为对立行为或不理解教导）；

e 往往难以完成作业或活动；

f 往往逃避、不喜欢或不愿参加那些需要精力持久的作业或工作（例如功课或家务）；

g 往往遗失作业或活动所必需的东两（例如玩具、课本、回家作业、铅笔或工具）；

h 往往易因外界刺激而分心；

i 往往遗忘日常活动；

②下列多动—冲动行为的 6 项以上，持续至少 6 个月，达到难以适应的程度，并与发育水平不相一致：

多动：

a 往往手或足有很多小动作，或在座位上扭动；

b 往往在教室里或在其他要求坐好的场合，擅自离开座位；

c 往往在不合适场合过多地奔来奔去或爬上爬下（青少年或成年人，可能只是坐立不安的主观感受）；

d 往往不能安静地参加游戏或课余活动；

e 往往一刻不停地活动，似乎有个机器在驱动他；

f 往往讲话过多；

冲动：

g 往往在他人（老师）问题尚未问完时便急于回答；

h 往往难以静等轮换；

i 往往在他人讲话或游戏时予以打断或插嘴。

（2）多动—冲动或注意问题都出现于 7 岁以前。

（3）某些表现存在于 2 个以上场合（例如在学校、工作或在家）。

（4）在社交、学业或职业等功能上，有临床缺损的明显证据。

（5）排除以下可能：全面发育障碍、精神分裂症或其他精神病，不能用其他精神病进行解释（例如心境障碍、焦虑障碍、分离性障碍或人格障碍）。

编码：314.01ADHD，组合型。

编码：314.00ADHD，以注意缺陷为主。

编码：314.01ADHD，以多动——冲动为主。

【治疗原则】

1. 药物治疗

中枢兴奋剂是目前治疗儿童多动症的主要药物，哌醋甲酯（利他林）0.1－0.6mg/kg，最后一次给药不要晚于入睡前 4 小时，6 岁以下儿童禁用。匹莫林有增加急性肝衰竭的风险，已不再推荐使用。丙咪嗪、去甲丙咪嗪25－50mg/d；可乐定0.05－0.3mg/d等。

2. 非药物治疗

利用学习原理进行行为矫正，如阳性强化好的行为，惩罚不良行为；认知训练培养控制能力；游戏治疗推测儿童内心矛盾冲突，然后进行干预，安排适当的活动疏泄儿童过剩的经历；为父母和老师提供咨询，改变把患者当成“坏孩子”的看法，让他们理解教育的作用和学会教育的方法。

第四节　品 行 障 碍

18岁以下儿童或少年反复出现违反与其年龄相应的社会道德准则或纪律，侵犯他人或公共利益的行为，包括反社会性、攻击性或对抗性行为。品行障碍的特征是反复而持久的反社会性、攻击性或对立性品行。当发展到极端时，这种行为可严重违反相应年龄的社会规范，较之儿童普通的调皮捣蛋或少年的逆反行为更严重。如过分好斗或霸道；残忍地对待动物或他人；严重破坏财物；纵火；偷窃；反复说谎；逃学或离家出走；过分频繁地大发雷霆；对抗性挑衅行为；长期的严重违拗。明确存在上述任何一项表现，均可作出诊断，但单纯的反社会性或犯罪行为本身不能作为诊断依据，因为本诊断所指的是某种持久的行为模式。

诊断标准及分型：

1. CCMD－2－R的诊断标准

编码：83

（1）发生于儿童少年期，持续半年以上。

（2）至少有下列行为中的1项：

①经常挑起或参与斗殴；

②经常故意伤害他人或虐待动物；
③经常故意破坏家里的东西或公共财物；
④故意纵火；
⑤经常偷窃；
⑥瞒过家长全天逃学，一学期 3 次以上；
⑦无明显原因离家出走，彻夜不归，至少 2 次；
⑧经常撒谎，并非为了逃避惩罚；
⑨其他触犯刑律的行为。
（3）不是其他精神障碍所引起。

2. CCMD－3 的诊断标准

【反社会性品行障碍】

1）症状标准
（1）至少有下列 3 项：
①经常说谎（不是为了逃避惩罚）；
②经常暴怒，好发脾气；
③常怨恨他人，怀恨在心，或心存报复；
④常拒绝或不理睬成人的要求或规定，长期严重的不服从；
⑤常因自己的过失或不当行为而责怪他人；
⑥常与成人争吵，常与父母或老师对抗；
⑦经常故意干扰别人。
（2）至少有下列 2 项：
①在小学时期即经常逃学（1 学期达 3 次以上）；
②擅自离家出走或逃跑至少 2 次（不包括为避免责打或性虐待而出走）；
③不顾父母的禁令，常在外过夜（开始于 13 岁前）；
④参与社会上的不良团伙，一起干坏事；
⑤故意损坏他人财产，或公共财物；

⑥常常虐待动物；

⑦常挑起或参与斗殴（不包括兄弟姐妹打架）；

⑧反复欺负他人（包括采用打骂、折磨、骚扰及长期威胁等手段）。

（3）至少有下列1项：

①多次在家中或在外面偷窃贵重物品或大量钱财；

②勒索或抢劫他人钱财，或入室抢劫；

③强迫与他人发生性关系，或有猥亵行为；

④对他人进行躯体虐待（如捆绑，刀割，针刺、烧烫等）；

⑤持凶器（如刀、棍棒、砖、碎瓶子等）故意伤害他人；

⑥故意纵火。

（4）必须同时符合以上第（1）、（2）、（3）项标准。

2）严重标准　日常生活和社会功能（如社交、学习，或职业功能）明显受损。

3）病程标准　符合症状标准和严重标准至少已6个月。

4）排除标准　排除反社会性人格障碍、躁狂发作、抑郁发作、广泛发育障碍，或注意缺陷与多动障碍等。

【对立违抗性障碍】

多见于10岁以下儿童，主要为明显不服从、违抗，或挑衅行为，但没有更严重的违法或冒犯他人权利的社会性紊乱或攻击行为。必须符合品行障碍的描述性定义，即品行已超过一般儿童的行为变异范围，只有严重的调皮捣蛋或淘气不能诊断本症。有人认为这是一种较轻的反社会性品行障碍，而不是性质不同的另一类型。采用本诊断（特别对年长儿童）需特别慎重。

1）症状标准

（1）至少有下列3项：

①经常说谎（不是为了逃避惩罚）；

②经常暴怒，好发脾气；

③常怨恨他人，怀恨在心，或心存报复；

④常拒绝或不理睬成人的要求或规定，长期严重的不服从；

⑤常因自己的过失或不当行为而责怪他人；

⑥常与成人争吵，常与父母或老师对抗；

⑦经常故意干扰别人。

（2）肯定没有下列任何1项：

①多次在家中或在外面偷窃贵重物品或大量钱财；

②勒索或抢劫他人钱财，或入室抢劫；

③强迫与他人发生性关系，或有猥亵行为；

④对他人进行躯体虐待（如捆绑，刀割，针刺，烧烫等）；

⑤持凶器（如刀、棍棒、砖、碎瓶子等）故意伤害他人；

⑥故意纵火。

2）严重标准　上述症状已形成适应不良，并与发育水平明显不一致。

3）病程标准　符合症状标准和严重标准至少已6个月。

4）排除标准　排除反社会性品行障碍、反社会性人格障碍、躁狂发作、抑郁发作、广泛发育障碍，或注意缺陷与多动障碍等。

（3）其他或待分类的品行障碍

3. ICD－10的诊断标准

1）编码：F91

（1）具有反复而持久的下列行为，此时别人的基本权利被践踏，或违反与年龄相应的主要社会准则与规范，持续至少6个月，在此过程中存在下列某些症状（具体规则或所需具备的症状数目见个别亚型）。

注：第11、13、15、16、20、21与23条症状只需有1次满足标准。

患儿：

①就其发育水平而言，异常频繁地脾气爆发；

②常与大人争吵；

③常主动拒绝大人的要求或违反规矩；

④经常明显故意地烦扰他人；

⑤常因自己的错误或所做的坏事责备旁人；

⑥常“发火”或易被旁人烦扰；

⑦常发怒或怨恨他人；

⑧常怀恨在心或存心报复；

⑨为获得利益或好处、或为回避义务经常说谎或自毁诺言；

⑩常挑起人身攻击（不包括与同胞打架）；

⑪使用过可给旁人带来严重身体伤害的武器（如棍棒、砖、碎瓶子、刀、枪）；

⑫不顾父母的禁令，常于天黑后在外不归（始于13岁以前）；

⑬对他人施行躯体虐待（如捆绑、刀割或烧烫受害者）；

⑭对动物施行躯体虐待；

⑮故意毁坏旁人的财物（纵火除外）；

⑯故意纵火，并有导致严重破坏的危险或企图；

⑰在家或在外偷窃价值不菲的物品而不被受害人发现（如商店行窃、人室行窃、伪造赝品）；

⑱频繁逃学，始于13岁以前；

⑲从父母或父母代理人住宅逃跑至少2次，或逃跑1次长达1夜以上（不包括因逃避躯体或性虐待的外逃）；

⑳与受害者面对面的犯罪（包括抢钱包、抢夺、打劫）；

㉑强迫他人进行性活动；

㉒频繁地欺负他人（如故意伤害别人或使人痛苦，包括长期的威胁、折磨或骚扰）；

㉓闯入他人的住处、建筑物或汽车。

（2）不符合社交紊乱性人格障碍（F60.2）、精神分裂症（F20.－）、躁狂发作（F30.－）、抑郁发作（F32.－）、弥漫性发育障碍（F84.－）或多动性障碍（F90.－）。（如果同时符合情绪障碍（F93.－）的标准，诊断应当是品行与情绪混合性障碍（F92.－）。

建议界定起病年龄：

①童年起病型：至少1种品行问题起于10岁前；

②少年起病型：10岁前无品行问题。

可能的亚型界定：

权威人士就品行障碍的最佳分型方式意见不一，但多数人承认它们是异源性的。为确定预后，障碍的严重性（以症状的数目为指标）要比精确的症状学类型更有指导作用，效度最高的分型是根据是否与同伴具有长久的友谊划分出社会化和非社会化障碍。局限于家庭的品行障碍也构成了一个重要的亚型，因而也为此设立了一个类型。显然需要进一步研究来测试所有已提出的品行障碍亚型的效度。

除这些分类外，建议按照此障碍在3个维度上的紊乱得分对病例加以描述：

①多动（注意不集中、不安行为）；

②情绪紊乱（焦虑、抑郁、强迫、疑病）；

③品行障碍的严重性：

a 轻度：（即使有）品行问题不超出诊断所必需的数目或超过很少，并且品行问题只又寸旁人造成很小的伤害；

b 中度：品行问题的数目及对旁人的影响介于“轻度”与“重度”之间；

c 重度：品行问题超出诊断所必需的数目很多，或者品行问题对旁人造成相当大的伤害，如严重躯体伤害、财物破坏或被盗。

2）编码：F91.0（局限于家庭的品行障碍）

（1）必须符合品行障碍（F91）的一般标准。

（2）必须存在 F91 标准（1）所列症状的 3 条或更多，至少有 3 条来自第⑨-23 条。

（3）第⑨-⑧条中的症状至少有 1 个必须存在至少 6 个月。

（4）品行紊乱必须局限于家庭环境中。

3）编码：F91.1（未社会化的品行障碍）

（1）必须符合品行障碍（F91）的一般标准。

（2）必须存在 F91 标准（1）所列症状的 3 条或更多，至少有 3 条来自第⑨-23 条。

（3）第⑨-23 条中的症状至少有 1 个必须存在至少 6 个月。

（4）必须肯定存在与同伴的关系不良，表现为孤立、拒绝或不合群，并且缺乏长期亲密的相互友谊。

4）编码：F91.2（社会化的品行障碍）

（1）必须符合品行障碍（F91）的一般标准。

（2）必须存在 F91 标准（1）所列症状的 3 条或更多，令少有 3 条来自第⑨-23 条。

（3）第⑨-23 条中的症状至少有 1 个必须存在至少 6 个月。

（4）品行紊乱必须包括家庭或家庭环境以外的多种场合。

（5）同伴关系在正常限度以内。

5）编码：F91.3（财它违抗性障碍）

（1）必须符合品行障碍（F91）的一般标准。

（2）必须存在 F91 标准（1）所列症状的 4 条或更多，但来自第⑨-23 条的症状不超过 2 条。

（3）标准（2）中的症状必须形成适应不良，并与发育水平不一致。

（4）至少有 4 个症状必须存在至少 6 个月。

6）编码：F91.8（其他品行障碍）

7）编码：F91.9（品行障碍，未特定）

不提倡使用这一残余类别，应当只用于符合 F91 的一般标准，但又不能定为特定的亚型或不满足任何特定亚型的标准的障碍。

品行与情绪混合性障碍：

8）编码：F92.0（抑郁性品行障碍）

（1）必须符合品行障碍（F91.－）的一般标准。

（2）必须符合一种心境（情感）障碍（F30－F39）的标准。

9）编码：F92.8（品行与情绪的其他混合性障碍）

（1）必须符合品行障碍（F91.－）的一般标准。

（2）必须符合一种神经症性、应激相关性以及躯体形式障碍（F40－F48）或童年情绪障碍（F93.－）的标准。

4. DSM－Ⅳ的诊断标准

编码：312

（1）侵犯他人基本权利或违犯与年龄相称的主要社会准则的、持久反复发生的不良行为，具有下列标准之三以上（在过去 12 个月内），其中至少 1 项发生在 6 个月之内。

对人或动物的攻击行为：

①常威胁、恐吓他人；

②常殴斗；

③曾使用能使他人产生严重躯体伤害的武器（例如短棍、砖块、破瓶、刀子、枪）；

④曾使他人躯体受虐待；

⑤曾使动物躯体受虐待；

⑥曾经抢劫路人（例如背后袭击、抢钱袋、勒索、武装抢劫）；

⑦曾胁迫对方进行性行为；

损坏财物：

⑧故意纵火企图造成严重损失；

⑨故意破坏他人财物（除纵火外）；

欺诈或偷窃：

⑩破门进入他人的房屋或汽车；

⑪常说谎以取得好处或者是为了逃避责任（骗子）；

⑫曾偷窃值钱财物（例如并不是破门而人的偷窃，伪造赝品）；

严重违犯准则：

⑬常在外过夜，即使父母禁止也是如此，起自13岁以前；

⑭曾至少有2次晚上逃离家，在外过夜（或1次长期不归）；

⑮常逃学，起自13岁以前。

（2）行为问题已明显影响社交、学业或工作。

（3）如年龄已超过18岁，尚不符合反社会人格障碍诊断标准。

【治疗原则】

多采用教育和心理治疗如行为矫正，利用操作性条件反射的原理，采用阳性强化和惩罚的方法，直接针对病人进行治疗，父母管理训练，家庭功能治疗，解决成员之间人际交流困难，社区辅助治疗，树立榜样引导；药物治疗一般无明显效果，只起辅助作用。可以根据表现应用抗精神病药如氟哌啶醇10～40mg/d针对攻击行为，抗抑郁剂如氟西汀针对抑郁症状，心境稳定剂中枢兴奋剂控制伴随的多动症状。

第五节 儿童情绪障碍

特发于童年的情绪障碍起病于儿童时期的焦虑、恐惧、强迫、羞怯等情绪异常，与儿童的发育和境遇有一定关系，与成人期神经症无连续性。儿童精神病学中传统地将特发于童年和少年的情绪障碍与成年神经症区分开来。其预后较成年的神经症病人为佳。

一、儿童分离性焦虑症

儿童与其依恋对象分离时产生的过度焦虑情绪。

【诊断标准】

1. CCMD－2－R 的诊断标准

编码：84

编码：84.0（儿童离别焦虑）

儿童与亲人离别而引起的严重焦虑反应。

（1）在学龄前期发病。

（2）不愿离开亲人，不肯独睡，不愿上学，怕亲人一去不复返，在亲人离开时出现焦虑，在亲人离开后出现抑郁、悲伤、退缩等症状，有时并有头痛、恶心、呕吐等躯体症状。

（3）病程至少 1 个月。

（4）排除其他疾病，例如儿童恐怖障碍、儿童精神分裂症等所引起的情绪异常。

2. CCMD－3 的诊断标准

1）症状标准　至少有下列 3 项：

（1）过分担心依恋对象可能遇到伤害，或害怕依恋对象一去不复返；

（2）过分担心自己会走失、被绑架、被杀害，或住院，以致与依恋对象离别；

（3）因不愿离开依恋对象而不想上学或拒绝上学；

（4）非常害怕一人独处，或没有依恋对象陪同绝不外出，宁愿呆在家里；

（5）没有依恋对象在身边时不愿意或拒绝上床就寝；

（6）反复做噩梦，内容与离别有关，以致夜间多次惊酣；

（7）与依恋对象分离前过分担心，分离时或分离后出现过度的情绪反应，如烦躁不安、哭喊、发脾气、痛苦、淡漠，或退缩；

（8）与依恋对象分离时反复出现头痛、恶心、呕吐等躯体症状，但无相应躯体疾病。

2）严重标准　日常生活和社会功能受损。

3）病程标准　起病于6岁前，符合症状标准和严重标准至少已1个月。

4）排除标准　不是由于广泛发育障碍、精神分裂症、儿童恐惧症，及具有焦虑症状的其他疾病所致。

3. ICD－10的诊断标准

编码：F93

编码：F93.0（童年离别焦虑障碍）

（1）至少有下列中的3条：

①一种不现实的、持久性的忧虑，担心主要依恋对象可能遭受伤害，或害怕失去他们（如害怕他们会一去不归或不会再见到他们），或持久地担心依恋对象会死去；

②一种不现实的、持久性的忧虑，担心某些不幸事什将使患儿和丰要依附对象分离（如儿童走失、被绑架、住院或被杀）；

③因害怕与依恋对象分离或为了呆在家中而长期不愿或拒绝上学（不是由于其他原因，如害怕学校里的事情）；

④夜间难以分开，表现为下列任何1条：

a 没有依恋对象陪伴总是不愿或拒绝睡觉；

b 夜里频繁地起身，看着依恋对象，或睡在其侧；

c 长期不愿或拒绝睡在自家以外的处所；

⑤持续不恰当地害怕独处，如没有主要依附对象在家，即使白天也害怕；

⑥经常做有关离别的噩梦；

⑦与主要依恋对象分离时，如离家上学或在其他离别场合（度假、野营等）反复出现躯体症状（如恶心、胃痛、头痛或呕吐）；

⑧在与主要依恋对象分离前、分离时或刚刚分离即出现过分的、反复的苦恼（表现为焦虑、哭闹、发脾气；长时间不愿离开家、过分要求与父母交谈或渴望回家；愁苦、淡漠或社会退缩）。

（2）不符合童年广泛性焦虑障碍（F93.80）的标准。

（3）起病于6岁以前。

（4）并非下述情况的组成成分：更广泛的情绪、品行或人格紊乱、或者弥漫性发育障碍、精神病性障碍或使用精神活性物质的障碍。

（5）病程至少4周。

【治疗原则】

（1）支持性心理治疗为主，强化阳性行为等。

（2）必要时可给予抗焦虑药物，如苯二氮卓类如安定以及丁螺环酮等，但用药剂量宜小。

（3）松弛疗法和生物反馈，分散患儿的注意力，适当的锻炼等。

二、儿童恐惧症

指儿童不同发育阶段的特定恐惧情绪。

【诊断标准】

1. CCMD－2－R 的诊断标准

编码：84.1（儿童恐怖障碍）

儿童对日常生活一般客观事物和情境产生过分的恐惧、焦虑，达到异常程度。

（1）通常发生于学龄前儿童。

（2）由于强烈恐惧情绪出现回避、退缩行为，影响日常活动。

（3）惊恐时伴有心悸、出汗、脸色苍白、尿频、瞳孔散大等植物神经症状。

（4）排除儿童精神分裂症、情感性精神障碍、癫痫性精神障碍或其他原因所致恐惧症状。

2. CCMD－3 的诊断标准

1）症状标准　对日常生活中的一般客观事物和情境产生过分的恐惧情绪，出现回避、退缩行为。

2）严重标准　日常生活和社会功能受损。

3）病程标准　符合症状标准和严重标准至少已 1 个月。

4）排除标准　不是由于广泛性焦虑障碍、精神分裂症、心境障碍、癫痫所致精神障碍、广泛发育障碍等所致。

3. ICD－10 的诊断标准

编码：F93.1（童年恐怖性焦虑障碍）

（1）表现为与发育阶段相适应的（或起病于相应发育阶段的）持久或反复出现的害怕（恐怖），但它在程度上是异常的，并伴有明显的社交损害。

（2）不符合童年广泛性焦虑障碍（F93.80）的标准。

（3）并非下述情况的组成成分：更广泛的情绪、品行或人格紊乱、或者弥漫性发育障碍、精神病性障碍或使用精神活性物质的障碍。

（4）病程至少4周。

【治疗原则】

（1）心理治疗是治疗儿童恐惧症的主要方式。支持、认知心理治疗对减轻患儿的恐怖情绪有较好的疗效，对较为严重的儿童恐怖症，可在父母的积极协助下，采用行为疗法。

（2）药物治疗包括抗抑郁剂氟西汀等以及适当的抗焦虑药物。

三、儿童社交恐惧症

指儿童对新环境或陌生人产生恐惧、焦虑情绪和回避行为。

【诊断标准】

1. CCMD－2－R 的诊断标准

编码：84.2（社交敏感性障碍）

儿童对新环境或陌生人产生的恐惧、焦虑情绪和回避行为，达到异常程度。

（1）通常起病于6岁以前。

（2）主要表现为对新的环境和陌生人产生持续的或反复的害怕、紧张不安、回避和退缩行为。

（3）社会接触的回避和害怕程度超过了同龄正常的范围，并伴有社会功能损害。

（4）排除其他儿童精神障碍，例如儿童精神分裂症、抑郁症和儿童孤独症等。

2. CCMD－3 的诊断标准

1）症状标准

（1）与陌生人（包括同龄人）交往时，存在持久的焦虑，有社交回避行为；

（2）与陌生人交往时，患儿对其行为有自我意识，表现出尴尬或过分关注；

（3）对新环境感到痛苦、不适、哭闹、不语或退出；

（4）患儿与家人或熟悉的人在一起时，社交关系良好。

2）严重标准　显著影响社交（包括与同龄人）功能，导致交往受限。

3）病程标准　符合症状标准和严重标准至少已 1 个月。

4）排除标准　不是由于精神分裂症、心境障碍、癫痫所致精神障碍、广泛性焦虑障碍等所致。

3. ICD－10 的诊断标准

编码：F93.2（童年社交性焦虑障碍）

（1）儿童在面对陌生人，包括同龄人的社交场合存在持久的焦虑，表现出社交回避行为。

（2）当与陌生人交往时，儿童对其行为是否恰当有自我意识，表现出尴尬或过分关注。

（3）显著影响社交（包括与同龄人的）关系，导致交往受限；在进人新的社交环境或被人强拉到某种社交场合时，造成显著的痛苦和不适，表现出哭喊、缺少自发言语或退出。

（4）患儿与熟人（家人或很熟的同伴）存在满意的社交关系。

（5）障碍的发生同步于特定的发育期，住此发育阶段这类焦虑反应被认为是恰如其分的。程度的异常、时问的延续及其伴发的损害必须表现于 6 岁以前。

（6）不符合童年广泛性焦虑障碍的标准。

（7）不是下列情况的组成成分：更广泛的情绪、品行或人格紊乱或弥漫性发育障碍、精神病性障碍或使用精神活性物质的障碍。

（8）病程至少4周。

【治疗原则】

（1）药物治疗包括抗抑郁剂氟西汀20～40mg/日以及适当的抗焦虑药物等。

（2）心理治疗包括系统脱敏、松弛训练等。

四、选择性缄默症

指起病于童年早期，在特定场合如学校或陌生人面前，沉默不语，而在其他环境中言谈自如。缄默时，常伴有焦虑、退缩、违抗等情绪。

【诊断标准】

1. CCMD-2-R的诊断标准

编码：84.3（选择性缄默症）

通常起病于童年早期，在特定场合，例如学校或陌生人面前沉默不语，而在熟悉的环境中则言谈自如。缄默时常伴有焦虑、退缩、敏感或抗拒等情绪。

（1）在1种或多种特定社交场合或在学校中长时间拒绝说话，但在另一些场合说话正常或接近正常。

（2）具有正常语言理解和表达的能力。

（3）排除言语技能发育障碍、广泛发育障碍、儿童精神分裂症以及脑器质性损害。

2. CCMD-3的诊断标准标准

（1）在某种或多种特定社交场合（如学校）长时间拒绝说

话，但在另一些场合说话正常或接近正常，其言语理解和表达能力正常。

（2）症状至少已持续 1 个月，但不包括初入学的第 1 个月。

（3）排除言语技能发育障碍、广泛发育障碍、精神分裂症及其他精神病性障碍。

3. ICD－10 的诊断标准

编码：F94

编码：F94.0（选择性缄默症）

注：此障碍又称选择（selective）缄默症。

（1）用标准化个别测验评估，儿童的语言表达与理解力在相应年龄儿童的 2 个标准差范围以内。

（2）明显的证据表明，患儿在某种应该开口的特定社会场合（如学校）不能讲话，但在其他场合却能。

（3）选择性缄默症病程超过 4 周。

（4）没有弥漫性发育障碍（F84）。

（5）不能归因于缺乏在该讲话的场合所需使用的口讲知识。

【治疗原则】

以心理治疗为主，药物治疗为辅的治疗原则，给予认知、支持性心理治疗等措施。

五、儿童反应性依恋障碍

是一种以长期的社交关系障碍为特征的儿童精神障碍，患儿长期表现为一种不恰当的应对方式，如过度抑制、过分警惕，或明显的矛盾反应，常伴有情绪紊乱。起病于 5 岁前，与严重的教养方式不良有关，如心理或躯体的虐待或忽视。

【诊断标准】

1. CCMD－3 的诊断标准

1）症状标准

（1）在社交关系中，表现为过度抑制、过分警惕、明显的矛盾反应（如患儿对养育者的安抚同时出现亲近、冷淡、回避和违抗），或缺乏情感反应、退缩、情绪紊乱，对自己或他人的痛苦表现攻击反应，或恐惧性过度警觉。

（2）有时在与正常成年人交往过程中，有一定的社交应答和反应能力。

2）严重标准　在大多数场合，社交关系明显障碍。

3）病程标准　起病于 5 岁前，符合症状标准和严重标准至少已 1 个月。

【排除标准】

排除精神发育迟滞、广泛发育障碍。

2. ICD－10 的诊断标准

编码：F94.1（童年反应性依恋障碍）

（1）起病于 5 岁之前。

（2）在各种社交场合表现出强烈矛盾或模棱两可的社交反应（但可因关系不同而有所区别）。

（3）情绪紊乱表现为缺乏情绪反应、退缩反应，对自己或他人的痛苦表现出攻击性反应和/或恐惧性的过度警觉。

（4）有证据表明，在与正常成年人的交往中具有一定的社交应答与反应能力。

（5）不符合弥漫性发育障碍（F84.－）标准。

【治疗原则】

药物治疗可给予适当的抗抑郁剂，针对患儿的具体情况，进行必要的心理治疗。

六、儿童广泛性焦虑症

【诊断标准】

1. CCMD－3 的诊断标准

儿童与少年广泛性焦虑的主诉及植物神经症状均较成人少，诊断需参照以下标准。

1）症状标准

（1）以烦躁不安、整日紧张、无法放松为特征，并至少有下列 2 项：

①易激惹，常发脾气，好哭闹；

②注意力难于集中，自觉脑子里一片空白；

③担心学业失败或交友受到拒绝；

④感到易疲倦、精疲力竭；

⑤肌肉紧张感；

⑥食欲不振，恶心或其他躯体不适；

⑦睡眠紊乱（失眠、易醒、思睡却又睡不深等）。

（2）焦虑与担心出现在 2 种以上的场合、活动，或环境中。

（3）明知焦虑不好，但无法自控。

2）严重标准　社会功能明显受损。

3）病程标准　起病于 18 岁前，符合症状标准和严重标准至少已 6 个月。

4）排除标准　不是由于药物、躯体疾病（如甲状腺机能亢进），及其他精神疾病或发育障碍所致。

2. ICD－10 的诊断标准

G 编码：F93.80（童年广泛性焦虑障碍）

至儿童与少年，广泛性焦虑所表现出的主诉范围常常较成人少（见 F41.1），植物神经唤起的特定症状较少处于主导地位。对这类患儿，不妨换用下列标准：

（1）在至少 6 个月的时间内，至少有一半的日子出现强烈的焦虑和担心（预期性恐惧），这种焦虑和担心至少见于几件事情或活动（如工作或学业）。

（2）患儿发现难于控制这种担心。

（3）焦虑和担心伴有下列症状中的 3 条（其中至少 2 条在一半以上的日子存在）：

①烦躁不安，感到紧张或已到了崩溃的边缘（可表现为精神紧张与无法放松）；

②担心或焦虑而感觉疲倦、精疲力竭或易疲劳；

③意力集中困难或心里“一片空白”；

④易激惹；

⑤肌肉紧张；

⑥因担心或焦虑而睡眠紊乱（入睡困难或时睡时醒、睡眠不解乏或不满意）。

（4）多种或焦虑与担心至少出现于两种场合、活动、境遇或环境之中。广泛的焦虑不呈间断发作的病程（如惊恐障碍），主要的担心也不局限于单一而重大的主题（如童年离别焦虑障碍或恐怖性障碍）。（如在较大范围的广泛性焦虑巾可辨认出较局限的焦虑，则广泛性焦虑在诊断上优先于其他焦虑障碍。）

（5）起病于童年或少年（18 岁以前）。

（6）焦虑、担心或躯体症状在社交、职业或其他重要方面造成具有临床意义的功能紊乱或损害。

（7）不能归因于物质（如精神活性物质、药物）的直接作用或一般性疾病（如甲状腺功能亢进），亦非肯定地产生于心境障碍、精神病性障碍或弥漫性发育障碍的病程之中。

七、同胞竞争障碍

ICD－10 的诊断标准

编码：F93.3（同胞竞争障碍）

（1）对挨肩儿的弟弟或妹妹有异常强烈的消极情感。

（2）情绪障碍表现为退化、发脾气、心情恶劣、睡眠困难或寻求父母或其中一方注意的行为（必须具备前述两个或更多）。

（3）发生于挨肩儿的弟弟妹妹出生 6 个月内。

（4）时间至少 4 周。

【治疗原则】

治疗原则是心理治疗为主，配合使用小剂量抗焦虑药或抗抑郁剂。

第六节　抽动障碍

这是一组发病于儿童期、原因未明的运动障碍，表现为反复、迅速、无目的、不自主的单一或多部位肌群收缩。抽动部位常见于面部，如挤眉、眨眼、口角抽动，肩部、上下肢体抽动，和不自主发声或骂脏话。可为简单的局部肌肉抽动，也可为复杂的不自主动作。常伴发注意缺陷、强迫观念和动作、自伤行为等症状。应排除小舞蹈症、肝豆状核变性、癫痫性肌阵挛等脑器质性疾病引起的抽动。

一、抽动症

是抽动障碍的最常见亚型，特点为急性单纯性抽动，常限于某一部位一组肌肉或两组肌肉群发生运动或发声抽动，通常表现眨眼、扮鬼脸或头部抽动。起病于学龄早期，在4～7岁的儿童最常见，男孩多见。

1. CCMD-2-R的诊断标准

编码：85

编码：85.0［短暂抽动障碍（抽动症）］

（1）通常多在儿童或少年期起病。

（2）有不自主、重复、快速、无目的单一或多部位肌群抽动，或单一的发声。抽动可能受意志克制数分钟或数小时。

（3）抽动症状1天内出现多次，天天如此，至少持续两周，但不超过1年。

（4）排除小舞蹈症、肝豆状核变性、癫痫性肌阵挛以及其他神经系统疾病引起的运动障碍。

2. CCMD-3的诊断标准

（1）有单个或多个运动抽动或发声抽动，常表现为眨眼、扮鬼脸或头部抽动等简单抽动；

（2）抽动天天发生，1天多次，至少已持续2周，但不超过12个月。某些患儿的抽动只有单次发作，另一些可在数月内交替发作；

（3）18岁前起病，以4-7岁儿童最常见；

（4）不是由于Tourette综合征、小舞蹈病、药物或神经系统其他疾病所致。

3. ICD-10的诊断标准

编码：F95

注：抽动是一种不随意的、突发、快速、反复、非节律性、刻板的运动或发声。

编码：F95.0（一过性抽动障碍）

（1）单一或多种运动或发声抽动，或者两者兼有的抽动在大多数日子每天发生多次，至少持续4周。

（2）病程不超过12个月。

（3）没有Tourette综合征（F95.2）病史，也不是躯体情况上，或药物副作用所致。

（4）18岁以前发病。

【治疗原则】

对短暂性抽动障碍或症状较轻者一般仅采用心理治疗。如抽动症状已经影响学习和生活者，可采用药物治疗或局部穴位埋皮肤针治疗。

二、慢性运动或发声抽动障碍

是以限于一组肌肉或两组肌肉群发生运动或发声抽动（但两者不并存）为特征的一种抽动障碍，抽动可以是单一的也可是多种的（通常是多种的），持续1年以上。

1. CCMD-2-R的诊断标准

C编码：85.1（慢性运动或发声抽动障碍）

（1）符合85.0所列（1）、（2）、（4）项诊断标准。

（2）肌肉抽动或不自主发声1天内出现多次，几乎每天如此或间歇性出现，强度一般不改变。病期超过1年。

2. CCMD-3的诊断标准

（1）不自主运动抽动或发声，可以不同时存在，常1天发生多次，可每天或间断出现。

（2）在1年中没有持续2个月以上的缓解期。

（3）18岁前起病，至少已持续1年。

（4）不是由于Fourette综合征、小舞蹈病、药物或神经系统其他疾病所致。

3. ICD－10 的诊断标准

编码：F95.1（慢性运动或发声抽动障碍）

（1）运动或发声抽动，但只其中之一，在大多数日子每天发生多次，至少持续 12 个月。

（2）在这 1 年当中没有持续 2 个月以上的缓解期。

（3）没有 Tourette 综合征的病史，也不是躯体情况或药物副作用所致。

（4）18 岁以前起病。

【治疗原则】 见下一节。

三、Tourette 综合征

是以进行性发展的多部位运动和发声抽动为特征的抽动障碍，部分患儿伴有模仿言语、模仿动作，或强迫、攻击、情绪障碍，及注意缺陷等行为障碍，起病于童年。

1. CCMD－2－R 的诊断标准

D 编码：85.2（Tourette 综合征）

（1）起病于 21 岁以前，大多数在 2～15 岁之间。

（2）主要表现为多种抽动动作和一种或多种不自主发声、两者出现于病程某些时候，但不一定同时存在。

（3）抽动症状 1 天反复出现多次，几乎天天如此，但在数周或数月内症状的强度有变化，并能受意志克制数分钟至数小时，病程至少持续 1 年，且在同一年之间症状缓解不超过 2 个月。

（4）不自主抽动和发声，不能用其他疾病来解释。

2. CCMD－3 的诊断标准

（1）症状标准　表现为多种运动抽动和一种或多种发声抽功，多为复杂性抽动，二者多同时出现。抽动可在短时间内受意志控制，在应激下加剧，睡眠时消失。

（2）严重标准　日常生活和社会功能明显受损，患儿感到十分痛苦和烦恼。

（3）病程标准　18 岁前起病，症状可延续至成年，抽动几乎天天发生，1 天多次，至少已持续 1 年以上，或间断发生，且 1 年中症状缓解不超过 2 个月。

（4）排除标准　不能用其他疾病来来解释不自主抽动和发声。

3. ICD－10 的诊断标准

编码：F95.2［发声与多种运动联合抽动障碍（de La Tourette 氏综合征）］

（1）在某些时期具有多种运动抽动与一种或几种发声抽动，但不要求同时存在。

（2）抽动频率必须是每天多次，几乎天天都出现，持续 1 年以上，在这 1 年当中没有持续达 2 个月以上的缓解期。

4. DSM－Ⅳ的诊断标准

编码：307.2（Tourette 综合征）

（1）在病期内出现多组肌肉抽动与 1 次以上声带抽动，两者不一定同时发生（抽动是指突然、快速、反复、刻板、非节律性的肌肉运动或声带发声）。

（2）抽动可以几乎天天发生，1 天数次（往往阵发），或在 1 年内间断出现但从无连续 3 个月以上没有抽动。

（3）此障碍导致明显的痛苦烦恼，或使社交、工作或其他方面遭受明显影响。

【治疗原则】

对于诊断明确的 Tourette 综合征，应尽早治疗。

1. 药物治疗

氟哌啶醇有效率60%~90%。首次剂量0.5mg~1mg，每天1~2次，观察3~7天若副反应不明显，且效果欠佳则增加剂量。在加量过程中应根据治疗效果和副反应调整剂量。治疗剂量范围1mg~10mg/日。药物主要有镇静和锥体外系副作用。哌咪清：开始剂量0.5mg~1mg，通常每日剂量范围3mg~6mg；泰必利(tiapride)：有效率约76%~87%，其特点是锥体外系副反应较少，适用于7岁以上患者。常用剂量50mg~100mg，每日2~3次。常见副作用为嗜睡、乏力、头昏、胃肠道不适、兴奋、失眠等。可乐定片剂：3微克/公斤体重/日，可乐定皮肤贴剂：每次半片到一片贴于耳后，每6天换一次；氟西汀：对于伴有强迫症者有效，剂量10~40mg/日；利培酮（risperidone)：已有报道证实利培酮治疗本病有效，可用于15岁以上青少年患者。用法：初始剂量0.25mg~0.5mg，每天两次。若1周~2周症状缓解不明显则缓慢增量，每3~7天增加0.25mg~0.5mg。治疗剂量范围0.5mg/天~6mg/天。药物主要有镇静和锥体外系副作用。此外可试用鲁米那、溴剂、利眠宁、安定、左旋色氨酸等。肌苷、四氢小叶碱、氟桂嗪也常用于合并治疗。

2. 心理治疗

主要有家庭治疗、认知治疗和行为治疗。家庭治疗和认知治疗的目的是调整家庭系统，让患者和家属了解疾病的性质，症状波动的原因，消除人际环境中可能对症状的产生或维持有作用的不良因素，减轻患者因抽动症状所继发的焦虑和抑郁情绪，提高患者的社会功能。习惯逆转训练（habit reversal training）等行为治疗对矫正抽动症状也有一定疗效。

第七节　儿童行为障碍

这是一类发生于儿童日常生活中的行为障碍，如排泄、睡眠、进食和说话等，并非由器质性疾病所引起，某些障碍在成人也较多见，则不在此处重复。

诊断标准及分型：

一、非器质性遗尿症

指发生于白天或黑夜的排尿失控现象，与患儿的智龄不符，并非是神经系统障碍、癫痫发作，或尿路结构异常所致的膀胱失控。

【诊断标准】

1. CCMD－2－R 的诊断标准

编码：86

B. 86. 0（排泄障碍）

本症表现为与年龄不相称的括约肌控制障碍。

编码：86. 00（遗尿症）

（1）龄在 5 周岁以上或智龄在 4 岁以上，觉醒时或入睡后，仍不能控制排尿。

（2）5 岁儿童每月至少有 2 次遗尿，6 岁以上的儿童每月至少有 1 次遗尿。

（3）不是由神经系统损害、癫痫、躯体疾病或服用药物（如精神药物、催眠药）所引起。

2. CCMD－3 的诊断标准

（1）年龄在 5 周岁以上或智龄在 4 岁以上，不能自控排尿而尿床或尿裤。

（2）每月至少有2次遗尿，至少已3个月，遗尿可作为正常婴儿尿失禁的异常伸延，也可在学会控制小便之后才发生。

（3）不是由于神经系统损害、癫痫发作、泌尿道结构异常等器质性疾病所致，也没有严重的智力低下或其他精神病。

3. ICD－10的诊断标准

编码：F98

编码：F98.0（非器质性遗尿症）

（1）儿童的时序年龄与智龄至少5岁。

（2）不自丰的或有意的尿床或尿裤子，不到7岁的孩子每月至少2次，7岁或更大的孩子每月至少1次。

（3）遗尿症不是癫痫发作或神经科病所致的失禁引起，也不是泌尿道结构异常或任何其他非精神科病的直接后果。

（4）不存在符合ICD－10类别标准的任何其他精神科障碍的证据。

（5）病程至少3个月。

需要时，可用第五位编码进一步界定：

F98.00 仅夜间遗尿。

F98.01 仅白天遗尿。

F98.02 昼夜遗尿。

【治疗原则】

建立良好的作息制度，消除孩子面临的精神因素；应用小剂量抗抑郁剂如25～75mg/晚的丙咪嗪、阿米替林等和抗胆碱能药阿托品、东莨菪碱；间断强化的操作性处理技术，如电铃电路方法；中药及针灸方法；六味地黄丸及针刺关元、气海、三阴交等。

二、遗粪症

反复随意或不随意地在社会文化背景不能认可的地方大便，

大便的物理性质通常正常或接近正常。可以是正常的婴儿，大便失控的异常伸延，也可在学会控制大便之后又丧失，还叫以是在大便控制正常的情况下故意在不适当的地方大便。

【诊断标准】

1. CCMD－2－R 的诊断标准

(1) 年龄在5周岁以上或智龄在4岁以上，仍反复出现大便不能自控，不自主地排出正常粪便。

(2) 每月至少有1次遗粪，病程至少持续6个月。

(3) 不是由于精神发育迟滞、脊髓神经病变、意识障碍、腹泻与括约肌功能障碍所引起的大便失禁。

2. CCMD－3 的诊断标准

(1) 年龄或智龄在4岁以上，反复出现在不恰当的地方排但（如裤子里、地板上），大便性状通常正常或接近正常。

(2) 每月至少有1次遗粪，至少已6个月。

(3) 不是由于精神发育迟滞、脊髓神经病变、意识障碍、腹泻，或肛门括约肌功能障碍所致。

3. ICD－10 的诊断标准

编码：F98.1（非器质性遗粪症）

(1) 反复在不恰当的地方（如衣服上、地板上）大便，不论是不自主的抑或有意的。(本障碍可包括功能性大便潴留所继发的大便溢出失控。)

(2) 儿童的时序年龄与智龄都至少4岁。

(3) 至少每月1次遗粪现象。

(4) 病程至少6个月。

(5) 没有器质性情况作为遗粪现象的原因。

需要时，可用第五位编码进一步界定：

F98.10 无法获得生理性肠道控制。

F98.11 肠道控制适当，便质正常，大便于不恰当的地方。

F98.12 随地大便伴有大便过稀，如潴留伴随溢出。

三、异食癖

指发生于婴幼儿和童年期的一种进食障碍，特点为进食不可作为食物的东西（如泥土、肥皂等）。本症可以独立存在，也可以是更广泛的精神障碍（如精神发育迟滞、孤独症等）的组成部分。

【诊断标准】

1. CCMD－2－R **的诊断标准**

编码：86.10（异食癖）

（1）发病于儿童期，病程至少持续1个月。

（2）嗜食通常不作为食物的物质，如墙壁灰土、纸屑、砂、小石子、毛发等。

（3）不是由其他精神障碍所致。

2. CCMD－3 **的诊断标准**

（1）进食不可作为食物的东西（如泥土、肥皂等）；

（2）症状每周至少2两，至少已1个月；

（3）实际年龄及智龄在2岁以上；

（4）并非其他精神病或智力障碍所致，且此种进食行为并不符合当地习惯或传统。

3. ICD－10 **的诊断标准**

1）编码：F98.3（婴幼儿和童年异食癖）

（1）长期进食无营养的物质，至少每周2次。

（2）病程至少1个月。（为某种目的，研究者宁愿将最短病程定为3个月。）

（3）未表现出 ICD－10 分类中任何其他精神或行为障碍

（精神发育迟滞（F70－F79）除外）。

（4）患儿实际年龄与智力年龄至少2岁。

（5）此种进食行为并非文化所允许的活动的一部分。

2）编码：F98.4（刻板性运动障碍）

（1）刻板运动的表现达到躯体受损或显著干扰正常活动的程度。

（2）病程至少1个月。

（3）未表现出ICD－10分类中任何其他精神或行为障碍（精神发育迟滞（：F70－F79）除外）。

需要时，可用第五位编码进一步界定：

F98.40 非自伤性。

F98.41 自伤性。

F98.42 混合性。

【治疗原则】

主要是心理治疗，如行为治疗、厌恶治疗、阳性强化，对伴发的躯体疾病进行治疗。

四、口吃

指一种口语障碍，讲话的特征为频繁地重复或延长声音，音节或单词，或频繁出现踌躇或停顿以致破坏讲话的节律。一过性轻微讲话节律障碍在童年早期很常见，在童年晚期，乃至成人也可长期存在，但很轻。只有当严重程度足以妨碍讲话的流畅性时，才能定为一种障碍。口吃可伴有言语或语言发育障碍，此时应并列诊断。

【诊断标准】

1. CCMD－2－R的诊断标准

编码：86.2（口吃）

说话时发音重复或节律异常，语流不畅。

（1）经常反复出现语音或音节重复或延长，言语不流畅。

（2）言语表达内容无障碍。

（3）不是由神经系统疾病、抽动障碍和精神病性言语零乱所致。

2. CCMD－3 的诊断标准

（1）经常反复出现语音、音节、单词重复、延长，频繁出现停顿，使言语不流畅，但言语表达的内容无障碍。

（2）症状至少已 3 个月。

（3）不是由于神经系统疾病、抽动障碍和精神病性言语零乱所致。

3. ICD－10 的诊断标准

1）编码：F98.5（口吃/结巴）

（1）口吃（讲话具有频繁的重复或延长声音、音节、单词，或频繁出现踌躇或停顿的特征）持续存在或反复发作，严重到足以显著妨碍讲话流畅性的程度。

（2）病程至少 3 个月。

2）编码：F98.6（言语急促杂乱）

（1）言语急促杂乱（讲话急促而且不流畅，但没有重复或踌躇）持续存在或反复发作，严重到足以影响讲话的可理解性的程度。

（2）病程至少 3 个月。

【治疗原则】

主要是防止慢性化及出现心理并发症，要减少精神性应激因素，学龄儿童进行语言矫正训练，焦虑明显者应用抗焦虑药物。

五、婴幼儿和童年喂食障碍

指一种具有多种表现形式的婴幼儿和童年喂食障碍，以拒食和极端追求新奇和不适当的进食方式为主。在食物充足、养育方式比较满意，又没有器质性疾病的情况下，表现进食困难显然超出了正常范围，或者体重不增或下降至少一个月。

1. CCMD－3 的诊断标准

（1）持续进食不当，或持续反刍或反胃。

（2）在 6 岁前起病，至少在 1 个月内体重无变化或下降，或有其他明显的健康问题。

（3）排除影响进食的其他器质性疾病和精神障碍。

2. ICD－10 的诊断标准

编码：F98.2（婴幼儿和童年喂食障碍）

（1）持续进食不当，或持续反刍或反胃。

（2）至少 1 个月内体重不增或下降，或表现出其他明显的健康问题。（鉴于一过性进食困难很常见，研究者可因某种目的而宁愿将最短病程定为 3 个月。）

（3）起病于 6 岁以前。

（4）未表现出 ICD－10 分类中任何其他精神或行为障碍（精神发育迟滞（F70－F79）除外）。

（5）不存在足以导致不能进食的器质性疾病。

【治疗原则】

减少精神刺激，对症状轻者仅采用心理治疗。

参考文献

1. 中华医学会精神科分会主编.《中国精神障碍分类与诊断标准》(第三版).山东科学技术出版社.2001 年

2. 汪斌.《精神障碍的鉴别诊断》(修订版).天津科学技术出版社.2000.5

3. 赵靖平等.《精神药物治疗学》.北京:人民军医出版社.2005.5

4. 庞天鉴译.《DSM - IV 分类与诊断标准》(美国精神科学会主编)

5. 舒良等.《精神分裂症防治指南》.北京:北京大学医学出版社.2007.6

6. 沈其杰等.《双相障碍防治指南》.北京:北京大学医学出版社.2007.6

7. 江开达等.《抑郁障碍防治指南》.北京:北京大学医学出版社.2007.6

8. 张明园等.《老年期痴呆防治指南》.北京:北京大学医学出版社.2007.6

9. 郑毅等.《儿童注意缺陷多动障碍防治指南》.北京:北京大学医学出版社.2007.6

10. 郝伟.《精神病学》(第五版).人民卫生出版社.2005.11

11. 栗克清等.《实用精神疾病诊疗指南》.北京:中国文史出版社.2004.6

12. 中华医学会主编.《临床治疗指南》(精神病学分册).

北京：人民卫生出版社．2006. 3

13. 美国精神病学会．颜文伟等译．DSM－IV 精神障碍诊断统计手册．第四版．上海：上海精神医学．1994. 6 增刊

14. 中华医学会精神科学会．南京医科大学脑科医院．CCMD－2－R 中国精神疾病分类方案与诊断标准．第二版修订本．南京：东南大学出版社．1995

15. 世界卫生组织．刘平等译．ICD－10 精神与行为障碍分类．研究用诊断标准．北京：人民卫生出版社．1995

16. GeraldCorey 著．石林等译．《心理咨询与心理治疗》．北京：中国轻工业出版社．2000 年

17. Alford, B. A, Beck, A. T. The Integrative Power of Cognitive Therapy, New York, The Guilford Press, 1997

18. 贾谊成等主编．《实用司法精神病学》．安徽人民出版社．1998 年

19. 李雪荣主编．《现代儿童精神医学》．长沙：湖南科学技术出版社．1994 年

20. 江开达主编．《精神医学新概念》．上海：上海医科大学出版社．2000 年

21. 徐韬园主编．《现代精神医学》．上海医科大学出版社. 2000 年

22. 陈彦方．《CCMD－3. 相关精神障碍的治疗与护理》．山东科学技术出版社．2001 年．318－319 页

23. 孙学礼主译．《现代精神疾病诊断与治疗》．2002 年

24. 张明园主编．《精神分裂症现代治疗》（第一版）．南京：江苏科学技术出版社．2001 年

25. Michael Gelder Richard Mayou Pmilip Cowen 著．刘协和等译．《牛津精神病学教科书》．四川大学出版社．2001 年

26. 孙学礼主编．《精神病学》人民卫生出版社．2008. 6